U0959113

高等职业学校"十四五"规划护理专业群新形态一体化教材

护理心理学基础

主　编　陈　婷　叶　玲

副主编　陈玉婷　乔　瑜　刘志攀　孟　凤

编　者　（按姓氏笔画排序）

叶　玲　益阳医学高等专科学校
付　佳　锡林郭勒职业学院
乔　瑜　邢台医学高等专科学校
刘志攀　益阳医学高等专科学校
汤悦翊　贵州护理职业技术学院
张婷婷　锡林郭勒职业学院
陈　婷　贵州护理职业技术学院
陈玉婷　广东茂名健康职业学院
孟　凤　邢台医学高等专科学校
赵　丹　荆楚理工学院附属中心医院
姚　政　贵州护理职业技术学院
傅明宇　益阳医学高等专科学校

華中科技大學出版社
http://press.hust.edu.cn
中国·武汉

内 容 简 介

本教材是高等职业学校“十四五”规划护理专业群新形态一体化教材。

本教材分为九章，内容包括绪论、心理过程、人格、心理健康、心理应激与心身疾病、常用心理评估及心理干预方法、患者心理及行为反应、心理护理和护士心理健康的维护。

本教材可供临床医学、口腔医学、中医学、康复医学、检验、影像学、护理、助产等专业使用。

图书在版编目(CIP)数据

护理心理学基础/陈婷，叶玲主编. —武汉：华中科技大学出版社，2022.12(2025.8 重印)
ISBN 978-7-5680-8982-1

Ⅰ. ①护… Ⅱ. ①陈… ②叶… Ⅲ. ①护理学-医学心理学-高等职业教育-教材
Ⅳ. ①R471

中国版本图书馆 CIP 数据核字(2022)第 235994 号

护理心理学基础 陈 婷 叶 玲 主编
Huli Xinlixue Jichu

策划编辑：余 雯 周 琳
责任编辑：余 雯
封面设计：廖亚萍
责任校对：王亚钦
责任监印：周治超
出版发行：华中科技大学出版社(中国·武汉) 电话：(027)81321913
武汉市东湖新技术开发区华工科技园 邮编：430223
录 排：华中科技大学惠友文印中心
印 刷：湖北新华印务有限公司
开 本：787mm×1092mm 1/16
印 张：12
字 数：260 千字
版 次：2025 年 8 月第 1 版第 3 次印刷
定 价：49.80 元

网络增值服务使用说明

欢迎使用华中科技大学出版社医学资源网yixue.hustp.com

1.教师使用流程

（1）登录网址：http://yixue.hustp.com（注册时请选择教师用户）

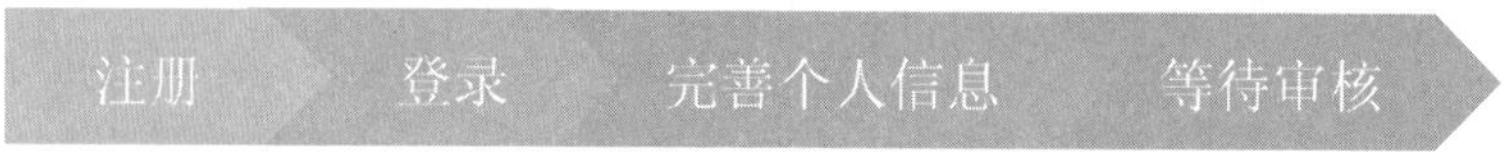

（2）审核通过后，您可以在网站使用以下功能：

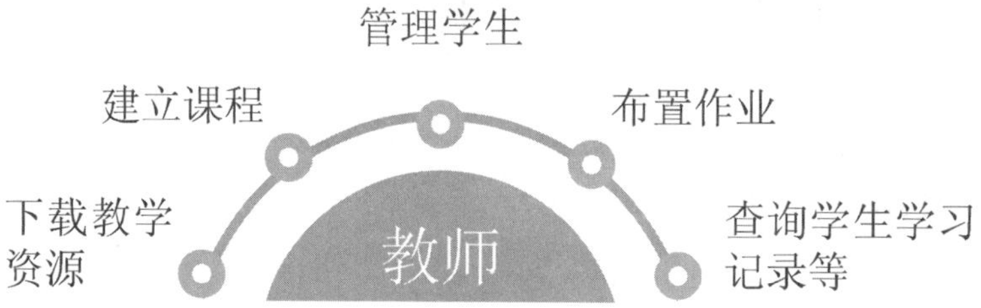

2.学员使用流程

建议学员在PC端完成注册、登录、完善个人信息的操作。

（1）PC端学员操作步骤

①登录网址：http://yixue.hustp.com（注册时请选择普通用户）

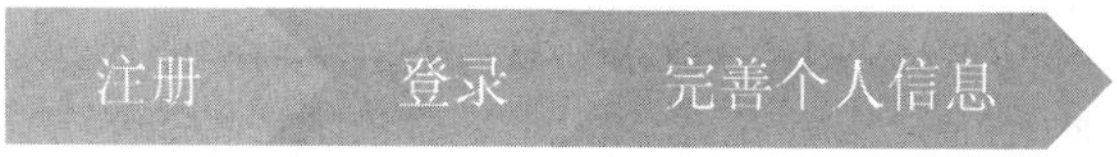

②查看课程资源

如有学习码，请在个人中心-学习码验证中先验证，再进行操作。

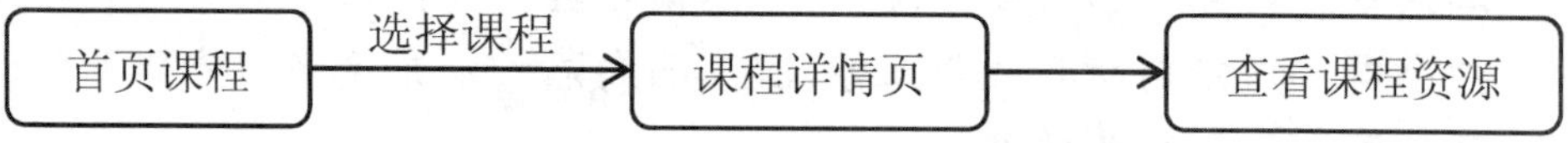

（2）手机端扫码操作步骤

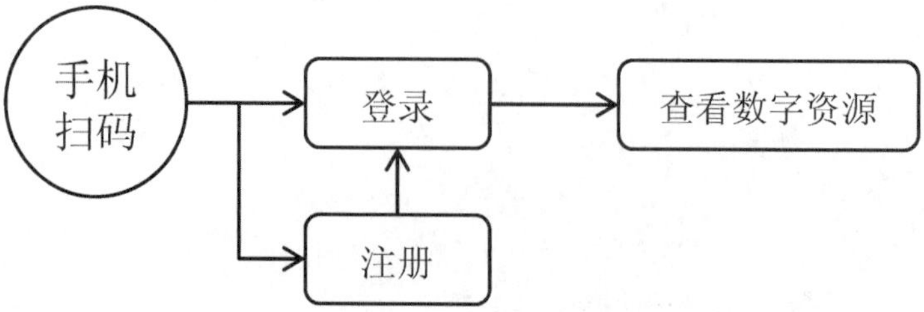

前言

Qianyan

护理心理学是一门心理学与护理学相交叉的学科，既属于社会学科也属于自然学科。随着生物-心理-社会医学模式的转变及护理教育、临床护理、老年护理等学科的发展，护理心理学变得越来越重要。无论是促进患者及其家属的心理健康，还是维护护士自身心理健康，都需要学习护理心理学，做到识人与自知，学会“助人自助”，力争达到“仁心仁术”。

学习护理心理学能够帮助护理专业学生和护士熟悉心理学的基本理论与基本技能，提高心理健康水平，提升应用心理学知识分析、思考及解决问题的能力，为实施心理护理奠定基础。

本教材共分为九章。第一章绪论，包括护理心理学概述、护理心理学研究原则和方法、心理学重要理论，是学习护理心理学的入门内容；第二章心理过程和第三章人格，简要介绍心理学的基本知识和基本理论；第四章心理健康，介绍常见的心理社会因素及其在健康与疾病中的作用和各年龄阶段的心理特点及心理健康维护；第五章心理应激与心身疾病，介绍护理工作中常见的应激及常见的心身疾病；第六章常用心理评估及心理干预方法，介绍心理评估常用的方法、应用原则及心理干预的基本技术、常用方法等；第七章患者心理及行为反应，介绍患者的心理需要、患者常见的心理变化和心理问题，患者的角色适应；第八章心理护理，介绍心理护理的程序和方法，对患者的心理问题进行心理评估，列出护理诊断，制订护理计划，了解不同疾病患者的心理护理措施；第九章护士心理健康的维护，阐述影响护士心理健康的因素及促进护士心理健康的方法。

本教材是高等职业学校“十四五”规划护理专业群新形态一体化教材。在章节及内容安排上，为体现护理心理学专业特色，突出实用性和针对性，每章开头特列出学习目标；为融入职业情感教育，增强教材的生动性和启发性，特设有案例导入，章节中穿插“知识链接”以拓宽学生视野，激发学生的学习兴趣。

本教材是全体编者及相关人员努力和智慧的结晶，编者们竭尽全力将自己的教学、临床经验及成果凝练成文字，为护理心理学的发展贡献自己的一份力量。但由于编写时间及编者知识水平的局限，疏漏之处在所难免。恳请各位读者、专家不吝指正，提出宝贵意见，以便再版时修改。

本教材参考了国内外学者的著作、学术论著和其他出版社出版的教材，在此向相关作者和单位表示感谢。

编者

目录

Mulu

第一章　绪　论

本章 PPT

学习目标

1. 掌握护理心理学的概念、护理心理学的研究方法。
2. 熟悉护理心理学的研究对象与任务。
3. 了解护理心理学的发展简史、学习意义及理论基础。

案例导入

张某，女，52岁，家庭主妇，三年前离异，一年前其父亲因车祸去世，现与女儿住在一起。平时性格内向，不爱与人交往，遇到不开心的事情也不和家人诉说。一周前无意间发现右侧乳房有较硬的包块，经病理检测证实为乳腺癌，医生计划一周后行手术治疗。自确诊乳腺癌后，张某每天情绪低落，经常流泪，总是抱怨自己命苦、老天不公平，为什么自己这么倒霉。因此导致其睡眠质量很差，并有入睡困难及早醒现象。张某对手术治疗效果抱有消极态度，不愿接受手术治疗。

案例分析：

1. 该患者目前主要的心理问题是什么？
2. 如何用生物-心理-社会医学模式分析该患者的状况？
3. 护士该怎样帮助该患者？

随着医学模式的转变，护理工作模式也从以“疾病为中心”的“功能护理”转向以“患者为中心”的“整体护理”。在临床护理工作中，护士关注患者的情绪变化及心理反应，满足患者的心理需求，对促进患者早日康复具有重要作用。此外，维护护士的心理健康、锻造护士的优秀人格对提升临床护理质量具有重要作用。因此，护士学习和掌握护理心理学相关理论知识和临床实践技能是时代的必然趋势。

NOTE

第一节 护理心理学概述

一、护理心理学的相关概念

(一) 心理学

心理学(psychology)是研究人的心理现象的发生、发展和活动规律的学科。心理现象包括心理过程和人格。心理过程是指在客观事物的作用下,心理活动在一定时间内发生、发展的过程,包括认知过程、情感过程和意志过程。人格是个体在社会实践中形成的、相对稳定的各种心理特征的总和,包括人格倾向性、人格心理特征和自我意识。人格倾向性包括需要、动机、兴趣、信念等;人格心理特征包括能力、气质、性格等;自我意识包括自我认知、自我体验和自我调控。

(二) 护理学

护理学(nursing)是一门以自然科学与社会科学理论为基础,研究与人类有关的预防保健与疾病防治过程中护理理论与技术的应用学科。在护理学的基本概念中,大多数学者认为人、环境、健康和护理构成了护理学的基本要素和总体理论框架,决定着护理工作的任务和方向。人是四个基本概念的核心,是护理的服务对象,人的健康是护理实践的核心。人类健康与环境息息相关,它们既相互作用、相互制约又相互依存、相互适应,两者存在着对立统一关系。良好的环境促进人类健康,不良的环境则给人类健康带来危害。所以人通过自身的应对机制不断地适应环境,通过征服自然与改造自然来不断改善自己的生存环境。护士作用于人和环境之间,其任务是努力创造良好环境并帮助护理对象适应环境,从而达到最佳的健康状态。

(三) 护理心理学

护理心理学(nursing psychology)是护理学和心理学相结合的一门交叉学科,是将心理学的知识、理论、方法和技术应用于护理学领域,研究护理对象和护士心理活动的发生、发展和变化规律及特点,解决护理实践中的心理问题,以实施最佳护理的一门应用学科。护理心理学既要研究护理对象心理活动的规律和最佳心理护理方法,同时还要研究护士心理活动的规律和特点,其目的是了解护理对象的心理需求,采用个性化的心理护理方法以减轻或消除护理对象的不良情绪,促进其恢复健康;同时也研究护士自身的心理健康,锻造护士的优秀人格,培养优秀护理人才以实施最佳临床护理服务。

二、护理心理学的研究对象与任务

(一) 护理心理学的研究对象

护理心理学是一门交叉学科,它既是护理学的分支,也是心理学的分支。1980年,美国护理学会将护理定义为"诊断和处理人类对现存的和潜在的健康

NOTE

问题的反应”。因此，护理心理学不仅要研究已存在疾病的患者心理，还应研究具有潜在健康问题的亚健康状态人群的心理。随着医学模式的转变和生活水平的提高，人们越来越关注个人身心健康问题，更多的健康人群也逐渐成为护理心理学的研究对象。在临床护理工作中，护士作为心理护理活动的主体，其心理状况、个性化心理特征及心理技能的熟练程度等直接影响心理护理的效果。综上所述，护理心理学的研究对象包括护理对象和护士两部分，其中护理对象包括患者、亚健康状态人群和健康人群(图 1-1)。

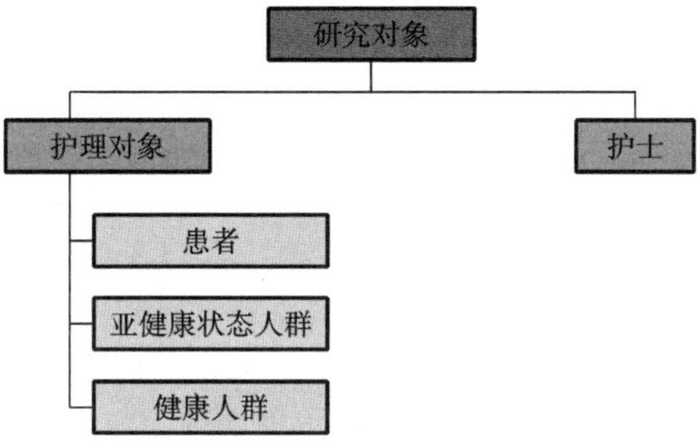

图 1-1　护理心理学的研究对象

（二）护理心理学的研究任务

护理心理学的研究任务是把心理学的理论和技术应用于临床护理，指导护士根据患者的心理活动规律做好心理护理工作。为实现这一任务，护理心理学必须深入研究以下几个方面的内容。

1. 研究人的心理因素对健康的影响　护理心理学不仅要研究人的心理活动对生理活动的影响，从而揭示心理因素与疾病之间的内在联系，还要研究人在患病之后引起的各种心理反应。护士只有认识并掌握其中的规律，才能自觉地采取适当的措施对患者进行心理护理。

2. 研究患者的心理特点及干预其心理活动的理论与技术　护理心理学应研究患者的一般心理特点和特殊心理表现，以及疾病过程中的心理行为的变化规律，并在此基础上进一步研究干预患者心理活动的理论与技术，从而实现最佳心理护理。

3. 研究有效沟通和护患关系的问题　掌握与患者进行有效沟通并建立良好护患关系的技术非常重要，它不仅能帮助护士及时、准确地估计和诊断护理问题，而且还能提高患者对护理措施的依从性。

4. 研究心理评估的理论与技术　心理评估能有效地帮助护士了解患者心理问题和评估心理护理的效果，并且为护理科研提供各种评估工具。目前，在护理心理学研究领域，已开发了专门用于护士和患者的评估工具，如《护士自我概念问卷》《护士用住院患者观察量表》等。

5. 研究心理护理与整体护理的关系　现代医学模式认为，在临床护理工作中，心理护理对患者的康复起着重要的作用。整体护理是以患者为中心，以现代护理观为指导，以护理程序为基础框架，并且把护理程序系统化地用于临床护

NOTE

理和护理管理各个环节的工作模式。在这种理念的倡导下，护理对象被视为生物的、心理的、社会的、文化的、发展的人，强调的是人与环境的相互影响。

6. 研究护士职业心理素质 护士通过护理减轻患者的痛苦，并使其感到安全与舒适，这是一项崇高的职业。要做好这项工作，护士就必须具备良好的职业心理素质，因此，护士的心理素质也是护理心理学研究的任务之一。护士心理素质的研究主要包括研究护士职业心理素质的结构和影响因素，优化护士职业素质的途径，分析并减轻护士个人成长所面临的压力及维护护士心理健康等。

三、护理心理学的相关学科

（一）普通心理学

普通心理学（general psychology）是研究心理学基本原理和心理现象发生、发展和活动的一般规律的学科。其主要研究心理与客观现实的关系、心理与脑的关系、各种心理现象之间的相互联系和其在心理结构中的地位与作用，以及心理现象的研究方法等。普通心理学既概括了各个分支心理学的研究内容，又是各个分支心理学的理论基础。因此，学习护理心理学应从普通心理学入手。从这个意义上讲，普通心理学是护理心理学的基础学科或入门学科。国内大多数护理心理学教材都包含普通心理学的内容，旨在帮助护理专业学生了解和掌握心理现象发生、发展的一般规律，为护理心理学的学习奠定理论基础。

（二）发展心理学

发展心理学（developmental psychology）是研究种系和个体心理发生与发展的学科。研究心理的种系发展的心理学称为比较心理学，它将动物心理与人的心理进行比较，从而确定两者之间的联系与区别，以帮助人类更好地理解其自身心理发展。研究个体心理发展的心理学称为毕生发展心理学，是研究人类个体发展的科学。毕生发展心理学按照人生的发展阶段，分成婴幼儿心理学、儿童心理学、少年心理学、青年心理学、中年心理学和老年心理学。毕生发展心理学探讨各年龄阶段的心理特点，并揭示个体心理从一个年龄阶段发展到另一个年龄阶段的规律。学习和掌握不同年龄阶段的心理特点，对了解和解决不同年龄阶段护理对象的心理问题具有重要的理论和实践意义。

（三）医学心理学

医学心理学（medical psychology）是医学和心理学相结合的交叉学科，是运用心理学的原理和方法研究心理因素在人体健康与疾病及其相互转化过程中的作用规律。医学心理学涉及的研究领域包括心理学的许多分支学科，如临床心理学、生理心理学、变态心理学、神经心理学、健康心理学、咨询心理学等。心理评估与心理治疗技术是医学心理学研究和干预的重要手段。

（四）社会心理学

社会心理学（social psychology）是研究社会心理与社会行为的发生、发展及其变化规律的学科。它研究社会中的群体心理现象，如社会情绪、阶层和族群心理、宗教心理、社会交往与人际关系等；研究组织中的社会心理现象，如组织内的

NOTE

人际关系、心理相容、团体气氛、领导与被领导、团体的团结与价值取向等。社会心理学的核心理论是人际关系理论，人际关系理论和沟通理论是护理心理学的核心研究内容，如社会因素对患者心理的影响、护患关系的调适等，都需要应用社会心理学的理论和技术加以解决。

四、护理心理学的发展简史

护理心理学是在现代护理学和心理学的基础上逐渐形成并发展起来的，虽然是一门新兴学科，但其对患者的心理帮助与关爱的思想和行为却已有着悠久的历史。

（一）心理护理的萌芽

在古代，无论是在东方还是在西方，人们很早就开始研究心理现象，力图揭示心理活动的奥秘。

我国最早的经典医学论著《黄帝内经》中关于"怒伤肝、喜伤心、忧伤肺、思伤脾、恐伤肾"的记载，表明我国医学早在几千年前就已经开始关注情绪对健康的影响。《黄帝内经》在分析疾病原因时，除注意到外邪的侵袭和人体正气的盛衰之外，还特别强调社会因素和心理因素的致病作用，提出"喜怒忧思恐，样样致病""精神内伤，身必败亡"等身心相互影响的诊治观。《黄帝内经》还将人分为五类性格形态，要求医者根据患者不同的性格实施不同的治疗与护理。

《灵枢·师传》一书中曾记载："人之情，莫不恶死而乐生，告之以其败，语之以其善，导之以其所便，开之以其所苦。"这就是说，只有使患者了解疾病的根源所在，解开患者的心头之苦，患者才能配合治疗。再如《儒门事亲》一书中记载："昔闻山东杨先生治府主洞泄不已……先问其所好之事，好棋者，与之棋；好乐者，与之笙笛勿辍。"据说，古代医学家张从正在治疗七情之病时，装扮成巫师、乐伎，以舞蹈、吹打治人之悲结，有时下针之时以歌舞、笛鼓治人之忧。这些就是采用转移情绪的方法来治疗疾病，说明古代医学家十分重视心理治疗。

隋唐五代时期，我国伟大的医学家和医学伦理学家孙思邈提出，产妇在生产前期要节制嗜欲、调和情绪，避免受惊。这就是针对产妇提出了心理护理的要求，强调产妇临产时情绪要安静，切忌惊扰。同时，要求接生人员切不可显露出惊慌失措或忧愁不安的情绪，因为她们的情绪会影响产妇的心理变化。

总之，我国医学中有着极为丰富的医学心理与护理心理的内容。这与公元前 460 年的"西医之父"希波克拉底（Hippocrates）对心理因素在健康和疾病中的作用的认识是一致的。他强调在患者的床侧对患者进行仔细观察，重视生活条件和周围环境对患者康复的影响。

（二）心理护理在护理学中的实践

19 世纪以前的护理以家庭照顾为主。虽然欧洲建立了医院，但条件很差，交叉感染率和死亡率高，护理工作主要由修女来做，她们出于爱心和宗教观念给患者提供一些生活照顾和心理安慰，但缺乏正规的培训和教育。

19 世纪中叶，弗洛伦斯·南丁格尔（Florence Nightingale）开创了护理专

NOTE

业，她提出了科学的护理理论，撰写了大量报告和论著，她的《护理札记》《医院札记》等著作成为医院管理、护士教育的基础教材。她的努力使护理学发展为一门学科。她的办学思想由英国传到欧美及亚洲各国，南丁格尔被誉为近代护理专业的鼻祖。

南丁格尔最早将心理护理思想和措施体现在护理学实践之中。她认为，护理学的概念是担负维护人类健康的职责以及护理患者使其处于最佳状态。她强调："护士的工作对象不是冷冰冰的石块、木头和纸片，而是有热血和生命的人。"她还说："人是各种各样的，由于社会职业、地位、民族、信仰、生活习惯和文化程度的不同，所得的疾病与病情也不相同。要使千差万别的人都得到治疗和康复所需要的最佳心身状态，其本身就是最精细的艺术。"这说明她对患者的心理护理很重视。她还强调，护士应由品德优良且具有献身精神和高尚的人担任，要求护士做到"服从、节制、整洁、恪守信用"，说明她不但重视护理教育，而且重视护士的心理品质教育。

1943 年，美国学者奥利维亚(Olivia)认为护理是一种艺术和科学的结合，包括照顾患者，促进其智力发展，心理和身体的健康。

直到 20 世纪 60 年代，尽管心理护理的思想和实践影响着护理学临床实践，但由于生物医学模式等人类认识的局限性，护理心理学仍然处于孕育之中。

（三）护理心理学的形成与发展

20 世纪 70 年代以后，随着医学模式从生物医学模式向生物-心理-社会医学模式转变，护理模式发生相应变革而逐步形成了护理心理学。

1. 护理心理学的诞生 20 世纪 50 年代，美国学者弗赖伊(V. Fry)提出了在护理计划中应包括护理诊断这一步骤。1955 年，美国护理理论家汉德森提出了应该在护理专业课程设置中用"护理问题"或"患者需要"来代替"医疗诊断组织"课程，以区别两个专业。这些理念促进了护理学的迅速发展，为心理护理学科的创立创造了条件。1957 年，克瑞特(Francis Reiter Kreuter)认为护理是对患者加以保护、教导，以满足患者不能自理的基本需要，使患者感到舒适。

20 世纪 60 年代，约翰逊认为：护理是某人在某种压力下，不能满足自己的需要，护士给他们提供技术需求，解除其压力，恢复其原有的自我平衡。护理不再由技术操作唱主角，而让位给帮助患者保持生理和心理平衡。1996 年，汉德森(Henderson)指出："护士的独特功能是协助患病的或健康的人，实施有利于健康、健康的恢复或安详死亡等活动。这些活动，在个人拥有体力、意愿与知识时，是可以独立完成的，护理也就是协助个人尽早不必依靠他人来执行这些活动。"

1970 年，罗杰斯(Martha Rogers)提出了"人是一个整体"的护理学说，他认为："人的自然属性是不可削减的，人是一个开放的系统，人与其所处的环境是一个综合体。"1973 年，他又提出："护理是协助人们达到其最佳的健康潜能状态，护理的服务对象是所有的人，只要是有人的场所，就有护理。"

1977 年，美国曼彻斯特大学恩格尔(G. L. Engel)教授提出了"生物-心理-社会医学模式"，对医学与健康产生了深远的影响。护理模式也随着医学模式的转

NOTE

变而由原来功能制护理模式向整体制护理模式转变。

1980年,美国护理学会将护理概念更新为:护理是诊断和处理人类现存的和潜在的健康问题的反应。这种"反应"既有生理的又有心理的,是发生在整体的人身上的。同时又提出护理的任务是"促进健康、预防疾病、协助康复、减轻痛苦";护理工作的对象包括已经患疾病的人,尚未患疾病但可能患疾病的人,未患疾病但有"健康问题"的人。这不仅反映了现代护理的状态,更推动了护理心理学的建设和发展。在临床护理中,护士学习心理学知识,研究人的心理与行为,开展心理护理实践,探索心理问题解决方法的意识与行为不断加强,心理护理在功能制护理、责任制护理、个案护理、家庭护理等整体护理的实践中显得更为重要,其极大地促进了护理心理学进入科学化的学科发展阶段。

2. 护理心理学发展的意义

(1) 促进医学模式的转变:医学模式的转变促进了护理模式的转变,进而推动了护理心理学的形成。护理工作的内容已不再是单纯的疾病护理,而是以患者为中心、以人的健康为目标的整体护理。临床心理护理成为整体护理的核心内容之一。护士的角色不仅仅是患者的照顾者,更多的是担当患者的教育者、咨询者和患者健康的管理者;患者有机会参与对其治疗和护理方案的决策等。这必然导致功能制护理模式让位于整体制护理模式。后者认为人必须被视作一个多元的整体,包括生理的、心理的、精神的、环境的等各方面,而不能仅仅注重其某一方面。整体制护理模式主张把疾病与患者视为一个整体;把"生物学的患者"与"社会、心理学的患者"视为一个整体;把患者与社会及其生存的外部环境视为一个整体;把患者从入院到出院视为一个连续的整体。

(2) 促进护理人才的培养:为了提高护理专业人才适应人类健康事业发展所需要的能力,一些发达国家在普及高等护理教育的同时,根据现代护理人才的培养目标,对专业教育的课程设置及护理人才的知识结构进行了大幅度的调整,强调护士应具有丰富的(包括心理学在内的)人文学科知识,在课程设置中增加了心理学课程的比重。在发达国家,护理心理学教材多冠以"护理心理学"(Psychology for Nursing/The Psychology of Nursing Care)。

(3)促进临床护理的发展:人们发现,许多心理学方法与技术对于解决患者的心理行为问题相当有效。北美护理协会(NANAD)1984年通过的128种护理诊断中,有50%以上的护理诊断与心理-社会方面的功能有关,约1/3的护理诊断是纯粹的心理障碍问题。因此,通过学习护理心理学,掌握心理护理方法与技术,对心理问题的估计、诊断和对干预计划的制订与实施以及干预效果的评估是非常重要的。临床护理心理学方法、心理护理评估和心理健康教育等为护理实践提供了有效的技术支持。将各种心理治疗技术运用于临床,解决患者的心理困惑与心理障碍,对千差万别的个体实施有针对性的个性化护理,使护理工作更加有效。

(4)促进护理学研究的发展:心理学的量性研究与质性研究是医学与护理学科学研究的重要手段。人们逐渐认识到,运用量性研究揭示患者及其家属和护士自身的心理特点,心理干预策略和心理护理效果评价是护理心理学研究的主

NOTE

要方法。质性研究是通过观察、无结构访谈或深度访谈的方式来收集患者资料，从患者非普遍性陈述、个案中获得资料并进行分析，归纳，提炼的过程。这些研究的开展提高了护理心理学的科学性和实践价值，对学科发展起到了极大的推进作用。

总之，自南丁格尔时代以来，随着人们对“护理”这一职业认识的不断完善和深入，随着病因学的发展以及医学护理模式的转变，护理心理学逐步被认识和肯定，直至运用于护理实践。由于护理观念和护理模式的急剧变化，护理心理学从护理学中脱颖而出，成为一门独立的新兴学科。

第二节　护理心理学研究原则和方法

一、研究原则

（一）客观性原则

客观性原则要求尊重客观事实，以客观化标准来对待，一切从实际出发，坚持实事求是的态度以确保研究工作的真实性和科学性，对于任何心理现象，都要依照它们的本来面目加以讨论。坚持采用辩证的思维模式，避免主观臆断，根据客观事实来探索个体和群体心理活动的规律。

（二）系统性原则

系统性原则要求在对人的心理现象进行研究时，需考虑内外因素的影响，它们相互联系，又互为条件。同其他任何事物一样，其产生和变化都有一定的原因，心理现象处在一个有机系统中。

（三）发展性原则

心理活动经历着从简单到复杂，从低级到高级的发展过程。在护理心理学的研究中，要将人的心理过程看作一个不断变化发展的过程，用发展的眼光来观察心理现象。个体在不同年龄、不同发展阶段中发生发展的特点也对其有影响。

（四）实践性原则

研究问题的提出来源于实践，研究成果也将服务于实践。坚持将理论与实践相结合，知识不能只停留在理论层面上，还要应用于现实生活中，帮助人们摆脱心理障碍的困扰。

（五）伦理原则

科学是对真理的追求，研究者们必须确保科学活动的进行符合道德和伦理的要求。伦理原则要求欺骗、谎言和歪曲不应该出现在科学研究中，不符合伦理标准的研究危及的不只是团队，还破坏了公众对科学和学术团队的尊重，甚至导致个体或机构接受严重的法律制裁和经济损失。

NOTE

二、研究方法

护理心理学作为一门交叉学科，其研究方法兼具两个学科的特点，基本的研究方法有观察法、调查法、实验法、心理测验法和个案研究法。

（一）观察法

1. 概念 观察法(observation method)又称“自然观察法”，指在自然条件下有目的、有计划地对人或动物的行为进行观察，并尽可能做出准确、全面的分析和记录，从中探索心理现象发生、发展规律的方法。这不仅为行为的假设提供了丰富的材料，也是研究护理心理学的重要工具之一。

2. 分类 根据观察的方式不同，观察法可以分为直接观察法与间接观察法；根据观察者本人是否参与观察的活动，观察法可以分为参与式观察法与非参与式观察法。

直接观察法(direct observation method)指的是观察者直接运用自己的感官对研究对象进行观察和记录的方法；间接观察法(indirect observation method)是指观察者间接地使用辅助工具或搜集相关资料对研究对象进行观察的方法。直接观察法与间接观察法结合使用，将更有利于科学研究的完善。

参与式观察法(participant observation method)指的是观察者将自己作为观察活动中的一员，在过程中进行具有隐蔽性的观察和记录；非参与式观察法(non-participant observation method)指观察者不介入任何被观察的活动中，仅以观察者状态进行研究记录的方法。

无论是以上哪种方法，原则上都需要不被他人察觉，以免对其行为表现造成影响。

3. 评价 观察法的优点是适用范围广、简单易行；可对被观察者外部行为进行直接了解，获得的资料较为真实可靠，一定程度上避免了对样本进行操作的伦理问题，具备较高的生态效度。

其缺点是研究者处于被动状态，无法控制研究的对象；时间成本高；易受到观察者的主观偏见影响(如观察者效应)；面临对研究结果进行解释的挑战，难以进行重复观察，但现代电子技术的发展也为此方法提供了新的可能性。

（二）调查法

1. 概念 调查法(investigation method)是指就某一主题对被调查者进行口头或书面的提问，从中收集其观点和行为，以此来分析、推测其心理活动发展变化规律的方法。

2. 分类 调查法分为访谈法、问卷法、测查法、评价法和书面材料分析法。其中访谈法和问卷法是较为常用的两种方法。

访谈法(interview method)也称为晤谈法，是以面对面的形式由调查者对被调查者发起提问的调查方法。根据访谈内容及过程的设计可分为结构式访谈和非结构式访谈。另外，调查者的专业素养水平，对访谈内容的准备，对谈话节奏的把控和记录的方式都将影响访谈结果。

NOTE

问卷法(questionnaire method)又称为问卷调查法，是指调查者以预先确定的问题，抽取一组样本对人的行为和态度进行研究的方法。问卷的构建过程非常重要，回答方式分为开放式和封闭式，题目数量适中且围绕既定主题进行，只有当问卷构建过程相当专业和细致时，才能更好地保证问卷结果的准确性。例如，在对护理工作的研究中，人口学变量的统计是经常被测量的一个变量。

3. 评价 调查法解释了现象形成的原因，与观察法相比对事实呈现的了解能起到更好的作用。

访谈法的优点是针对性地对问题进行搜集，灵活性强，可参照被调查者的非语言行为进行调整或重复。缺点是在一定时间内访谈对象数量有限，费时费力，访谈过程中双方的信任程度、访谈时间、环境皆会造成影响，访谈结果的处理也不易量化。

问卷法的优点是标准化程度高，方便收集资料，使用方式简单；涉及范围广，不受时间、空间的限制；对结果的处理省时、经济。缺点是调查结果的统计和分析对研究者提出了一定的要求，被调查者主观因素较大，结果的可靠性依赖于被调查者的合作态度，如填写问卷时可能会受到社会赞许性的影响。

（三）实验法

1. 概念 实验法(experimental method)是指在控制的情景下，系统地操纵某种变量而观察另一种变量，发现其间变化以验证预定假设的研究方法，其目的在于寻找现象之间的因果联系。

实验法在进行实验研究时，须考虑三项变量：①由实验者操纵变化的变量即自变量(independent variable)，或称为实验变量；②由自变量而引起特定反应的变量即因变量(dependent variable)，是实验者预定要观察、记录的变量，也是研究的真正对象；③控制变量(controlled variable)又称为无关变量，是除实验变量之外可能影响实验结果的其他潜在因素或条件。

2. 分类 实验法可分为现场实验法和实验室实验法。

现场实验法(field experiment method)也称为自然实验法，就是在日常生活条件下，对某些条件适当控制或创设一定条件，来研究人的心理现象及其规律的方法。

实验室实验法(laboratory experiment method)是指在实验室内严格控制实验条件，借助于特定的仪器设备，以研究人的心理的方法。

现场实验法可得到某些实验室实验法无法得到的、鲜活的第一手资料，但需要研究者具备对特定问题的敏感性和实验设计的完善性；实验室实验法在条件的控制方面优于现场实验法。

3. 评价 实验法的优点是可揭示因果关系，可重复、可检验，量化指标明确；其不足方面表现为实验情景受到人为因素的影响，对实验结果有干扰性，也不适用于探索性研究。因在实验中的被试者并非完全的消极被动，他们以某种动机和态度参与实验，实验结果一方面依赖于被试者的态度，另一方面可能会出现被试者根据自身对实验目的的猜想而主动迎合实验目的产生相应的行为反应，如安慰剂效应。

NOTE

（四）心理测验法

1. 概念 心理测验法（psychological test method）是采用标准化的测验题目，对个体心理的某一方面进行测试，按规定程序建立常模、信度和效度，并将测试的心理行为和表现与常模做比较，评定其个别差异的研究方法。常模（norm）是由测试结果计算而来的，一组被试者在测验中呈现的普遍水平或水平分布状况。它是心理测验用于比较和解释测验结果时的参照分数标准。信度（reliability）是一个测验的可靠程度；效度（validity）是一个测验的有效性程度。

2. 分类 同一测验根据不同标准进行划分至不同类别中，因而测验的划分是相对的。

按测验的功能可分为成就测验、智力测验、态度测验和人格测验等；按测验的形式和材料可分为文字测验和非文字测验；按测验的规模可分为个别测验和团体测验；按时限和难度又可分为难度测验和速度测验等。

3. 评价 心理测验法种类多，使用起来灵活方便，易于施行，应用范围广；所使用的标准化测量的编制严谨、可靠；所得结果具有较高的量化程度，对结果的统计因有常模进行比较而便于对照。

不足之处在于测验不可避免地受到被试者经验和文化背景的制约；对测验者有知识性和技能性的专业要求；为间接测量，其测验成绩只反映结果，不反映过程。

（五）个案研究法

1. 概念 个案研究法（case research）是指对单一个体行为进行详尽地描述与分析的方法。没有小样本实验设计那么严格，为正常和异常行为的理论假设提供了依据，常常被用来描述某一特别疗法的应用与疗效。

2. 特点 个案研究法很少对实验变量进行控制，因此缺乏高度的控制为此种研究方法的一个基本特征，也是对控制更为严格的其他行为研究方法的重要补充。在实际运用中，个案研究法的表现形式和内容各不相同，研究成果的资料有的只有几页，有的却是一本书，可以从其中了解到个体丰富的信息。例如，一份关于某一个体的临床研究报告可能会包括对某种症状的描述、诊断、治疗以及证明该疗法有效的证据。

3. 评价 个案研究法的优点是能够详细解释个体心理和行为的产生、发展、变化情况，有助于研究者提出新的假设和观点，为治疗技术的更新和罕见现象的研究提供机会，对群体性的常规研究起到补充作用；另一方面个案研究法以提供"反例"的方式推进对科学问题的思考。个案研究法同时也存在不足，研究者可能会倾向于根据自己提出的理论观点形成报告，而不能根据研究结果进行有效因果的推论，例如，因可能有多个治疗方式对患者同时使用，需要讨论混淆效应；另一方面个案研究的结论外部效度不高，不能完全推广。

三、学习护理心理学的意义

（一）有助于适应医学模式的转变

20 世纪 80 年代，我国开始实行"以患者为中心"的责任制护理，明确了心理

NOTE

护理的概念。责任制护理要求医护人员在临床实践中不仅要看到疾病症状、注意其功能，还要把患者视为完整的、身心统一的人来看待，即责任护士对患者全面负责，从生理、心理和社会方面进行全面护理。护士要以患者为中心，与患者建立相互信任的关系，对患者和蔼可亲，对患者提出的问题能耐心解释，以及做好患者的思想工作使其处于有利于治疗和康复的最佳状态。护理心理学作为医学心理学的分支，也是现代护理模式的需要。

（二）有助于培养良好的心理素质

新护理环境下，护士需要具备良好的心理素质、沟通能力，敏锐的观察力和熟练的操作技能。护理专业学生通过学习，将心理学的理论知识运用于临床实践，提升其在认知、情绪、人格和应对应激状态等方面的能力，帮助其在护理工作中更好地、有意识地适应和调节心理变化与情绪反应，不断培养和优化自己的专业素养，努力使自己成为业务能力精湛、心理素质优良的护理工作者。

（三）有助于提升护理质量

在临床工作中，护理的服务对象来自社会的各个阶层，患者既有普通人的心理特点，又有患病后特殊的病理表现。人们常常会以医护人员的态度来判断诊疗的技术含量，一个热情、友善、善于沟通的医护人员会被认为品德高尚且业务能力强。学习护理心理学有助于提升护士与患者沟通的质量，护士做到积极的反馈和理解可帮助患者消除恐惧和疑惑，减轻焦虑，树立信心，改善依从性，使患者身心感到舒适，有利于疾病的治疗和康复。

（四）有助于现代护理学的发展

护理与医疗相辅相成，推动着临床医学的发展，综合运用临床医学、基础医学和预防医学的理论与技术，还需要吸收心理学和社会医学的有关内容，心理和社会因素在疾病和健康领域越来越重要。人们不只是关心患病率及其他生物学指标，更重要的是改善症状和提高生活质量。心理学家在良好的方法学和统计学方面的训练为护理学课题组提供了科研方法和统计学的支持，从而凸显其特殊的价值。护士的职能从单一转变为多样，护理内容由单纯生活照料发展为既有专科护理又重视其心理和精神方面护理。护理心理的研究不断取得新进展，使现代护理学的发展日新月异。

第三节　心理学重要理论

一、精神分析理论

精神分析理论（psychoanalytic theory）又称为精神动力理论。由西格蒙德·弗洛伊德创立，是探索神经症、焦虑、个体内心潜意识动机和冲突的、深层的、长期的治疗方法。传统的精神分析理论旨在使患者长期压抑的记忆得到恢复，对痛苦的情感进行修复，以达到解决问题的目的。在这种治疗中，治疗师应

NOTE

用的技术包括自由联想、对梦的解析和对移情的解释。弗洛伊德精神分析理论更强调患者当前社会环境和个体生活经历的持续性影响。

（一）代表人物

西格蒙德·弗洛伊德(Sigmund Freud,1856—1939)，奥地利精神病医生、心理学家，二十世纪有影响力的思想家之一。他不仅是精神分析理论之父，还是第一个概述并提出将精神分析理论用于治疗心理障碍的精神治疗体系之人。早年他与J·布洛伊尔合作，在长期对患者进行观察并思考分析的过程中，认识到许多障碍的根源是心理，而不是生理。弗洛伊德是个富有创造性和工作效率较高的人，一般一天工作时间达18小时，主要著作有《性学三论》《梦的释义》《日常生活的心理病理学》《精神分析引论》等。

（二）主要观点

1. 解剖模型 弗洛伊德把人的精神活动分为意识、前意识和潜意识三个部分，他将这种划分模式称为解剖模型，并形象地比喻为冰山模型，水面之上可以看见的冰山部分为意识，在水面上下浮沉的部分为前意识，潜藏在水下的冰山部分为潜意识。

(1) 意识(consciousness)：心理的表面部分，人们对大脑内外表象的觉察。意识作为人与动物心理区别的根本标志，是人最高级、最主要的反映形式，是人自觉认识、体验和意志等心理活动的总和。意识在人的劳动过程中借助于语言在同别人的交往活动中产生，具有自觉性和能动性，能动地反映客观现实，通过实践活动能动地改造现实，同时还具有社会制约性，受到社会历史发展规律的制约。但在大脑的存储信息中，意识处理的信息只占很小的比例。

(2) 前意识(preconscious ness)：位于意识和潜意识之间的环节，前意识可进入意识中。当我们调集想法到意识中时，信息的再现构成了前意识。前意识在意识和潜意识间扮演着“稽查者”的角色，不准潜意识的本能冲动和欲望侵入意识之中。

(3) 潜意识(unconscious ness)：又称为无意识，是处于意识之外，但有能量、有强度的心理动力系统，即被压抑的、无从觉察的原始本能冲动和欲望。作为人类活动的内驱力，潜意识是心理深层的基础和精神分析的核心，表现为睡眠、催眠状态下没有意识到的心理现象；病态或特殊的精神状态时没有意识到的心理现象等。弗洛伊德认为患者以往的情绪由于受到压抑而被排挤在意识之外，潜伏在潜意识之中，由此产生病症。因此，理解潜意识对行为和病症的影响，是理解精神分析思想的关键。

2. 人格模型 根据精神分析理论，人格包括三个层次即本我、自我和超我。一个人的人格是整体运作而不是这三个部分独立运作的结果。

(1) 本我(id)：人格结构中最原始的部分，从个体出生时就已经存在，是包含了本能的一切心理能量之源，属于潜意识的范围。因本我缺乏一定的组织性，表现为盲目、顽固和一味的需求。本我遵循享乐原则，致力于避免痛苦和获取快乐，本我不依照道德逻辑行事，完全通过享乐的方式来满足本能的需求。

NOTE

(2) 自我(ego):现实化的本能,处于本我与超我之间的意识结构部分,是人格的理智层次,既要受到潜意识本能的冲击,又不能破坏社会道德规范对它的要求,因此自我按照现实原则活动,具有防御和中介两种职能,自我能分辨内心想象和外界现实之间的差别,以维持人格结构三个部分之间的平衡与和谐。

(3) 超我(superego):世代相传的传统价值观与社会的理想,具备抑制本我冲动,说服自我以合乎道德目标来取代现实目标的功能,说服自我并力求完美。超我指导个体的道德规范,是良心的部分,决定着行为的好坏与善恶。它代表的是理想和完美而非现实和快乐,是将父母与社会的标准进行内化的结果。

3. 防御机制 防御机制指的是自我用来应对本我和超我压力的防卫手段。当自我受到本我和超我的威胁而引起强烈的焦虑和罪疚感时将潜意识地激活防御机制,在某种程度上以歪曲现实的方式来保护自我,缓和或消除痛苦和不安,保持心理状态的安宁,有自我保护作用。"防御机制"这一概念,1894 年由弗洛伊德提出,后由其女儿安娜·弗洛伊德加以系统地研究和完善。

(1) 压抑(repression):把意识所不能接受的欲望、观念抑制于潜意识中,一方面对本我冲动进入意识层面进行阻止,另一方面将意识中的焦虑排回到潜意识,以使潜意识浮现到行为中。压抑是弗洛伊德学说中的重要方法之一,是很多其他自我防御机制及神经症的基础。

(2) 投射(projection):将自己产生的无法接受的欲望和冲动归于他人。例如,个体可能会借助虚假的爱来掩饰自己的恨意,或表现得异常亲切,实际却是满怀消极情绪。

(3) 升华(sublimation):将本能的性驱力和供给能量转移到社会容许或称赞的目标和对象上,这是最富有建设性和积极性的防御机制。这样个体就可以找到一种表达攻击性感受的途径并且还会得到社会的赞许。

4. 心理性欲发展阶段 弗洛伊德的人格发展理论是对心理学具有争议的贡献之一。个体在童年期经历了一系列的发展阶段,由于每一个阶段的主要危机和挑战不同,影响着成年期的人格。在发展中若是停滞在某一阶段,可能会形成与之相关的人格。

(1) 口欲期(oral stage,0～1.5 岁):婴儿通过吮吸母亲的乳头来获取对食物和快感的需求。这个时期的婴儿口唇满足若受到剥夺,将导致其发生口欲期的固着,后期出现不信任他人、拒绝他人、对亲密关系建立的恐惧等人格问题。

(2) 肛门期(anal stage,1.5～3 岁):此阶段对人格的形成有着重要意义,儿童的性快感需要来自肛门区域,通过排泄与控制大小便时产生的刺激而获得快感。肛门期的个体主要发展任务包括学会独立、接受个人力量、学会表达消极情绪。肛门期也是对其卫生习惯训练的关键时期。

(3) 性器期(phallic stage,3～6 岁):儿童在这个阶段的性满足主要集中在性器上,开始意识到两性之间的差别,快感也来自对自己生殖器官的刺激。另一方面,该阶段的基本冲突主要围绕在个体对异性父母存在的潜意识性欲中,产生对异性父母的嫉妒或是爱恋,因其性欲具有威胁性,儿童会将其压抑,他们也将经历俄狄浦斯情结(指男孩以母亲为爱的对象)或厄勒克特拉情结(指女孩对父

NOTE

亲的认可与爱的渴望)。性器期容易发生性本能的固着而产生性心理等问题。

(4) 潜伏期(latency stage,6～12 岁):此阶段的儿童快感来自外界学习活动,个体对自己身体和性的兴趣开始转移到学校学习、伙伴、运动等活动范围中,因此,原始的性力逐渐进入潜伏状态,儿童开始走出家庭,发展人际关系。

(5) 青春期(genital stage,12～18 岁):随着性生理发展趋于成熟,性器期的原始冲突再次出现,此时期的青少年即使受到许多社会的制约和禁忌,但他们依然可以寻找到社会认可的方式来消耗自身的能量。例如,运动、文艺活动、交友以及为更好地成长和就业做准备。

(三) 简要评述

弗洛伊德理论首先提出并概述了用于治疗心理障碍的精神治疗体系。精神分析有着深刻的历史人文背景,其理论的出现影响了人格、动机、态度和群体动力等领域的理论发展,描绘的心理地图中将人们长期忽视的非理性部分补上。

精神分析理论的不足之处在于早期理论的构建不来自实验研究,其基本概念缺乏具体的实证性和客观的科学依据。其次,精神分析关注人的内部原因,认为成年人的人格几乎于五六岁时成形,忽视了个体在发展过程中受到主观能动性和社会环境的影响。另一方面,弗洛伊德看重人格中黑暗的一面,理论家们认为其观点具有消极的特点——认为人在很大程度上被本能和无意识所控制,但新弗洛伊德主义的理论家们对人类人格提出了更积极的看法。

二、行为主义理论

行为主义理论(behaviorist theory)作为西方现代心理学的主要流派之一,是以研究行为为主要对象的,对动机和认知机制的研究。行为主义理论主张心理学是一门研究外显行为的纯客观的自然科学,把刺激与反应看作有机体行为的共同因素,坚持环境决定论,摒弃内省法,代以观察法、调查法、实验法、测验法和条件反射法。

(一) 代表人物

(1) 约翰・B・华生(John B. Watson,1878—1958):美国心理学家,行为主义理论的创始人,《行为主义者心目中的心理学》的发表正式宣告行为主义心理学的诞生,认为“理论目标就是对行为的预测和控制”。

(2) B・F・斯金纳(B. F. Skinner,1904—1990):美国心理学家,新行为主义的创始人,当代有影响力的心理学家之一,笃信环境的力量,揭示了操作性条件反射的规律。

(3) 阿尔伯特・班杜拉(Albert Bandura,1925—2021):美国当代心理学家,新行为主义主要代表人物之一,社会学习理论的创始人。他的理论中强调人的主观能动性,认为人是可以通过观察、模仿习得知识、技能和行为的,人只有下决心要改变并付出必要的努力才能改变自己的行为。

(二) 主要观点

1. 经典条件反射 条件反射是指原不能引起某一反应的刺激,通过学习过

NOTE

程，将此刺激和另一个能引起反应的刺激同时给予以建立联系。该理论由20世纪俄国生理学家巴甫洛夫在条件反射实验中提出，始于食物与唾液的刺激-反应(S-R)联结。条件反射是巴甫洛夫学说的核心内容，他注意到狗在进食时会分泌大量唾液，其唾液作为一种本能的反射，食物作为无刺激条件，所引起的唾液分泌反射过程为无条件反射；巴甫洛夫发现每次给狗提供食物时增加铃声作为刺激，不论是否有铃声或是有其他声音的加入，只要与食物进行结合，狗的唾液就会进行分泌，巴甫洛夫将此本能的反应称作“条件反射”，即当没有响铃时，狗仍然听到铃声流下口水，此时流口水成为条件反射，而这一条件反射成为狗的各种行为中新的S-R联结。一旦新的S-R联结建立完成，就可用来建立其他的S-R联结。

经典条件反射可应用于恐惧症的治疗，通过系统脱敏的方式用恐惧刺激与放松之间建立新的联结，取代原有恐惧刺激与恐惧反应之间的联结，厌恶疗法也是以经典条件反射来矫正行为问题的一种方法。

2. 操作条件反射　操作条件反射又称为“工具性条件反射”。操作条件反射与经典条件反射没有本质的区别，只不过形成的条件有所不同，前者是从反应到刺激的过程，动物在实验中发挥主动作用，后者是从刺激到反应的过程，动物不发挥主动作用。操作条件反射由斯金纳通过设计动物实验仪器进行操作性条件反射实验提出。该理论关注某种类型的后果对行为出现频率的作用效果，用奖励性的手段强化动物的某种反应行为，使其频率增加。斯金纳把实验动物——白鼠放进实验装置(斯金纳箱)中，箱内安装一杠杆，白鼠按压此杆可得到食物。起初，白鼠在实验箱中会盲目地活动，偶有几次脚踩在杠杆上获得了食物。此后，白鼠在杠杆周围活动的时间明显增加，获得食物的次数也逐渐增多，最后白鼠学会按压杠杆得到食物。上述学习过程是学会一种操作的过程，故被称为操作条件反射，它是动物在某种刺激情景下而出现的行为，能得到强化的行为被保留下来，这被认为是行为改变的通则。

操作条件反射为治疗师提供了新的治疗方式，在治疗中明确目标行为，并赋予它具体的操作定义，如代币法、生物反馈法都是基于操作性条件反射原理进行应用的治疗方法。

3. 观察学习　观察学习又称为替代学习，该理论认为学习并不仅仅发生在经典条件反射和操作条件反射的过程中，也可以通过观察、阅读或听闻别人是如何操作来进行学习。班杜拉对学习和行为表现进行了重要区分，观察习得的行为并不一定要表现出来，而其是否表现出来取决于人们对行为后果显现的预测。在护理工作中，观察学习的理论得到了很好的运用，对患者角色的形成，或是护理模式中指导与合作的关系中起到示范作用。

（三）简要评述

行为主义以行为为研究对象，影响世界心理学界半世纪之久。它摒弃心灵主义与内省主义，使心理学走上客观的科学研究道路。儿童心理的研究尤其是实验心理学和学习心理学取得了重要成果，基于行为主义理论的行为主义疗法创建的治疗程序可归类为行为矫正。不足之处在于行为主义对人的自由意志和

NOTE

遗传因素的忽视，以及行为主义的治疗师把患者的问题局限于可观察的行为。

三、人本主义理论

20 世纪 50 年代至 60 年代是人本主义理论(humanistic theory)发展的鼎盛时期，该理论强调个人责任，强调此时此地，关注人的现象学特征和人的成长，它的起源受欧洲存在主义哲学的影响。

（一）代表人物

(1) 卡尔·罗杰斯(Carl Rogers，1902—1987)是人本主义理论的先驱者，他普及了“以人为中心”的治疗方法，将人本主义方法应用到社会问题的解决中，罗杰斯对人性的乐观态度，对个体可挖掘潜能和获得幸福的信念，为了解人性提供了新的视角。在专业方面，他表现出质疑的态度、对改变的开放性以及进入未知世界的勇气。

(2) 亚伯拉罕·马斯洛(Abraham Maslow，1908－1970)是美国社会心理学家，人本主义理论的主要创建者之一。他持心身合一的观点，对健康人格进行研究，重视人的自由、尊严、责任和潜能，讨论人性与社会价值的统一，建立起以人为中心的人本主义心理学方法论。

（二）主要观点

1. 需要层次理论 马斯洛提出需要层次理论，以渐进的方式将需要分为五个层次，即生理需要、安全需要、归属和爱需要、尊重需要以及自我实现需要。当低级需要满足之后，人们便会努力去满足高级需要。马斯洛认为自我实现的人比普通人有更多的自由意志。自我实现的人一方面能够尊重自己，对自己感到满意，他们能接受或承认自己的弱点并为此做出努力，进行改变，不因做错事而过分自责和焦虑；另一方面个体具有自我实现的创造性。

2. 无条件积极关注 无条件积极关注指的是对他人无条件地、完全地、不加批判地接纳。在无条件积极关注的环境中，个体知道无论自己做什么都会被接受、理解和被爱。罗杰斯认为人们很难接受那些与自我概念不协调的信息，是因为大多数人成长于有条件积极关注的环境中。

3. 高峰体验 高峰体验是一种超越一切的体验，其过程中人们没有感到任何焦虑，感到的是自我与世界的和谐统一，感受到暂时的力量和惊奇。但高峰体验在个体间存在差异，作为一种成长体验，人们在产生此体验时，常常表现出更自主、对生活更加满意且对可能遇到的问题暂时性减少担忧。

（三）简要评述

人本主义的积极理论提供了一种受欢迎的观点，对心理咨询师和治疗师的治疗方法产生了重大影响，研究者对人格的研究集中到健康人格方面，接受以人为中心的治疗观点，如治疗关系中的移情反应、对来访者的积极关注以及治疗师的自我表露，强调共情在治疗实践中的意义，在心理治疗和职业满意度方面有很大影响。人本主义被批评的主要方面：非科学地用自由意志的概念来解释人的行为；采用人本主义疗法的治疗师会遇到的困难是支持来访者找到自己的路绝

NOTE

非易事,对不同类型的来访者以及对所有的心理问题是否都有效。

四、认知理论

认知理论(cognitive theory)把人的心理功能看作信息加工系统,人与人之间的差异是由于人们信息加工方式的不同造成的,自我的认知表征在人们对信息加工的方式及如何与周围世界互动方面起到重要作用。认知疗法以认知论为理论基础发展而成,包括理性情绪疗法和认知疗法等。

(一)代表人物

(1)阿尔伯特·埃利斯(Albert Ellis,1913—2007):临床心理学家,被称为认知行为疗法之父,他提出了理性情绪行为疗法。

(2)阿隆·贝克(Aaron T. Beck,1921—2021):美国心理学家,认知疗法的创立者,他开创性的研究证实了认知疗法对抑郁症具有良好的治疗效果,还发明了评估抑郁、自杀倾向、自我概念、焦虑及人格的量表。

(二)主要观点

1. 理性情绪疗法(REBT) 作为认知行为的第一个疗法,REBT 至今依然是认知行为疗法领域中重要的一支。REBT 的基础假设在于人具有理性、正确思考及非理性、扭曲思考的潜在可能性,我们的情绪主要根源于信念、评价、解释以及对生活情境的反应。而认知、情绪和行为之间存在交互作用,彼此之间存在可逆的因果联系。REBT 被广泛应用于处理青少年的焦虑、抑郁、敌对、家庭治疗和性格异常等问题。

2. ABC 模型 ABC 模型是 REBT 理论和实践的核心。埃利斯认为人们产生的情绪困扰是由一些不合理信念造成的,而并非由刺激性事件产生。其中,A(activating events)是指与情绪相关的诱发事件,该理论认为事件只是引发情绪和行为后果的间接原因,B(beliefs)是人们由引发事件产生的不合理信念,包括个体对这件事的观点和评价等,C(consequences)是个体的情绪反应和行为结果,信念(B)是其产生的直接原因。人们应该对诱发事件所秉持的不合理信念进行检验、挑战和修正,用新的、健康的想法替代原有不健康的想法。

3. 认知疗法(CT) 贝克基于对抑郁症的研究提出了认知疗法,在研究中他发现抑郁症患者对生活的解释似乎存在一定的偏差,正是这种偏差导致认知上的不协调。认知疗法认为心理问题是个体根据错误或不完整的信息做出了错误的推论,对想象与现实进行了混淆等过程的结果。因此,该疗法强调识别并改变个体的消极想法和适应不良信念。贝克认为存在情绪问题时的个体会将客观现实引导至自我否定的方向上,推理过程中常出现的可能导致误解或错误假设的系统性错误称为认知偏差。

认知偏差主要有以下几种。

(1)选择性概括:依据事件中的部分细节进行推论,在此过程中的个体会对事件主要背景以及其他方面的信息都视而不见。例如,患者可能会按照自己的错误和弱点,而不是优势与成功来评价自己的价值。

NOTE

(2) 任意推断:在没有相关证据支持的情况下轻易下结论。例如,自己在做一件事情之前就认为自己工作的结果不会受到同事的认同。

(3) 以偏概全:将因偶然事件产生的极端信念不适宜地应用于不相关的事件或情况中。例如,护士认为自己不擅长和青少年沟通,他甚至可能认为自己不适合护理工作。

(4) 夸大或缩小:个体高估或低估某件事的影响。例如,在护理工作中认为自己哪怕是很小的失误也会导致对患者的心理造成破坏性的作用。

(5) 个人化:个体将外在事件与自身进行联系,哪怕没有任何依据证明自身和事件有关联时也会这么认为。例如,护理过程中患者对护士的态度不满,该护士认为患者可能因此不会再寻求任何形式的帮助。

在治疗过程中,认知疗法的治疗师会教授来访者如何通过评估识别那些扭曲的、不良的认知。现在认知疗法已被用于很多临床领域,包括进食障碍、恐惧症、身心功能紊乱、广泛性焦虑症、慢性疼痛和身体疾病等治疗中。

(三) 简要评述

认知理论对心理治疗的影响越来越普遍,该理论的许多想法和观点从观察和实验的结果中演化而来,许多认知结构在大量严谨、控制的实验中得以证实人格的差异。认知疗法作为一种性价比较高的治疗方式,在特定问题上是一种有效、目的明确又实用的方法,帮助患者在不过度依赖治疗师的情况下继续推进自己的改变过程。

认知理论的运用也有局限性,所有认知疗法对患者本身接受的学习、训练和实践都提出了较高的要求,认知疗法的潜在缺陷也在于可能将理性思维的概念强行加给患者,导致治疗中对抗性的产生,因过于注重治疗技巧,而忽视治疗关系和患者的经历的重要性。

学习小结

护理心理学是护理学和心理学相结合的一门交叉学科,是将心理学的知识、理论、方法和技术应用于护理学领域,研究护理对象和护士心理活动的发生、发展和变化规律及特点,解决护理实践中的心理问题,以实施最佳护理的一门应用学科。护理心理学要研究护理对象和护士心理活动的规律及特点,根据这些心理规律,使其克服消极心理因素,发挥心理活动中的积极因素,唤起乐观情绪,调动主观能动性,促进健康的恢复。作为护士,在临床护理工作中运用系统的心理学理论与方法,从生物、心理、社会角度出发,对护理对象的心理问题进行干预,从而以健康的心理状态参与社会生活,同时也能维护自身的心理健康,锻造优秀人格,成为优秀护理人才以实施最佳临床护理服务。

NOTE

参考答案

复习思考

[单项选择题]

1. 护理心理学的研究对象不包括(　　)。

A. 护士　　B. 患者　　C. 亚健康状态人群

D. 健康状态人群　　E. 社会工作者

2. 在自然条件下有目的、有计划地对人或动物的行为进行观察，并尽可能做出准确、全面地分析和记录，从中探索心理现象发生、发展规律的研究方法是(　　)。

A. 观察法　　B. 调查法　　C. 测验法　　D. 实验法　　E. 个案研究法

(陈　婷　汤悦翊)

NOTE

第二章　心理过程

本章 PPT

学习目标

1. 掌握心理现象的实质、各种心理过程的概念；感觉的一般规律、知觉的特性、遗忘的规律、思维的特征、想象的分类、注意的种类和品质。

2. 熟悉记忆的过程、遗忘的原因和影响遗忘的因素；思维的分类、问题解决的思维过程；情绪的分类以及情绪情感的功能。

3. 了解意志的品质；动机冲突的类型。

案例导入

1920年，在印度的一个山村里，人们在狼窝里发现了两个由狼抚养长大的女孩，其中年长的约8岁，被取名为卡玛拉；年幼的约2岁，被取名为阿玛拉。

后来她们被解救并送到一个孤儿院抚养。年长的女孩第2年就去世了，年幼的女孩活到了16岁左右。狼孩刚被发现时，她们的生活习性与狼一样，用四肢走路，白天睡觉，晚上出来活动；怕火、光和水；只知道饿了找吃的，吃饱了就睡；不吃素食，就吃肉，不用手抓，直接用牙齿撕拽地吃；不会讲话，每天到午夜后像狼一样长嚎；年幼的女孩经过7年的教育才掌握了45个词，勉强学会了几句话，开始向人的生活习性迈进，去世的时候估计只能达到4岁孩子的智力水平。

案例分析：

1. 狼孩为什么没有正常人的心理活动？

2. 为什么经过几年的教育和训练，狼孩智力依然没有达到正常的发展水平？

心理学是研究心理现象发生、发展规律的科学。心理现象是以神经系统和脑的活动为基础的，大脑是神经活动的物质基础，脑的神经活动是生理和生化的过程。心理是神经系统和脑的功能，虽然是脑的产物，但却不是物质的产品。心理现象作为脑的功能是以活动的形式存在的，心理活动则是在这些过程中发生的对外界刺激作用的反应活动，是对外界信息的加工。

NOTE

第一节　心理现象

一、概念

心理现象是心理活动的表现形式，是自然界最复杂、最奇妙的一种现象。人眼看见五彩缤纷的世界、人耳聆听优美的乐曲、人脑存储丰富的知识、人能运用自己的思维探索自然界和社会都属于心理现象。

人有七情六欲，能通过活动来满足自己的各种需要，能在所处的环境中留下自己意志的足迹。人的心理现象丰富多彩，表现形式多种多样。心理现象可分为心理过程与人格两个方面。两个方面是相互联系、相互依存的。一方面，人格是通过心理过程形成和发展的，没有心理过程，就无法形成人格；另一方面，人格也制约着心理过程，使心理过程带有每个人独具的特点（图2-1）。

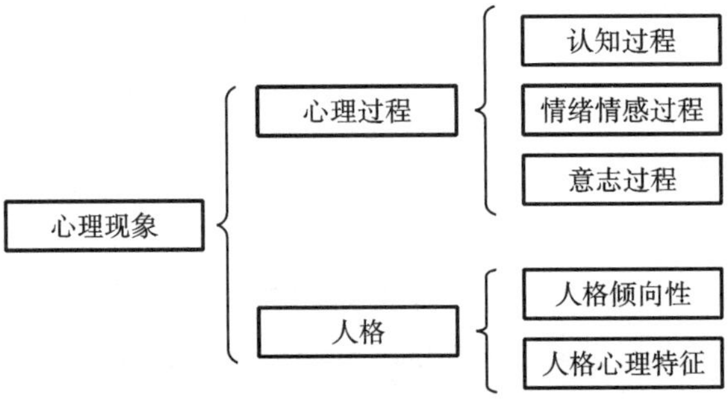

图 2-1　心理现象构图

心理过程是人心理活动的动态过程，着重探讨人心理的共同性，包括认知过程、情绪情感过程和意志过程，即知、情、意。通过认知过程可以认识客观世界，即个体接受外界输入的信息，通过人脑的加工处理转换成内在的心理活动。人会产生对事物的态度，引起满意、喜欢、厌恶、憎恨等主观体验，这就是情绪情感过程。同时还能根据自己的认识确定行动目的，制订计划、克服困难，最后调整行为、付诸行动，这就是意志过程。它们不是彼此孤立的，而是彼此相互联系、相互渗透、相互制约的。认知过程是最基本的心理活动，人通过对客观事物的认识而产生了态度体验，并引发了相应的意志行为。与此同时，人的情感和意志也使认知活动得到进一步深化。

人在认知和改造客观世界的过程中，个体表现出不同的特点，即“人心不同，各如其面”，也就是人格。人格中与先天遗传因素有关的相对稳定的心理特征，称为人格心理特征。人格心理特征影响着个体的言行举止，使每个人都各不相同，成为一个独立的个体。人格中，与后天社会环境条件和实践活动有关，并随环境而变化的心理倾向性反应，称为人格倾向性。人格倾向性决定了个体对事物的态度和行为内部动力系统。我们做每一件事都需要动力，这个动力就来自人格心理倾向。自我意识是个体对自己作为客体存在的各方面的意识，它对各

NOTE

种心理成分进行调节和控制，来保证人格的和谐、完整和统一。

二、心理的发生和发展

心理现象是长期进化的结果，是通过不断地演化，生物具备了神经系统后，才出现的心理。心理出现的标志就是生物能够建立条件反射，即具有了信号反应。随着生物的进化，神经系统的前端逐渐发展成脑，从而建立更为复杂的条件反射，心理也就发展得更为高级。

1. 感觉阶段 感觉阶段是心理发展过程的最初级阶段，无脊椎动物的心理发展基本就处于这个阶段，只能形成对刺激的个别属性的反应。

2. 知觉阶段 脊椎动物逐渐出现了管状神经系统，已经形成了脑，并且有中枢神经系统和周围神经系统之分，心理发展便进入了知觉阶段。此阶段的动物能够将复合的刺激当作信号，也就是可以将各种属性综合起来建立条件反射，最终做出整体性的反应。

3. 思维萌芽阶段 高等脊椎动物的神经系统高度发达，能够对接受和分泌内、外环境的刺激信息进行加工和储存，形成更为复杂的条件反射和行为。类人猿的大脑已经接近人类，动物心理发展到了更高水平。类人猿能够对事物有表象及简单的概括能力，同时反映事物间的关系，解决一些复杂的问题，并具有思维活动的萌芽。

4. 思维阶段 人的心理和动物的本质区别就是人的心理活动出现了意识，意识是人所特有的反映客观现实的最高形式。人的意识能够清醒地觉察周围环境和自我，同时调节和控制自己的行为，认识和改造世界，即人已经进入了思维水平。

三、心理的实质

（一）心理是脑的功能

心理活动与脑有密切关系，许多科学家的研究表明人类的心理现象是人脑进化的结果。脑是由大量神经细胞通过神经突触连接形成的一个巨大的网络系统。从动物进化角度来看，随着神经系统特别是脑的进化，动物的心理从无到有、从简单到复杂，逐渐发展变化。不同动物脑皮质的发展不同，如人和猿猴相比，颞区、顶区和额区的面积明显要大，而这些脑区正是对信息进行加工、综合、储存、控制等的部位。脑既可同时接收各种刺激信息，还同时受过去所经历的刺激的影响，再加上反馈作用，使得心理变得极为复杂。个体研究也发现，心理的发生与发展也是以脑的发育为物质基础的。现代生理解剖和临床医学证明，人脑由于外伤或疾病受到损伤时，相应的心理活动也会发生改变。

（二）心理是脑对客观现实主观能动的反映

脑是心理产生的器官，是一切心理活动的物质基础。但心理并不是脑凭空产生的，客观现实是心理活动的内容和源泉，没有客观现实就没有心理活动。

1. 客观现实是心理活动的内容和源泉 心理反映的内容来自客观现实，人

NOTE

的一切心理现象都是对客观现实的反映。所谓的客观现实包括自然环境和社会环境。健全的脑给心理现象的产生提供了物质基础，但是如果没有客观事物的刺激作用，脑也不能产生心理现象。

如对于感觉来说，人的感觉器官和脑的感觉中枢具备产生感觉的条件，但所看到的、听到的、闻到的，这些取决于外部环境中的客观事物。再如那些由动物抚养长大的“兽孩”，即使回到人类社会也不能完全恢复。因此，心理活动的内容来源于客观现实，离开了客观现实，个体的心理活动就不会发生和发展。

2. 心理是对客观现实主观能动的反映　脑对客观世界的反映不是机械被动的，而是在实践中积极能动地反映客观现实。人在反映客观世界的过程中，心理活动会因主体的情感、兴趣、需要、信念等不同，产生不同的反应，形成不同的心理活动。人的心理活动对自身的行为实践活动具有指导和调节作用。人不像动物那样被动地适应环境，而是能够积极主动地改造环境。人的心理的能动性还表现在人的心理活动会在实践中发展变化，会根据实践的结果、条件等变化来调整行为，使得心理同客观世界进一步统一。

3. 社会生活实践对心理起制约作用　人不仅生活在自然环境中，更重要的是还生活在一定的社会环境和社会关系中。人的社会关系会影响其心理活动的内容。高度复杂的社会需求会导致人的心理有高度复杂的主观能动性。人的心理活动会随着社会生活条件和社会关系的变化而不断发展变化，并通过行为来适应或者改变社会性制约的客观条件。

第二节　认知过程

认知过程是人认识世界的过程，包括感觉、知觉、记忆、想象和思维。人通过认知过程去主观地、能动地反映客观事物及事物之间的内在联系。事物直接作用于感觉器官，通过神经系统使我们看到了物体、听到了声音、嗅到了气味、触摸到了物品等，这些都是感觉。人还能将事物的各种属性进行综合分析来进行反映。如说到苹果，我们就能在头脑中反映出它的颜色、气味、味道等各种属性，这是知觉；人能够回忆起自身认识的人和经历过的事，这是记忆；把头脑中记忆的形象进行加工改造，形成新形象的过程则是想象；对事物进行分析、判断、推理、综合的过程是思维。这些心理过程都属于认知过程。

一、感觉

（一）感觉的概述

1. 感觉的概念　感觉是人脑对直接作用于感觉器官的客观事物的个别属性的反映，如颜色、声音、气味、软硬等，虽然简单，但是一切较高级、较复杂的心理现象，都是以感觉为基础的，感觉是人认识世界的开始。如果丧失了感觉，人就不能进行认知，也不会有情绪情感和意志。人的身心要保持正常状态，就要不断地接受外界的刺激，产生相应的感觉。如果感觉被剥夺了，人的心理就会出现

NOTE

异常，会产生难以忍受的痛苦，各种心理功能也会受到不同程度的损伤。1954年，加拿大的心理学家做了感觉剥夺实验(图 2-2)，该实验中志愿者们被尽量剥夺感觉信息，如戴上眼罩(护目镜)、套袖和棉手套等，躺在床上什么也不做(除了吃饭和如厕)。几天过后，志愿者们就纷纷退出。他们说感到非常难受，根本不能进行清晰的思考，注意力都无法集中，思维活动似乎总是“跳来跳去”，更可怕的是出现了幻觉。可见，感觉对人具有重要的意义。

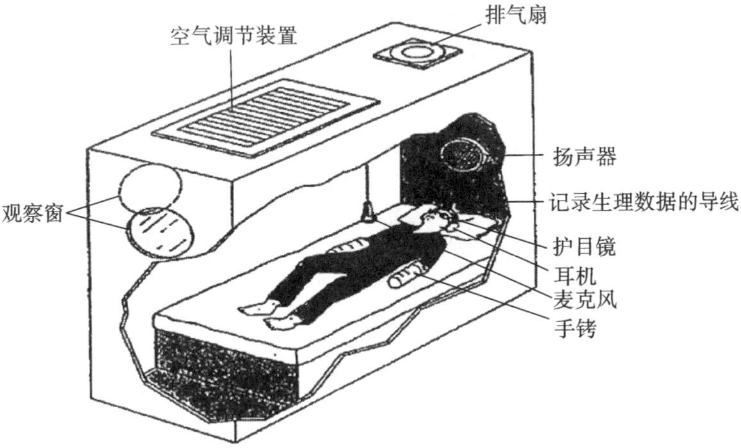

图 2-2　感觉剥夺实验

2. 感觉的种类　感觉根据刺激的来源，可以分为内部感觉和外部感觉。接受机体内部刺激并反映属性的感觉称为内部感觉，包括运动觉、平衡觉、机体觉等。接受外部刺激并反映属性的感觉称为外部感觉，包括视觉、听觉、嗅觉、味觉、皮肤感觉等(图 2-3)。

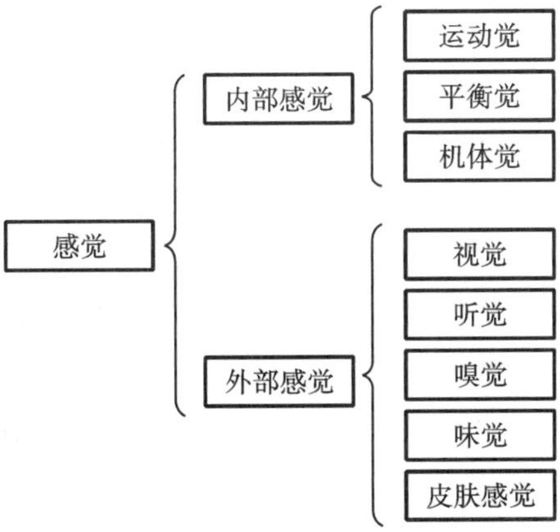

图 2-3　感觉分类图

(二) 感觉的一般规律

1. 感觉的适宜刺激　大多数感受器只对一种刺激特别敏感，同时感受器与刺激种类的关系是固定的。例如，视觉感受器感受光刺激，听觉感受器感受声波刺激等。感觉器官最敏感的刺激就是这种感受器的适宜刺激。视觉感受器的适

NOTE

宜刺激为380～780 nm的电磁波，听觉感受器的适宜刺激为16～20000 Hz的空气振动，嗅觉感受器的适宜刺激是能挥发的、有气味的物质。

2. 感受性和感觉阈限 每个人感觉器官的感受能力是不同的。感觉器官对适宜刺激的感受能力称为感受性。感受性的高低可以用感觉阈限来衡量。能引起感觉的最小刺激量称为感觉阈限。感受性与感觉阈限之间成反比例关系，感觉阈限越低，则感受性越高。

感受性可分为绝对感受性和差别感受性，感觉阈限可分为绝对感觉阈限和差别感觉阈限。刚刚能引起感觉的最小刺激强度称为绝对感觉阈限。绝对感觉阈限越小，绝对感受性越强。刚刚能引起差别感觉的最小变化量称为差别感觉阈限。人觉察到的差别越小，即差别感觉阈限越小，其差别感受性越强。

3. 感觉适应 在外界刺激的持续作用下，感受性发生变化的现象称为感觉适应。例如，"入芝兰之室，久而不闻其香；入鲍鱼之肆，久而不闻其臭"这就是感觉适应的表现。各种感觉都有适应现象，但高低有很大差别。嗅觉适应快，痛觉则难以适应。有些感觉适应表现为感受性降低，有些感觉适应则表现为感受性提高。人从明处走到暗处，刚开始看不见东西，之后逐渐能看见东西，这是暗适应；从暗处到明处，开始觉得光线刺得眼睛睁不开，逐渐就不觉得刺眼了，这是明适应。暗适应是感受性增强的现象。

4. 感觉后像 外界刺激停止作用后，感觉印象还能暂时保留一段时间的现象，称为感觉后像。如电灯熄灭了，灯泡的形象还能在眼睛里保留一会儿的现象。看电影、看电视都是依靠视觉后像的作用。感觉后像可以分为正后像和负后像。正后像在性质上和原感觉的性质相同，负后像的性质则同原感觉的性质相反。如盯着电灯一段时间后，关灯后仍有灯好像在那亮着的感觉印象称为正后像；眼睛盯着目标颜色一段时间后，转向背景会产生与目标色互补色的视觉效应称为负后像。医院手术室里医护人员的工作服、器械的包布多采用绿色，也是利用视觉后像原理来缓解手术中医护人员的视觉疲劳。

5. 感觉对比 不同刺激作用于同一感受器时，感受性在强度和性质上发生变化的现象称为感觉对比。人们常说"红花还得绿叶配"就是感觉对比现象。感觉对比分为同时对比和继时对比，同时对比即几个刺激物同时作用于同一感受器时产生的感觉对比，如灰色在黑色的背景上要比在白色背景上显得更亮一些；继时对比指几个刺激物先后作用于同一感受器时产生的感觉对比，如喝过苦的中药，再吃甜的东西，会觉得更甜；触摸冷的东西后再摸热的东西，觉得更热了。

6. 联觉 一个刺激不仅引起一种感觉，同时还引起另一种感觉的现象称为联觉。如当听到节奏感很强的音乐时，会觉得灯光也和音乐节奏一起闪动；教室和病房用的蓝色窗帘，是冷色调，冷色使人感到清凉平静。"望梅止渴"也是联觉的体现。

7. 感觉补偿 某种感觉丧失后其他感觉功能来弥补的现象是感觉补偿。如盲人的听觉和触觉往往更加灵敏。

NOTE

二、知觉

（一）知觉的概念

知觉是人脑对直接作用于感觉器官的客观事物整体属性的反映。知觉和感觉都是人脑对直接作用于感觉器官事物的反映，但是感觉只反映个别属性，而知觉则反映事物的整体属性。知觉对事物的反映依赖于个人的知识经验，而且受人的主观态度影响，而感觉则不依赖于知识和经验。感觉是知觉的基础，但知觉不是感觉成分简单的叠加，需要知识经验的参与，形成更高阶段的认知。

（二）知觉的特性

1. 知觉的整体性 知觉的对象由不同的部分组成，有着不同的属性，但我们并不把它感知为个别孤立的部分，而是把它作为一个整体来反映，甚至当某些部分被遮盖或抹去时，我们也能够将零散的部分组织成完整的对象，这就是知觉的整体性。知觉的整体性是知觉的积极性和主动性的一个重要方面，它不仅依赖于刺激物的结构，也依赖于个体的知识经验。

2. 知觉的选择性 每时每刻都有很多事物作用于我们的各种感觉器官，人不能把所有事物都纳入自己的意识范围，只能把某一事物作为知觉的对象，而周围的事物作为知觉背景。知觉对象清楚突出，而知觉背景模糊不清。这种对外界事物进行选择的特性，称为知觉的选择性。由于知觉的选择性，人能集中注意少数重要的刺激，排除次要刺激的干扰。知觉的对象不是固定不变的，知觉对象与知觉背景的关系是相对的，而且可以互相转换。影响知觉选择性的既有客观因素，也有主观因素。例如，刺激的变化、位置、运动、强度大小等属于客观因素；情绪、经验、态度、需要、兴趣等属于主观因素。

3. 知觉的恒常性 知觉的恒常性是指知觉并不随着知觉条件的变化而变化，这样就不至于在面对复杂多变的环境时不知所措。这种相对稳定的特性，使人能够在不同的情况下，始终按事物的真实面貌来反映事物，从而有效地适应环境。因此，知识经验越丰富，就越有助于知觉对象的恒常性。

4. 知觉的理解性 以已有的知识经验为基础，去理解和解释事物，使之具有一定的意义的特性，称为知觉的理解性。即便在条件非常困难的情况下，也能够依据微小而零散的线索对知觉对象命名，并把它归到熟悉的一类事物之中。知觉的理解性是以知识经验为基础的，知识经验越丰富，对知觉对象的理解就越深刻、全面，知觉也就越迅速、完整、正确（图 2-4）。

（三）知觉的分类

根据分析器的主导作用不同，知觉可分为视知觉、听知觉、嗅知觉、味知觉等；根据人脑知觉的对象不同，知觉可分为空间知觉、时间知觉和运动知觉。

1. 空间知觉 空间知觉是人脑对物体的空间特征的反映，包括形状知觉、大小知觉、方位知觉、距离知觉等。空间知觉在人与周围环境的相互作用中有重要作用。空间知觉是通过后天学习获得的，它是由视觉、触觉、动觉等多种感觉系统协同活动的结果。

NOTE

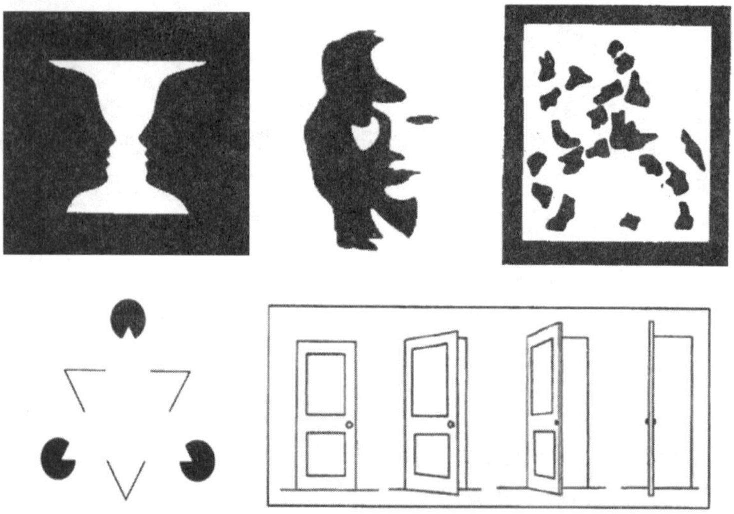

图 2-4 知觉的特性

2. 时间知觉 时间知觉是人对客观现象的延续性和顺序性的反映，包括对时间的分辨、确认，对持续时间的估量以及对时间的预测。人可以根据计时器、昼夜交替、四季变换以及人体的生物钟等产生时间知觉。人的时间知觉与当时的身心状态、从事活动性质等因素有关。生物钟不仅可以估计时间还可以调节人的行为活动。

3. 运动知觉 运动知觉是人脑对物体空间位移的知觉。运动知觉与空间知觉、时间知觉有着不可分割的联系。运动知觉对人的适应性行为有重要意义。它为人类正常的生活与工作提供了前提条件。

（四）错觉

错觉是对事物的一种不正确的知觉。错觉是客观存在的，是通过主观努力无法克服的，有固定的倾向性。只要条件具备，错觉就必然产生，这是有规律可循的。错觉产生的原因分为主观和客观两个方面，主观上往往与人们已有的知识经验、情绪、定势等因素有关，客观上一般由客观环境的变化而引起。错觉的种类很多，常见的有视错觉、听错觉、大小错觉、时间错觉、运动错觉等。了解错觉对我们的生活有重要意义。在服装设计、建筑设计、室内装饰中巧妙地利用错觉原理能达到很好的效果，给人们的生活带来舒畅、愉悦的感受(图 2-5)。

三、记忆

（一）记忆的概念

记忆是过去的经验在头脑中的反映。感觉、知觉是反映当前作用于感觉器官的事物，而记忆则是对过去经验的反映。过去的经验可以储存在大脑中，在需要的时候可以从大脑中提取出来，这样可以不断地积累知识和经验。从信息加工的观点看，记忆是人脑对输入的信息进行储存、编码和提取的过程。因为记忆可以把过去的心理活动和现在的心理活动联系起来，所以记忆是心理发展的奠

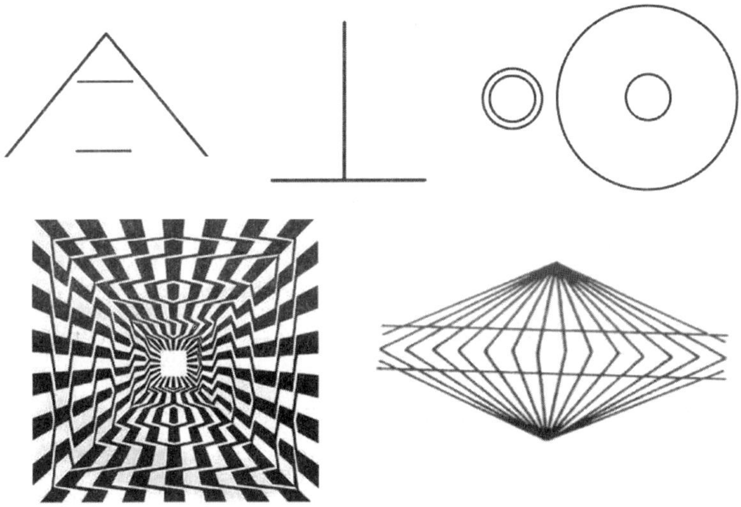

图 2-5 错觉图

基石。通过记忆，人不断积累知识与经验，所以记忆也是人类智慧的源泉。

（二）记忆的分类

根据记忆的内容不同，记忆可以分为形象记忆、情景记忆、语词记忆、情绪记忆和动作记忆。

1. 形象记忆 对感知过的事物形象的记忆称为形象记忆，也称为表象记忆。形象记忆是对客观事物的形状、大小、颜色、声音、体积、气味、滋味、质地、温冷等具体形象和外貌的记忆。

2. 情景记忆 对亲身经历过的事件的记忆称为情景记忆。如人对事件中时间、地点、人物和情节的记忆。

3. 语词记忆 语词记忆是用词语的形式对事物的性质、意义等方面的记忆，也称为逻辑记忆、语义记忆。这种记忆以概念、判断、推理等为内容，是在学习过程中最常见的一种记忆。

4. 情绪记忆 对自身体验过的情绪和情感的记忆称为情绪记忆，又称为情感记忆。如对某些事件愉快的记忆，对某些事件痛苦的记忆等。情绪记忆常成为人当前活动的动力，推动参与有愉快记忆的活动，回避有痛苦记忆的活动。

5. 动作记忆 对操作过的动作的记忆称为动作记忆，也称为运动记忆。如生活习惯和工作生活的技能等，例如，一个人小时候学会骑自行车，长大后多年不骑，再骑时也能较快地操作。动作记忆比较牢固，一旦掌握并达到一定的熟练程度，会保持相当长的时间。

（三）记忆的过程

记忆由识记、保持和再现三个阶段组成。

1. 识记 识记是记忆的开始，是外界信息输入大脑并进行编码的过程。通过反复的感知来识别和记住事物，是人们学习和取得知识经验的过程。

根据有无识记目的可以分为无意识记和有意识记两种。

NOTE

(1) 无意识记:没有预定目的,也不需要付出努力的识记。一般对有重大意义的、感兴趣的事物和知识经验都可以通过无意识记进行记忆。但是无意识记具有片面性、偶然性等特点,系统学习知识不能依靠无意识记来完成。

(2) 有意识记:事先有明确目的,并需要付出努力的识记,如外语单词的记忆。有意识记是系统学习和掌握知识的主要手段,在学习和工作中具有重要意义。

根据记忆材料的识记,有意识记还可分为机械识记和意义识记。意义识记比机械识记持久,并且更易于回忆或再认。

①机械识记:单纯靠机械地重复进行的识记,平时所说的死记硬背,就是机械识记。

②意义识记:在对事物理解的基础上进行的识记。意义识记的效果一般比机械识记的效果好。

2. 保持 知识经验在大脑中储存和巩固的过程就是保持。随着时间的推移和信息储存的动态过程,保持的内容在量和质两个方面都会发生变化。由于每个人的知识和经验不同,信息保持程度也不尽相同。识记获得知识经验,保持将识记的内容储存在大脑中,识记的次数越多,知识和经验保持越牢固。但是识记过的内容并非会永久保持下去,在保持的过程中还会发生遗忘。

3. 再现 再现是储存信息的提取过程,包括再认和回忆。

(1) 再认:感知过、思考过、体验过的事物再度呈现时,仍然能认识的心理过程。如多年的朋友再度出现时能够辨认出来。再认是否准确且迅速,受多种因素的影响,如间隔的时间、材料的性质和数量、已有的知识经验、思维活动的积极性、个性特征等因素。

(2) 回忆:从大脑中提取知识经验的过程,即过去经历过的事物的形象或概念在头脑中重新出现的过程。如考试时简答题、论述题等题型就是利用回忆。再认和回忆都是从大脑中提取已经储存的信息,只是形式不同。

记忆的过程是一个完整的过程,这个过程的三个环节是密不可分的,缺少任何一个环节,记忆都不能完成。识记是保持和再现的前提,没有识记就没有保持,更不会有再认和回忆;识记了没有保持,就不会有再认和回忆,保持是识记和再现的中间环节;再现是识记和保持的结果,有助于所学知识的巩固或经验的获得。

(四) 记忆的三种系统

根据信息编码和储存时间的长短以及信息提取的方式不同,记忆可分为瞬时记忆、短时记忆和长时记忆三种记忆系统(图 2-6)。

1. 瞬时记忆 瞬时记忆又称为感觉记忆、感觉登记,是指外界刺激瞬间呈现后,信息在感觉通道内迅速被登记并保留一瞬间的记忆。瞬时记忆的容量很大,但是保留的时间很短,图像记忆一般保存 0.25～1 秒,声像记忆一般可超过 1 秒。瞬时记忆应注意及时被加工可转入短时记忆,否则会被遗忘。

2. 短时记忆 短时记忆是指外界刺激呈现后,保持时间在 1 分钟内的记忆。短时记忆既有从瞬时记忆中转来的信息,也有从长时记忆中提取的信息,都

NOTE

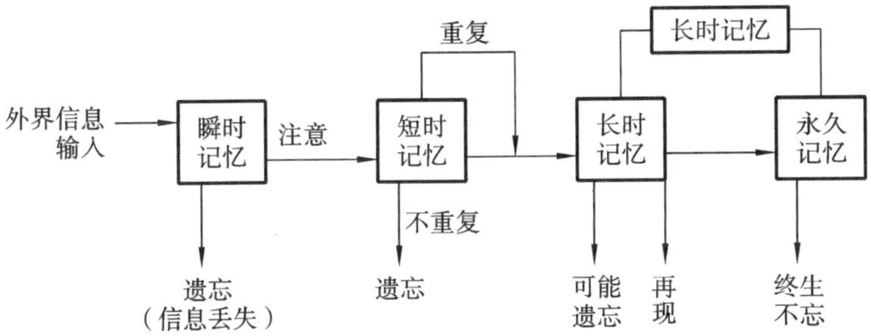

图 2-6　记忆的三种系统

是当前正在加工的信息，因此是可以被意识到的。在短时记忆对信息的编码方式中，语言材料多为听觉形式的编码，非语言材料以视觉表象的编码为主。短时记忆的容量是有限的，一般为(7±2)个组块。组块是短时记忆信息加工的单位，可以是字、词、短语或句子，甚至更大的单位。短时记忆的容量实际上取决于组块的数量。短时记忆中的信息经过复述是可以进入长时记忆的，如果不复述则随时间延长而自动消失。

3. 长时记忆　长时记忆也称为永久记忆，是指信息保持时间大于 1 分钟的记忆，是对经过深入加工的信息的记忆。长时记忆的容量无论是信息的种类还是数量都很大，保持时间可以是几分钟、几天、几个月、几年，甚至终生难忘。长时记忆的信息编码有语义编码和形象编码两种。研究表明，长时记忆的材料组织程度越高，越容易提取。当长时记忆储存的信息因为自然衰退或受到干扰时，就会产生遗忘。

信息首先进入感觉记忆，而那些引起个体主义的感觉信息才会进入短时记忆，在短时记忆中，存储的信息经过加工再存储到长时记忆中，而那些保存在长时记忆中的信息在需要时还会被提取到短时记忆中。

（五）遗忘及其规律

遗忘是指对储存在大脑中的信息既不能回忆也不能再认，或者发生了错误的回忆或再认的过程。遗忘可能是永久性的，如果不重新学习，就永远不能回忆或者再认，也可能是暂时性不能回忆或者再认，在适当条件下还可以再恢复。

遗忘可能是由于储存的信息没有得到及时强化而逐渐减弱直至消退，也可能是由于前后获得的信息相互干扰导致。如果先前学习获得的信息对新近的学习产生干扰，称为前摄抑制。如果是后来学习获得的信息对新近的学习产生干扰，称为倒摄抑制。同时遗忘有时也受到情绪情感的影响。

德国心理学家艾宾浩斯(Hermann Ebbinghaus，1850—1909 年)是对记忆和遗忘进行研究的创始人。经过研究发现，在识记的最初阶段遗忘的速度很快，但随着时间的推移，遗忘的速度越来越慢。他的研究成果表明了遗忘的规律。后人用他的实验数据，以间隔时间为横坐标，以保存量为纵坐标，绘制了遗忘曲线(图 2-7)。从遗忘曲线上看，遗忘的速度是越来越慢的。

一般认为，人们对熟练的动作和形象的材料遗忘得慢，而对无意义的材料遗忘得快；在学习程度相等的条件下，识记的材料越多，遗忘得越快，识记的材料越

NOTE

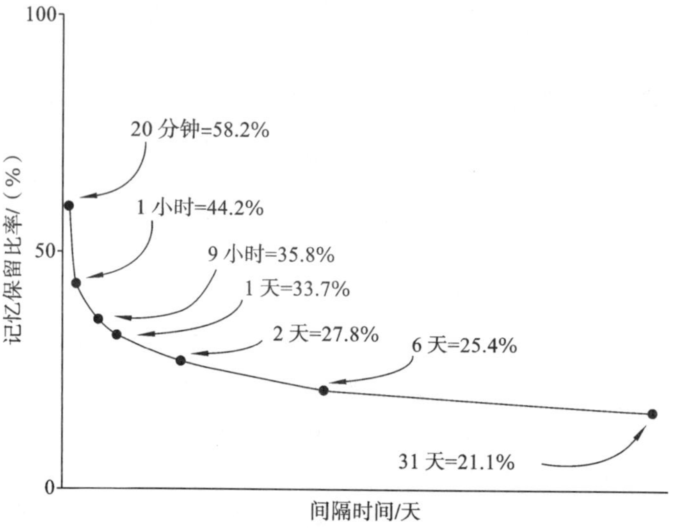

图 2-7　艾宾浩斯遗忘曲线

少,遗忘得较慢。

人们发现在回忆系列材料时,材料的顺序对记忆的效果有重要影响。最后呈现的材料一般遗忘得最少,其次是最先呈现的材料,遗忘最多的是中间部分的材料,这种效应称为系列位置效应。最后呈现的材料最易回忆,遗忘得最少,称为近因效应;最先呈现的材料较易回忆,遗忘得较少,称为首因效应。

根据这一遗忘规律,我们可以看出在学习知识时,要取得良好的记忆效果,应及时复习。如果不及时复习,记忆的效果就较差。如果及时复习,就能取得事半功倍的效果。

四、想象

(一) 想象的概念

想象是大脑对已有表象进行加工和改造,从而创造出新形象的过程。想象来源于表象却不等同于表象。表象是大脑中过去已知事物形象的再现;而想象则是通过对表象的加工和改造,创造新形象的过程。例如,在文学作品中,作家把在生活中接触过的人物形象进行分析归类,将一些典型的特点集中在一个人身上,从而创造出新的人物形象。想象出来的这个新人物形象既是现实生活中的某一个人,但又不全是。所以想象是源于现实生活,以表象为基础,借助表象的某些方面创造出来的新形象。

(二) 想象的分类

想象按照是否有目的、有意识分为无意想象和有意想象。

1. 无意想象　没有预定的目的,不由自主产生的想象称为无意想象。如看着天空中的朵朵白云会根据它们的形状,把它们想象成现实中的事物。梦属于无意想象,它没有目的,不受意识支配,而且内容往往脱离现实,不合逻辑。

NOTE

2. 有意想象 有目的、有意识产生的想象是有意想象。有意想象又分为再造想象、创造想象和幻想。

(1) 再造想象:当我们在看文学作品中的人物描述时,头脑中会产生一个活生生的人物形象,这种根据语言、描述或图标、模式的示意,在头脑中形成相应形象的想象称为再造想象。在再造想象的过程中,我们会运用自己的感知觉的材料和记忆表象做部分的补充。

(2) 创造想象:不依据现成的描述或图示,创造出新形象的过程称为创造想象。如科学家的创造发明,服装设计师设计的新款服装等。创造想象具有首创性的特点。

(3) 幻想:和个人的愿望相联系并指向未来的想象。科学幻想推动人们探索世界,为人类造福。个人对自己未来的幻想就是理想,理想是个人进步的动力。如果只停留在对未来的幻想,而没有实现这种愿望的努力,幻想就成了空想。空想使人沉浸于虚假的满足之中,是有害的。

五、思维

(一) 思维的概念和特征

1. 思维的概念 思维是对客观事物间接和概括的反映,是人脑对客观事物的本质和事物之间内在联系的反映。思维可以反映当前的事物,也可以反映过去的事物,甚至可以反映未发生的事物。如医生通过望、闻、问、切等多种途径,运用已有的知识经验进行诊断。只有人能透过事物的外部现象,认识到事物的本质,认识到事物之间的内在联系,产生思维。所以,思维是心理发展的最高阶段。

2. 思维的特征

(1) 间接性:对客观事物的反映是根据以往的经验,或者以其他事物为媒介对客观事物加以认识和反映,这就是思维的间接性。例如,早上起来看到地上有雪,可以推断出昨天夜里下了雪。虽然没有亲眼看见下雪,但是从眼前的情景可以推断出来。再如,临床医生通过对患者心脏的听诊,以及通过心电图等手段来判断患者心脏的状况。另外,由于思维的间接性,人可以对尚未发生的事物做出预见,例如,气象台的天气预报等。

(2) 概括性:把某一类事物的共同属性抽取出来,形成共同的、本质的、规律性的认识,这就是思维的概括性。一个概念概括一类事物的共同属性,以词的形式表现出来。例如,把各种水果的共同特点抽取出来加以概括,形成水果的概念;把各种树的共同特点抽取出来加以概括,形成树的概念。概念的形成,先是把事物的特性从本身中抽取出来,再加以分类,用词语标记出来,这就是思维的概括性。思维的概括性水平越高,越能认识事物的本质和规律。

(二) 思维的过程

思维是通过把信息进行分析与综合、抽象与概括、分类与比较及归纳与演绎等一系列活动,来揭示事物本质的特征及事物之间内在的联系。

NOTE

1. 分析与综合 分析与综合是思维过程的基本环节。分析是将事物的整体分解为各个部分、各个属性、各个要素的思维过程。如人们把动物分解为头、躯体、足、尾等。综合是将事物的各个部分或各个属性结合起来形成一个整体的过程。分析与综合是同一思维过程中相反而又紧密联系的两个方面。任何学科都是分析与综合而成的体系。分析是综合的基础，任何一种思维活动都既需要分析，又需要综合。

2. 抽象与概括 抽象是舍弃事物的非本质属性和特征，而抽取事物的共同属性和本质特征的思维过程；概括是把抽取出来的共同属性和特征结合在一起，推广到同类的其他事物上的思维过程。抽象与概括的过程是一个裁剪的过程，他们是相互联系、密不可分的。概括是在抽象的基础上，形成对事物粗略的认识。

3. 分类与比较 分类是根据不同事物之间的共同点、不同点以及事物的主要特征和次要特征把事物归入相应的某一类；比较是把不同的事物或现象放在一起，确定它们的共同点、不同点及其相互关系。比较是以分类为前提的，分类是在比较的基础上，将有共同点的事物划为一类，以揭示事物之间的关系。

4. 归纳和演绎 归纳是从个别事实中推演出一般的原理，获得本质认识的逻辑思维过程；演绎则是从一般现象推断出个别现象的推理方法。

（三）思维的分类

1. 按思维的形态分类 按思维的形态可分为动作思维、形象思维和抽象思维。动作思维是以实际动作为支撑的思维，依赖实际操作解决具体的问题。婴幼儿主要靠动作思维来解决问题。动作思维具有直观性和具体性的特点。形象思维是用表象来解决问题的思维，如作家在作品中塑造人物形象，服装设计师设计服装都是形象思维。抽象思维是以概念、判断、推理的形式来反映客观事物的运动规律、本质特征和内在联系的认识过程。如医生将症状、体征及实验室检查结果等因素结合进行思考得出诊断的过程就是运用了抽象思维。抽象思维是发展较晚的一种高级形式。一般情况下，成年人的思维往往是三种思维的相互联系、交叉运用。由于任务不同，三种思维参与的程度也不同。

2. 按思维的方向分类 按思维的方向可分为聚合思维和发散思维。聚合思维是将各种信息集中起来得出最佳答案的思维，也称为求同思维。而发散思维是沿着不同的方向或从不同角度探索解决问题的答案的思维，也称为求异思维。

3. 按思维是否具有创造性分类 按思维是否具有创造性可分为再造思维和创造思维。再造思维是用已知的方法解决问题的思维，这种思维既规范又可以节约时间。而创造思维是用独创的方法解决问题的思维，是智力水平高度发展的表现。

（四）解决问题的思维过程

思维体现在解决问题的过程中，同时解决问题也是思维活动的动力。解决问题的思维过程，可分为发现问题、分析问题、提出假设和检验假设四个阶段。

NOTE

1. 发现问题 发现问题是解决问题的开始阶段，该阶段主要是明确问题，并产生解决问题的需要与动机。

2. 分析问题 分析问题是找出问题的关键所在，即问题的主要矛盾以及矛盾的主要方面。通过这些分析，把握问题的实质，确定解决问题的方向。

3. 提出假设 提出假设是根据问题的性质、已有知识经验以及之前解决类似问题所用策略等因素，找出解决问题的原则、途径和方法。

4. 检验假设 要用实践来证明假设是否正确。如果假设在实践中多次验证都获得成功，问题得到了解决，证明假设是正确的；反之，则证明假设是错误的，就需要另外寻找解决问题的方案，重新提出假设。

（五）影响解决问题的心理因素

1. 迁移 迁移是指已有的知识、经验和技能对学习新知识、获得新经验、掌握新技能所产生的影响。如果影响是有利的、积极的，就是正迁移。如果影响是阻碍的、消极的，就是负迁移。

2. 定势 定势是心理活动的一种准备状态，指从事某种活动前的心理准备状态对后面活动的影响。已有的知识经验或刚获得的经验都会使人产生定势。定势可使我们在从事某些活动时操作更为熟练，有利于节省时间和精力。但是，定势有时也会束缚思维，使人们只用常规方法去解决问题，而不求用其他发散性的思维去突破。

定势最早是德国心理学家缪勒发现的。他曾经通过大量的实验来证明心理定势的存在。如当一个人连续 10～15 次手里拿着两个质量不相同的球，再让他拿两个质量相同的球时，他也会感觉不相等。心理学上一般把定势解释为过去的感知影响当前的感知。

3. 原型启发 从实际生活中受到启发而找到问题解决的途径或方法称为原型启发。产生启发作用的事物称为原型。例如，瓦特看到水开时产生的蒸汽把壶盖顶起来，受到启发，发明了蒸汽机。但不是有了原型就一定会有原型启发。

4. 功能固着 功能固着指个体在解决问题时，容易看到某个物体的通常功能与用途，很难看出来该物体的其他新功能和用途，从而影响问题的解决。功能固着不利于新假设的提出和问题的解决。如铅笔的主要功能是书写和绘画，但是其实它还可以用来当武器、玩具等。

5. 动机强度 动机是解决问题的内部动力，与问题解决的效率有关系。心理学家耶基斯和多德森的研究证实，动机强度和工作效率并不是线性关系，而是“倒 U 形曲线”关系。在一定范围内，动机增强，解决问题的效率也随之增加，但当动机强度过度强烈时，效率会下降，会给个体造成很大的心理压力，容易出现焦虑和紧张的心理状态。所以，适度的动机强度最有利于问题解决。

六、注意

（一）注意的概念

注意是心理活动对一定对象的指向和集中。注意不是一种心理过程，而是

NOTE

与心理活动相伴随的心理状态。也就是说,注意是心理活动总是指向和集中在某些对象上的一种状态。

1. 指向性 指向性是指由于感觉器官容量的限制,心理活动不能同时指向所有的对象,只能有选择性地针对某些对象,舍弃另一些对象。

2. 集中性 集中性是指心理活动聚焦在所选择的对象上,并保持一定的紧张度和强度。注意能使所选择的对象处于心理活动的中心并努力维持,是主动进行的。

(二)注意的分类

根据有无目的性和意志努力的程度不同,可以把注意分为无意注意、有意注意和有意后注意三类。

1. 无意注意 没有预定目的,不需要意志努力维持的注意称为无意注意,也称为不随意注意。如上课时大家正在专心听讲,教室的门突然被人推开,大家不由得下意识看了一眼,这就是无意注意。引起无意注意一方面有刺激本身的特征,如新颖的、奇异的、变化的、强度大的刺激,另一方面还与人的主观特征有关,如兴趣、爱好、需要等。

2. 有意注意 有预定目的,需要付出一定意志努力维持的注意,称为有意注意,也称为随意注意。有意注意受人的意识支配。如学生上课认真听老师讲课,就是需要意志努力来维持的注意。有意注意可以提高工作和学习的效率,因此要培养有意注意。

3. 有意后注意 既有目的,又不需要意志努力维持的注意称为有意后注意,也称为随意后注意。当我们刚学骑自行车时,注意力特别集中,是有意注意。当变成一种熟练的技能时,骑自行车就成了有意后注意。有意后注意是在有意注意的基础上发展起来的,具有高度的稳定性。当一些活动和操作变成有意后注意,将会节省人的精力,对完成长期任务有积极的意义。

(三)注意的品质

1. 注意的广度 在同一时间内,意识所能清楚地把握注意对象的数量,称为注意的广度,也称为注意的范围。注意的广度与任务的难易程度,注意对象是否集中、是否有联系、是否有规律有关,还与个体的知识经验、情绪有关。只有具备一定的注意广度,才能"眼观六路,耳听八方",将复杂的注意对象"尽收眼底"。

2. 注意的稳定性 注意集中于所选择对象持续的时间称为注意的稳定性。注意维持的时间越长,稳定性就越高。注意的稳定性的高低会影响学习和工作的效率。注意的稳定性有较大的个体差异,除与个体的个性特征有关,还与后天的专门训练有关。人的注意出现周期性的增强和减弱现象,称为注意起伏或注意动摇。这是由生理过程的周期性变化引起的,是普遍存在的现象,主观无法克服。

当注意被无关对象吸引而离开了指向对象时,称为注意的分散。注意的分散会使学习和工作的效率下降,甚至影响日常活动的完成,是一种注意障碍。

3. 注意的分配 在同一时间内,把注意指向于不同的对象上,同时从事两

NOTE

种或两种以上不同活动的现象，称为注意的分配。如有人一边看电视一边做衣服，有人一边看书一边听音乐。但是，注意的分配也是有条件的，当所从事的活动至少有一种活动是非常熟练的，才能进行注意分配。另外，所从事的活动之间要存在内在联系。通过训练使操作技能熟练，可以提高注意的分配能力，进而提高工作效率。

4. 注意的转移 注意由当前对象转移到另一对象上去的现象，称为注意的转移。注意的转移不同于注意的分散，前者是根据任务的要求，主动转移到另一对象上，后者则是被动离开，转移到无关的对象上。

注意力是有个体差异的，可以通过有意识的训练，改善注意的品质，提高注意力。如培养对学习的兴趣，增强对工作的责任感，增强事业成功的动机，培养坚强的意志，养成良好的习惯等。

第三节 情绪与情感过程

人在认识和改造客观世界的实践活动中，会表现出喜、怒、哀、惧等态度体验，形成道德感和价值感，具体包括爱情、幸福、仇恨、厌恶、美感等情感，这就是人的情绪与情感过程。

一、概述

（一）情绪与情感的概念

情绪与情感是人对客观事物是否满足自身需要而产生的态度体验。客观事物是情绪与情感产生的来源，个体的需要是情绪与情感产生的基础。如果外界事物符合主体需要，就会引起积极的情绪体验，否则会引起消极的情绪体验。另外，情绪与情感是一种主观感受，它能够加强或减弱内在需要，使人更易于适应变化多端的环境。情绪与情感包括三个部分，即主观体验、外部表现和生理唤醒。主观体验是个体对不同情绪与情感状态的自我感受；表情是情绪与情感的外部表现，包括面部表情、姿态表情和语调表情；生理唤醒是情绪与情感产生的生理反应，情绪与情感是人对客观事物是否符合自身需要而产生的态度体验。

（二）情绪与情感的区别与联系

1. 情绪与情感的区别 情绪是人对客观事物是否符合自身需要而产生的主观态度体验，是较低级的，一般是人和动物共有的；情感是与人类社会需要相关联的态度体验，是高级的、复杂的、人类特有的。情绪发生得早，情感产生得比较晚。情绪具有冲动性、情境性和不稳定性的特点；情感则具有深刻性、稳定性和持久性的特点。情绪是情感的外在表现形式，情感则是情绪的内容，情感表达会伴随着情绪反应。

2. 情绪与情感的联系 情绪与情感相互依赖，人的情感总在各种不断变化的情绪中产生。离开具体的情绪过程，情感就不存在。

NOTE

（三）情绪与情感的外部表现

一个人的情绪与情感可以通过他的表情表现出来。表情包括面部表情、身体表情和言语表情。面部表情是情绪的主要表现形式，人可以通过他人的面部表情来判断其情绪，其中眼睛能表达细微的情绪变化。身体表情通过头、手、躯干和身体的不同姿态反映人的情绪。言语表情是指言语的语音、语调、语速、语气等。

表情既有先天的，也有后天模仿的，它以复杂的方式传递着交际信息，帮助人们相互了解，辨认所处的人际环境，进而逐渐适应。

（四）情绪与情感的维度与两极性

情绪的维度是情绪所固有的某些特征，主要指情绪的动力性、激动性、强度和紧张度等方面，这些特征的变化幅度又具有两极性。

从性质上看，有肯定的情绪与情感和否定的情绪与情感。需要得到满足时产生肯定的情绪与情感，不能得到满足时则产生否定的情绪与情感。

从动力性上看，情绪有增力和减力两级。需要得到满足时产生的肯定情绪与情感是积极的、增力的，可以提高人的活动能力；需要不能满足时产生的否定情绪与情感是消极的、减力的，会降低人的活动能力。

从激动性上看，情绪有激动和平静两级。激动是一种强烈的、外显的情绪状态，平静则是一种安静的情绪状态。

从强度上看，各类情绪与情感的强弱不一，在强弱之间又有各种不同的程度。

从紧张度上看，情绪有紧张和轻松之别。通常紧张状态可以导致人们的积极行为，但过度的紧张会令人不知所措，甚至精神瓦解、行动终止。

二、情绪与情感的分类

（一）基本情绪类型

人的基本情绪主要有快乐、愤怒、悲哀、恐惧四种类型，简称为喜、怒、哀、惧。

1. 快乐 快乐是愿望满足、目标实现、需要满足的情绪体验。快乐的强度可以从满意、愉快到欢乐、兴奋、狂喜，与愿望实现的意外程度有关。

2. 愤怒 愤怒是愿望和目的没有实现、一再遭受挫折的情绪体验和反映。愤怒有不满、生气、气愤、大怒、暴怒等不同的程度。

3. 悲哀 悲哀是失去喜爱的事物或无法得到所追求的事物的体验和反映。悲哀的程度与失去事物的价值有关，有遗憾、失望、难过、悲伤、哀痛。

4. 恐惧 恐惧是预感或面临无法应对的危险时产生的情绪体验。恐惧往往是由于缺乏处理、摆脱可怕情景的能力而造成的。

喜、怒、哀、惧这四种基本情绪可以组合派生出其他复合情绪。如由恐惧、痛苦、不安等情绪组合起来的可能是焦虑。

（二）情绪的状态类型

情绪的状态可分为心境、激情和应激三种。

NOTE

1. 心境 心境是一种具有感染力的、微弱的、持久的、有弥漫性的情绪体验状态。愉快的心境使人精神愉快，看周围的事物也觉得很美好，动作也会变得敏捷。而不愉快的心境使人感到心灰意冷，看周围的事物也会带上灰暗的色彩。事业的成败、身体的疾病都会影响人的心境。心境也会影响人的日常活动，如学习成绩、工作效率、人际关系等。

2. 激情 激情是一种强烈的、持续时间较短的、具有爆发性的情绪状态。这种状态往往由重大的、突如其来的生活事件或激烈对立的意向冲突引起，具有明显的外部表现和生理反应。在激情状态下，人能发挥自己意想不到的潜能，做出平常不敢做的事情，但也能使人的认识偏激，自控能力下降，大脑一片空白，即所谓的“意识狭窄”现象，往往会做出过激的行为。

3. 应激 应激是遇到出乎意料的紧急情况或遇到危险情境时出现的高度紧张的情绪状态。如人在遇到天灾人祸时，会根据自己的知识经验，迅速地判断当前情况，挖掘自己的潜能，以应对危险的情境。有的人面对应激会意识清晰、思维敏捷，即所谓的“急中生智”。而有的人在应激状态下则目瞪口呆、手足无措，无法应付危急的状况。长期的应激状态会使人的免疫力下降，导致躯体疾病。

（三）情感的类型

人的社会情感主要有道德感、理智感和美感，这些都属于人类的高级情感。

1. 道德感 道德感是根据一定的道德标准，人对自身及他人言行进行评价的一种情感体验。如对祖国的自豪感、社会的责任感以及职业道德都属于道德感。医护人员的职业道德就是医德，是医护人员的医疗行为准则。

2. 理智感 理智感是指人在智力活动中所产生的情绪体验。如在学习研究中发现新线索、取得新成效，学习有了进步等，这些都是理智感。理智感对推动学习科学知识，探索科学奥秘有积极作用。

3. 美感 美感是按照个人的审美标准对客观事物、文学艺术作品以及社会生活进行评价而产生的情感体验。美感包括自然美感、社会美感和艺术美感。

三、情绪的理论

1. 詹姆斯-兰格理论 美国心理学家威廉·詹姆斯和丹麦生理学家卡尔·兰格分别于 1884 年和 1885 年提出相同的情绪理论，后被称为詹姆斯-兰格情绪外周学说。该学说认为，使人激动的外部事件所引起的身体变化是情绪产生的直接原因。情绪是对身体变化的感觉，即刺激引起生理反应，进而引起情绪体验。先有机体变化，再有情绪。该理论最先认识到情绪与机体变化的直接关系。

2. 坎农-巴德理论 美国生理学家坎农和巴德强调丘脑在情绪形成中起重要作用。1927 年，坎农提出了丘脑学说，后得到巴德的支持并加以扩充。该学说认为，情绪并非外周神经系统变化的必然结果，情绪产生的机制不在外周神经系统，而在中枢神经系统的丘脑。情绪过程是大脑皮层对丘脑的抑制解除后丘脑功能亢进的结果。所有的情绪过程都遵循同样的活动链，即外界刺激引起感觉器官的神经冲动，通过传入神经传到丘脑，再由丘脑同时向上向下发出神经冲

NOTE

动。向上反馈至大脑皮层，产生情绪体验；向下激活交感神经系统，引起一系列生理变化。人的情绪体验与生理反应是同时发生的。

该理论唤起了人们对丘脑的重要性和对情绪的神经生理方面的注意。后来的很多实验证明，下丘脑在情绪的形成中起重要作用。有些学者进一步提出了网状结构和边缘系统与情绪的关系，对深入探讨情绪的生理机制具有很大意义。

3. 沙赫特的认知理论 美国心理学家沙赫特提出了情绪受环境刺激、生理唤醒和认知过程三种因素所制约，其中认知因素对情绪的产生起关键作用。其基本观点是，生理唤醒与认知过程之间的密切联系和相互作用决定着情绪，情绪状态以交感神经系统的普通唤醒为特征。沙赫特的研究缺乏对实验的效度分析，实验设计复杂，后人难以重复得出相同的结果。

4. 阿诺德的“评估-兴奋”学说 美国心理学家阿诺德于20世纪50年代提出了情绪的“评估-兴奋”学说，强调情绪来自外界环境的刺激通过人的评估产生，这种评估是在大脑皮层产生的。阿诺德认为情绪就是一种朝向评价为好(喜欢)的东西或离开评价为坏(不喜欢)的东西的感受倾向。她认为，评价补充着知觉并产生去做某种事情的倾向，任何评价都带有感情体验的成分。情绪反应包括机体内部器官和骨骼肌的变化，皮层兴奋是情绪的主要机制。整个评价的复杂过程几乎是在瞬间发生的。

阿诺德的学说接受了詹姆斯-兰格学说的外周反馈观点，而不同意坎农关于丘脑抑制的观点。她认为整个情绪过程均为大脑皮层兴奋的结果，同时强调对外部环境刺激的评价过程发生在生理反应、情绪体验和行为变化之前。

四、情绪的调控

1. 认知调节 在情绪的发展过程中，认知调节起着非常重要的作用。认知调节指当人出现不适度、不恰当的情绪反应时，要理智地分析和评价所处的情境，冷静地做出应对。例如，当人非常愤怒时，有时做出过激行为，如果此时能够告诫自己冷静下来，分析原因并解决，可使过激的反应平静，从而找到恰当的方式解决问题。

美国心理学家沙赫特和辛格提出的情绪认知理论认为，情绪的产生有三个因素，第一是人必须体验到高度的生理唤醒，如心率加快、呼吸急促、手出汗、胃收缩等；第二是人必须对生理状态的变化进行认知唤醒；第三是相应的环境因素，即刺激因素、生理因素和认知评价三个因素，其中认知评价起着关键作用。因此，人们可以通过改变对刺激事件的认知评价来调控情绪。

2. 转移调节 转移调节指把时间、精力从消极情绪体验转向有利于人未来发展的方向。研究证明，音乐、美术和书法是调节情绪的极佳方式。体育和旅游活动也是转移调节情绪的良好方法。当情绪状态不佳时，游山玩水、打球、下棋都是极好的情绪调节手段。如当学习过程觉得苦闷、烦恼时，可以通过体育运动、玩游戏、听音乐等正当而有意义的活动，使自己从消极情绪中解脱。

3. 合理宣泄 合理宣泄指在适当的场合中，采用适当的方式，来排解心中的不良情绪。宣泄可以防止不良情绪对人体的危害，要表现得有理、有度，既不

NOTE

损害自己，也不损害他人。如受委屈时可以通过哭出来、找朋友倾诉、运动等方式宣泄自己的不良情绪。

4. 建立社会支持系统 当人陷入较严重的情绪障碍时，有必要向社会支持系统寻求帮助，如亲人、朋友，或者是专业的社会工作者、心理医生。

5. 放松训练 放松训练包括呼吸放松、肌肉放松、音乐放松和意念放松等。放松训练可以缓解紧张情绪，减小心理压力，提高肌肉的感觉能力，使头脑清晰敏感，消除疲劳，加快恢复过程。

6. 增加幽默感 幽默感会使人得到生活中最珍贵的礼物——笑。笑是一剂良药，可以消除抑郁的心理，对不良情绪起到调节作用，使不良情绪得到有效控制。

第四节 意志过程

一、概述

（一）意志的概念

人的认识活动往往是有目的的，为了达到目的，就需要克服困难、调整行为。意志是指有意识地确定目的，通过调节和支配自身行为，克服困难和挫折，实现预定目标的心理过程。受意志支配的行动称为意志行动。只有有目的的，通过克服困难和挫折实现的行动，才是意志行动。

（二）意志行动的特征

意志离不开行动，人的意志行动有以下三个主要特征。

1. 明确的目的性 明确的目的性是指人在行动之前有一定的计划，能清楚地意识到自己要做什么、如何做，这是人和动物的本质区别。但有时人的行动也缺乏目的性，如“梦游”是无目的、无意识的活动，不属于意志行动。

2. 与克服困难相联系 意志行动的目的和现实之间总有各种各样的障碍和困难，这时就需要我们克服。没有任何困难和障碍的活动不是意志行动。

3. 以随意运动为基础 随意运动是受意识支配的运动形式。人的意志行动是由一系列随意运动实现的。意志行动的目的性决定了意志行动必须在人的主观意识控制下完成，所以随意运动是意志行动的基础。工作中各种操作行为都是随意运动，它要求有一定的目的和熟练程度，是意志行动的必要条件。

意志行动的这三个基本特征是相互联系、不能分割的。

（三）意志行动的基本阶段

意志行动包括行动目的的确立和行动计划的制订，以及采取行动达到目的，因此可分为准备阶段和执行决定阶段。

1. 准备阶段 这一阶段包括在思想上权衡行动的动机，会产生动机冲突，协调好动机冲突后确定行动的目的、选择行动的方法并做出行动的决定。动机

NOTE

冲突一般有以下四种。

（1）双趋冲突：同时出现两种对人都具有吸引力的目标，形成强度相同的两个动机。由于条件限制，只能选其中一个目标，此时人往往会表现出难于取舍的矛盾心理，这就是双趋冲突。如“鱼和熊掌不可兼得”就是双趋冲突的真实写照。

（2）双避冲突：同时出现两种对人都具有威胁性的目标，使人对这两个目标均产生逃避的动机，但必须选择面对其中一个，这种心理冲突称为双避冲突。“前有悬崖，后有追兵”正是这种动机冲突处境的表现。

（3）趋避冲突：某一事物对人既有有利的一面，又有不利的一面，这时就是趋避冲突。所谓“想吃鱼又怕鱼刺”“想减肥又怕辛苦”就是这种动机冲突的表现。

（4）多重趋避冲突：面对两个或两个以上的目标时，每个目标又分别具有有利和不利的方面，无法简单地选择一个目标，而回避或拒绝另一个目标，此时的冲突称为多重趋避冲突。在实际生活中，人的趋避冲突常常表现出这种复杂的形式。

动机冲突可以造成人不平衡、不协调的心理状态，严重的心理冲突或持续时间较长可以引起个体的心理障碍。

2. 执行决定阶段 该阶段是执行所采取的决定的阶段。在执行阶段，既要坚定地执行既定的计划，又要克制妨碍达到预定目标的动机和行动。在这一阶段还要不断审视自己的计划，以便及时修正计划，保证目标的实现。

二、意志品质

（一）意志品质

人在生活实践中所表现出的意志特点是不同的，良好的意志品质包括意志的自觉性、坚韧性、果断性和自制性等。

1. 意志的自觉性 意志的自觉性是指对行动目的有深刻的认识，有明确的目的，使自己的行动自觉服从活动的品质。有了自觉性，就不会随波逐流。缺乏自觉性，做事就容易受外界的人和事物影响，如随大流。与意志的自觉性相反的特征是被动性和盲目性。

2. 意志的坚韧性 意志的坚韧性是指以顽强的毅力、百折不挠的精神来克服困难，坚持不懈、努力实现目标的品质。有时目标远大，需要花费的时间长并付出更多的努力，就需要坚韧的意志，抵制各种干扰，排除困难，执着追求目标的实现。坚韧性是成功者必备的意志品质。有些人遇到困难就退缩，做事虎头蛇尾，这些都是缺乏坚韧性的表现。与意志的坚韧性相反的特征是畏缩和软弱。

3. 意志的果断性 意志的果断性是指根据客观事实，经过深入思考，做出准确判断，当机立断地采取行动的品质。有人遇到机会却意识不到，或者在机会面前犹豫不决而错过机会，或者在机会面前没有深入思考轻易决定而鲁莽行事。与意志的果断性相反的特征是优柔寡断或不计后果的草率行动。

4. 意志的自制性 意志的自制性是指善于管理和控制自己的情绪和行为的品质。要想实现目标，在精力有限的情况下，要善于控制自己的冲动情绪并使

NOTE

自己按照预定的目标去行动，否则目标难以实现。与自制性相反的特征是随意性和冲动性。

（二）意志品质的培养

一个人若具有良好的意志品质，其成功的可能性就很大。可从以下几个方面培养良好的意志品质。

1. 树立远大理想和切实可行的目标 远大的理想和明确的目标是培养坚强意志的前提。顽强的意志来自远大的理想，具有远大理想的人必定是不惧艰险、不辞艰辛，勇于奋发前进的人。同时，要以科学的态度来分析现实，确立正确的、有意义的、符合社会发展要求的目标。

2. 讲究科学的方法，遵循规律 培养意志还要讲究方法、遵循规律。如果违背人身心发展的规律，过分强制自己去做超过自己能力的事情，就会使人身心疲惫，对意志的培养并无益处。所以，在培养良好的意志品质时，应注意选择科学的方法，将目标按渐进式进行分解，分阶段有步骤地实施。一个目标完成了，对于个体是一种积极的反馈，可增强其自信，从而更积极地完成下一个目标。这样，意志行为逐渐成为意志习惯，再慢慢强化为良好的意志品质。

3. 参加社会实践，坚持从小事做起 意志品质是人们在长期的社会实践与生活中形成的较为稳定的心理品质，它在人们调动自身力量克服困难和挫折的实践中体现出来。但是，意志品质的培养并不局限于挫折、困难和逆境。有时取得成功后的坚持要比遭到失败时的顽强更难得、更重要。"富贵不淫，贫贱不移"是良好意志品质的完整体现。因此，要从小事做起，在日常生活小事中培养自己的良好意志品质。

4. 培养兴趣，从事喜欢的活动 浓厚的兴趣能激发出巨大的能量。如果所从事的活动不能使人感到充实并产生兴趣，就很难坚持。在条件许可的范围内，尽量从事自己感兴趣又符合社会要求的事业或活动。

5. 塑造健全的个性 人的高级神经活动类型（气质）及其特点如反应性兴奋性、平衡性等是意志品质的基础，可以针对个性中的弱点进行训练。如黏液质的人重视果断性训练，胆汁质的人加强自制力的训练。这样有的放矢，可使意志品质更加完善。

现代社会里，意志品质在竞争激烈的社会尤为重要。如果一个人自觉地确定合适的目标，果断地选择抓住机会，在困难面前百折不挠，最终会取得成功。一个人在客观现实中不断培养自己的意志品质，才能获得更大的成功。

学习小结

心理学是一门古老而又年轻的学科，是一门研究心理现象发生、发展及变化规律的学科。心理现象是心理活动的表现形式，包括心理过程和人格。心理过程是心理活动发生和发展的过程，是人脑对客观现实的反应过程，着重探讨人的心理的共同性。心理过程包括认知过程、情绪情感过程和意志过程，即知、情、意。认知过程是最基本的心理活动，情绪情感过程和意志过程都是在认知过程

NOTE

的基础上产生和发展起来的，同时又促进了认知过程。

复习思考

参考答案

［单项选择题］

1. 穿横条纹的衣服看上去使人身体变胖，竖条纹的衣服显得瘦，这属于（　　）。

A. 惯性　B. 错觉　C. 感觉　D. 注意　E. 视差

2. 心理现象包括（　　）。

A. 心理过程和气质　B. 心理过程和人格

C. 心理过程和能力　D. 知、情、意和能力、气质、性格

E. 知、情、意

3. 人脑对直接作用于感觉器官的事物整体的反映是（　　）。

A. 感觉　B. 视觉　C. 知觉　D. 表象　E. 思维

4. 短时记忆一般只保持多长时间？（　　）

A. 2～3 秒　B. 10～20 秒　C. 60～70 秒　D. 70～80 秒　E. 50～60 秒

5. 看见一棵树这种心理活动属于（　　）。

A. 感觉　B. 视觉　C. 知觉　D. 表象　E. 思维

6. 处理事物的顺序性和延续性的知觉属于（　　）。

A. 运动知觉　B. 视觉　C. 时间知觉　D. 表象　E. 运动知觉

7. 上课时一边听课一边记笔记，这属于（　　）。

A. 注意的转移　B. 注意的分散　C. 注意的范围

D. 注意的集中　E. 注意的分配

8. 人的心理活动对一定对象的指向和集中，是人的心理活动的共同特性，称为（　　）。

A. 记忆　B. 知觉　C. 感觉　D. 思维　E. 注意

9. 有关思维以下特征描述正确的是（　　）。

A. 整体性、恒常性、选择性、理解性　B. 形象性和新颖性

C. 最简单的心理现象　D. 概括性和间接性

E. 指向性和集中性

10. 以概念、判断、推理的形式来反映客观事物的运动规律、本质特征和内在联系的认识过程属于（　　）。

A. 空间知觉　B. 形象思维　C. 抽象思维　D. 触知觉　E. 听知觉

11. 微弱、持久和平静的情绪状态属于（　　）。

A. 心境　B. 激情　C. 应激　D. 意志　E. 需要

12. 情绪的外部表现形式称为（　　）。

A. 激情　B. 表情　C. 思想　D. 表象　E. 应激

13. 阅读《西游记》时，根据文字描述在脑中呈现出孙悟空形象，这属于（　　）。

NOTE

A. 再造想象 B. 创造想象 C. 空想 D. 幻想 E. 无意想象

14. 下列不属于情绪调节方法的是（ ）。

A. 放松训练 B. 转移调节 C. 增进幽默感

D. 认知调节 E. 进行必要的幻想

15. 人对行动的目的及其意义有明确的认识，并能主动地支配和调节自己的行动使之符合该目的的要求，这属于意志的哪种品质？（ ）

A. 自觉性 B. 坚韧性 C. 坚持性 D. 自制力 E. 果断性

[问答题]

1. 情绪与情感如何分类？有什么功能？

2. 思维的基本过程是什么？举例说明思维是如何解决问题的。

（张婷婷）

NOTE

本章 PPT

第三章　人　　格

学习目标

1. 掌握人格的概念、结构，个性倾向性、个性特征的概念及类型。

2. 熟悉人格的理论，能够运用马斯洛需要层次理论分析并满足临床患者的需要；能够分析患者的人格特点，进行有效的心理护理。

3. 了解人格形成与发展的影响因素，通过分析气质、性格特点，接纳患者的心理变化，养成换位思考及协调人格与健康关系的意识，塑造健全人格。

案例导入

国外的一座剧院中，刚巧在开场的那一刻，来了四位先生。第一位先生急匆匆奔到门口就要入内。查票员拦住他说："已经开演了，根据剧院规定，开场后不得入内，以免妨碍其他观众。"这位先生一听，立刻火冒三丈，大吵大闹，暴跳如雷，与查票员争执起来，他辩解说："是剧院的钟快了，我没迟到"，并企图推开查票员闯入剧院。第二位先生嬉皮笑脸，软硬兼施，当明白查票员不会放他进去时，他假装退却，却偷偷地趁查票员不注意溜进去。第三位先生遭到查票员拒绝后，自我安慰："第一场戏一般不太精彩，我去看会儿报纸吧，等到幕间休息时再进去"。第四位先生遭到拒绝时，委屈万分，自我抱怨："我总是不走运，偶尔看一场戏，竟如此倒霉"，于是回家去了。

案例分析：

1. 这四位先生的不同表现说明了什么？他们分别属于哪种气质类型？

2. 如果是你，你会怎么做？

第一节　概　　述

一、人格的概念

人格一词来源于拉丁语"persona"，原意指古希腊罗马时代戏剧演员在舞台上戴的面具，不同的面具体现了不同角色的特点。人格是指人整体的心理面貌，

NOTE

即人在一定条件下形成的、具有一定倾向性的、比较稳定的心理特征的总和。人格是构成人的思想、情感及行为的特有模式。它具有独特性、稳定性、统合性和功能性的特征。

在心理学中，有时把个性与人格作为同义语来使用，指个人有别于他人的整体心理面貌。一般情况下，我们认为个性与人格的概念十分接近，但又不完全相同。在日常生活中常常从伦理道德观点出发运用“人格”对人的行为进行评价，如“人格高尚”“人格卑劣”等，但这不是心理学中人格的概念。

二、人格的特性

研究人格必须探讨它的特性及表现，这样才能把人格心理与其他心理现象区别开来。人格具有以下几个方面特性。

1. 自然性与社会性 人格是在先天自然素质的基础上，通过后天学习、教育环境的作用逐渐形成的。因此，人格首先具有自然性。人与生俱来的感知器官、运动器官、神经系统，特别是大脑在结构与功能上的一系列特点，是人格形成的物质基础与前提条件。但人格并非是单纯自然的产物，它总是要深深地打上社会的烙印。人格是个体在生活过程中逐渐形成的，在很大程度上受社会、文化、教育教养内容和方式的塑造。可以说，个体的人格都打上了他所处的社会的烙印，即个体社会化结果。因此，人格是自然性与社会性的统一。

2. 稳定性与可塑性 人格的稳定性，是指个体的人格特征不随时间和地点而改变。暂时地、偶然地表现出来的心理特征，不能被认为是个体的人格特征。例如，一个人在某种场合偶然表现出对他人冷淡，缺乏关心，不能以此认为这个人具有自私、冷酷的人格特征。只有一贯地、在绝大多数情况下都表现出来的心理现象才是人格的反映。

人格虽具有稳定性，但绝不是一成不变的，因为现实生活纷繁复杂，随着社会现实和生活条件、教育条件的变化、年龄的增长、主观的努力等，人格也可能会发生变化，特别是经历过重大生活事件或挫折后，人格上常常会留下深刻的烙印，从而影响人格的发展，这就是人格的可塑性。当然，人格的变化也比较缓慢，不可立竿见影。由此可见，人格既具有相对的稳定性，又具有一定的可塑性。

3. 独特性与共同性 人格的独特性，是指人与人之间的心理和行为是各不相同的，因为构成人格的各种因素在每个人身上的侧重点和组合方式是不同的。例如，在认识、情感、意志、能力、气质、性格等方面反映出每个人独特的一面。有的人知觉事物细致全面，善于分析；有的人知觉事物较粗略，善于概括；有的人情感丰富细腻；有的人情感较冷淡、麻木。如同世界上很难找到两片完全相同的树叶一样，也很难找到两个完全相同人格的人。所谓“人心不同，各如其面”。

强调人格的独特性，并不排除人格的共同性。人格的共同性是指某一群体、某个阶级或者是某个民族在一定的群体环境、生活环境、自然环境中形成的共同的、典型的心理特点。正是人格具有的独特性和共同性，才组成了复杂的心理面貌。

NOTE

三、人格结构

人格心理作为整体结构可划分为既相互联系，又有区别的两个系统，即人格倾向性（动力结构）和人格心理特征（特征结构）。

1. 人格倾向性 人格倾向性是人格中的动力结构，是人格结构中最活跃的因素，是决定社会个体发展方向的潜在力量，是人们进行活动的基本动力，也是人格结构中的核心因素。主要包括需要、动机、兴趣、理想信念与世界观等心理成分。

2. 人格心理特征 人格心理特征是人格中的特征结构，是个体心理差异性的集中表现。它表明一个人的典型心理活动和行为，包括能力、气质、性格。

人格倾向性和人格心理特征相互联系、相互制约，从而构成一个有机的整体。人格对心理活动有积极的引导作用，心理活动有目的、有选择地反映客观现实。人格差异通常是指人们在人格倾向性和人格心理特征方面的差异。

四、人格形成的影响因素

人格是在先天遗传与后天环境的交互作用下逐渐形成并发展的。

1. 生物遗传因素 生物遗传因素是人格形成的自然基础，它为人格的形成与发展提供了可能性，表现在气质特征、生理特征、成熟早晚等方面。而在价值观、信念、性格等与社会因素关系密切的特质上，后天环境的作用可能更重要。

2. 家庭环境因素 家庭是塑造人格的工厂，家庭是儿童出生以后接触到的第一个教育场所，家庭的经济和社会地位，家长的教育观念和教育水平，家长的教育态度、教育方式，儿童在家庭中的角色与所处的地位等，都会对儿童人格的形成、发展产生重要的影响。其中民主型管教方式有利于儿童成长。父母是孩子最早的老师，父母的行为对孩子性格的形成有潜移默化的作用。父母对孩子持有民主、平等的态度，容易建立良好、融洽的亲子关系，有利于保持儿童稳定的情绪，形成自尊、自信、友善的人格。父母之间关系和睦，互相尊敬和理解，形成支持型的家庭气氛，也对孩子的人格形成有积极影响。出生顺序会影响到兄弟姐妹在家庭中的地位和角色，对人格也有影响，如长子易有较强的责任感，但是可能偏于保守，排行最小者往往在能力上发展迅速，但容易任性。

3. 学校教育环境因素 学校教育环境对儿童人格的形成与发展具有重要的作用，老师的言传身教、教学风格以及对学生的管教风格，都对学生有重要的影响。放任管理模式下的学生常表现为作业效率低、任性等。学校中的同伴群体、班集体对学生的人格有“弃恶扬善”的作用。

4. 社会文化因素 人不是孤立的，而是社会中的一员。特定的社会文化背景对人格的影响也极为重要。社会文化塑造了社会成员的人格特征，使其成员的人格结构朝着相似的方向发展。这种相似性具有维系社会稳定的作用，使每个人牢固地嵌入该文化形态里。社会文化因素对学生人格的影响主要通过社会风尚、大众传媒等得以实现，通过电脑、电视、电影、报纸、杂志、文学作品等途径进行传播。古代的孟母三迁讲述的是孟子的母亲为了孟子的成长，选择良好环

NOTE

境的故事。现在的电视、电影和文艺读物等对人格潜移默化的影响也十分明显。

5. 自然物理因素 生态环境、气候条件、空间拥挤程度等物理因素会影响人格的形成与发展。但自然物理因素对人格不起决定性作用。在不同自然环境中，人可以表现出不同的行为特点。自然环境对人格的影响是潜移默化的，比如住在高山与海边的人，他们的性格会表现出很大的差异性。

6. 实践活动 个人从事的实践活动是制约人格形成和发展的一大要素。例如，登山活动锻炼人的顽强性；救护活动锻炼人的机敏性；常年在田间劳作，使人懂得勤俭。某一特定的实践活动，要求人反复地扮演某种与这一活动相适应的角色，久而久之便形成了这一活动所需的人格特征。

第二节 人格倾向性

一、需要

（一）概念

需要是有机体内部的一种不平衡状态，表现为机体对内部环境或外界条件的一种稳定的要求，并成为有机体活动的源泉。人是自然属性与社会属性的统一体，对其自身与外界条件有各种各样的需求，如对空气、食物、水、阳光等自然条件的依赖，对交往、劳动、学习、创造、运动等社会条件的要求。当这些必需的事物反映在人脑中，就成为人的需要。

需要是人格倾向性的基础，它与人的行为的发生有密切关系。人的活动总是受某种需要所驱使，需要一旦被意识到并驱使人的行为时，就以活动动机的形式表现出来，需要激发人的行为，并使人朝着目标去追求，以求得到自身的满足。同时，人的需要又是在活动中不断产生与发展的。当然，通过活动满足了原有的需要时，周围现实的关系也发生了变化，又会产生新的需要，所以需要是人活动的基本动力。

需要是人和动物共有的，但人的需要和动物的需要有着本质的区别。动物的需要是先天的生物性需要，以周围的自然物体作为满足的对象，而人不仅有先天的生物性需要，还有在社会实践中不断发展出来的社会性需要，人并不是以消极的自然界作为满足的对象，而是在改造自然界的过程中创造着满足需要的对象。此外，人满足需要的对象和方式也不同于动物。人的各种需要是社会历史的产物，具有社会性。生活在不同社会环境中的人们，需要也是不同的。

（二）分类

1. 根据需要的起源进行划分

（1）生物性需要：维持个体正常的生命活动和延续种族所必需的。例如，饮食、睡眠、休息、配偶、排泄等，这种需要是人类最原始和最基本的需要。生物性需要是人和动物共有的，但人的生物性需要与动物的生物性需要有着根本的区

NOTE

别。生物性需要可以满足人们对生命维持、种族延续的需要，从而促进身心健康。

（2）社会性需要：为维护社会的存在和发展而产生的，是人类特有的、在生活实践中发展起来的高级需要。例如，交往的需要、求知的需要、美的需要、娱乐的需要等。社会性需要是在生物性需要的基础上，在后天社会环境因素的影响下形成的。社会性需要对维系人类社会生活、提高物质文化生活水平、推动社会进步有重要意义。

2. 根据需要的对象进行划分

（1）物质需要：人对物质对象的需要，包括对衣、食、住、行等有关物品的需要，也包括对书籍、报刊的需要等。物质需要，既包括生物性需要，也包括社会性需要。如对服饰的需要，既要满足人们防晒御寒的生物性需要，也要满足人们自尊、追求美的社会性需要。

（2）精神需要：人对社会精神生活及其产品的需要，包括对爱、审美、求知和娱乐等精神产品的需要，是人所特有的需要。这种需要如长时间得不到满足，将会影响人心理的正常发展。随着社会的进步和生产力的发展，人所有的精神需要也在不断发展。

（三）马斯洛需要层次理论

美国著名的人本主义心理学家马斯洛认为，人的一切行为都是由需要引起的，他在1943年出版的《调动人的积极性的理论》一书中，提出了著名的需要层次理论。马斯洛把人的多种多样的需要归纳为五大类，并按照他们发生的先后顺序分为五个等级，依次为生理需要、安全需要、归属与爱的需要、尊重需要和自我实现需要（图3-1）。

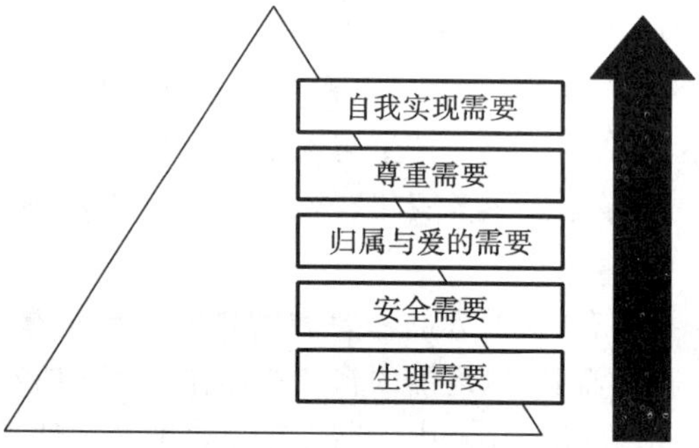

图3-1　马斯洛需要层次理论

1. 生理需要　生理需要是人对食物、水、空气、睡眠、性等的需要，它们是最重要和最有力量的需要，必须首先给予满足。生理需要是推动人们行动的最强大的动力。如果生理需要得不到满足，将严重影响人的身心健康。只有在生理需要基本满足之后，高一层次需要才会相继产生。

2. 安全需要　安全需要是人对稳定、安全、受保护、有秩序，能免除恐惧和焦虑等的需求。如人寻求生命财产安全，希望得到一份稳定的工作，渴望生活安定太平。婴幼儿无力应对环境中的不安全因素。因此，安全感的建立对婴幼儿

NOTE

尤为重要。

3. 归属与爱的需要 归属与爱的需要是人感到缺乏朋友、爱人、子女，渴望与人建立一种充满感情的关系，渴望在群体和家庭中有地位的需要。例如，学生与班集体之间的关系。人们希望与他人来往，参与社会交际，与伙伴、朋友保持融洽的关系和深厚的友谊；希望获得他人的爱，并把爱给予他人；希望自己被团体和社会接纳，成为其中的一员，得到关照并相互支持。

4. 尊重需要 尊重需要包括自尊和希望得到别人的尊重。前者需要个人有价值，希望个人的能力、成就得到社会的认可。自尊需要的满足会使人相信自己的力量和价值，可以激发个人潜力，在生活中变得更有能力和创造力。后者的需要是获得别人的重视，获得名誉地位。

5. 自我实现需要 自我实现需要是人们追求实现自己的能力或潜能，实现自我理想的需要。追求自我理想的实现，使人的自我价值得到充分体现，这是最高形式的需要。满足自我实现需要所采取的途径和形式因人而异。有人希望在音乐上实现自己的价值，有人的潜能表现在绘画或发明创造上。简而言之，自我实现需要是指最大限度地发挥一个人潜能的需要。后来，马斯洛又把自我实现需要细分为认知需要、审美需要和自我实现需要。因此，护士在工作中应首先满足患者的生理需要，提供安全的环境，真诚热情地对待患者，使其感受到温暖与关爱，更有利于患者的康复。

马斯洛按照三条原则对人的需要层次加以安排。第一，人基本的需要必须得到满足，然后才会进一步追求较高层次的需要。第二，人的需要与个体生长发展密切相关。人出生时最主要的是满足生理需要，然后逐渐考虑到安全需要、归属与爱的需要、尊重需要，最后才追求自我实现需要。因此，个人需要结构的发展过程呈波浪式演进，各种需要的优势，由一级演进至另一级。但并不是必须等到低层次需要得到完全满足之后才出现高层次需要。较低一层的需要满足后，较高一层的需要就会产生优势作用。第三，人类需要层次的高低与个体生存有关。马斯洛认为，一个理想的社会，除了应该满足人们的基本生理需要外，还要满足人们较高层次的需要，并鼓励个人去追求自我实现。只有把个人的需要和国家的需要及社会发展的需要联系起来，才能有永不衰竭的动力，才能充分发挥个人的潜能，达到最大限度的自我实现。

二、动机

（一）概念

动机是指引起、维持人的活动，并使活动朝着一定目标努力的内部心理动力。它是一种内部的心理过程，而不是心理活动的结果。动机是在需要的基础上产生的。当某种需要没有得到满足时，它会推动人们去寻找满足需要的对象，从而产生活动的动机。所谓“行为之后必有原因”，这里所说的原因就是动机。

只有人们的需要引起动机，并被人们所意识到时，才能产生相应的行为。因此，动机的产生取决于两个条件。①内驱力：即主体需要，是动机产生的内在条件。当人体内部出现不平衡状态时，主体需要就会成为动机的内在推动力，激发

NOTE

人们积极采取行为，以恢复其原有的平衡状态。所以，动机是在需要的基础上产生的，离开需要的动机是不存在的。②诱因：即动机产生的外在条件，是引起动机行为的外部刺激。诱因可分为正诱因和负诱因。正诱因指能满足个体需要的刺激；负诱因指使个体逃离、摆脱、回避从而满足某种需要的刺激。机体不仅仅有内驱力的驱使才行动，诱因的外在刺激也能激发机体行动。例如，我们不仅仅会因为饥饿去吃食物，有时也会因为食物的色香味引起食欲。

（二）功能

1. 激发功能 动机能使人产生某种活动，来满足和实现某种欲望或需要。如为了缓解腹胀而引起排泄的活动。动机作用的大小，由动机的强度和性质决定。一般来说，中等强度的动机有利于任务的完成。

2. 指向功能 在动机的支配下，人的行为将指向特定的目标或对象。例如，在学习动机的支配下，学生会经常去实训室练习护理操作。动机不一样，个体行为的方向和追求的目标也不同。

3. 维持和调整功能 当动机激发个体产生行为后，这种行为能否坚持下去，受到动机的调节和支配。如果行为指向个体所追求的目标，动机就被强化，行为就能维持；否则动机得不到强化，行为就会调整或停止。

（三）分类

1. 根据动机的性质进行划分

（1）生理性动机：也称为生物性动机，以有机体自身的生物性需要为基础，推动人们去活动，例如，饥渴、疼痛、性欲、睡眠等。生理性动机具有先天性，是人与动物共有的，但往往受社会生活的影响。

（2）社会性动机：也称为心理性动机，以人的社会文化的需要为基础，人有社会交往的需要、成就的需要、认识的需要等，因而产生了相应的交往动机、成就动机和认识动机等。社会性动机是直接推动个体行为达到一定目的的内部动力，推动人们努力学习和工作、积极与他人交往或者争取获得社会和他人的赞许性评价等。

2. 根据动机的来源进行划分

（1）外在动机：人在外界的要求与外力的作用下所产生的行为动机。例如，儿童为得到父母或老师的奖赏而学习，或为避免惩罚而遵守纪律。护士努力工作是为了获得领导的赏识。

（2）内在动机：由个体内在需要引起的动机。他不需要外在条件的参与。例如，护理专业学生因为对护理学的浓厚兴趣而自觉主动地学习。

一般来说，内在动机的强度越大，持续时间越长；外部动机持续时间短，往往带有一定的强制性。但这两种动机缺一不可，必须结合起来才能对个人行为产生更大的推动作用。

3. 根据动机对行为作用的大小进行划分

（1）主导动机：在互动中所起的作用较强烈且稳定，并处于支配地位，可以抑制那些与目标不一致的动机。

NOTE

(2) 辅助动机:在行为中的作用较弱、不太稳定,处于从属地位。

4. 根据动机行为与目标的远近关系进行划分

(1) 近景动机:与近期目标相联系的动机。如学生努力学习,其目标是期末考试取得好成绩。

(2) 远景动机:与远期目标相联系的动机。如有的学生努力学习,是为将来更好就业打基础。

近景动机和远景动机具有相对性,在一定条件下,两者可以转化。"千里之行,始于足下"就是对近景动机和远景动机辩证关系的描述。

三、兴趣

(一) 概念

兴趣是人探究某个事物或从事某种活动的心理倾向,它表现为人对某个事物的选择性态度和肯定的情绪体验。兴趣以需要为基础。人若对某个事物或某项活动感到需要,他就会热心于接触、观察这个事物,积极从事这项活动,并注意探索其奥秘。兴趣又与认识和情感相联系,若对某个事物或某项活动没有认识,也就不会对它有情感,因而不会对它有兴趣。兴趣是推动人认识事物和从事活动的动力。符合兴趣的事物能够大大调动人的积极性,使人愉快地投入这种认识活动。兴趣有助于人集中注意力、加深思考、增强记忆等。因此,兴趣能够提高学习和工作的效率。

(二) 分类

兴趣可分为直接兴趣和间接兴趣。

1. 直接兴趣 直接兴趣是指有意义的事物本身在情绪上因引人入胜而引起的兴趣。例如,学生对一堂生动的课、一部好看的电影、一首动听的歌曲等的兴趣就是直接兴趣。直接兴趣具有暂时性的特点,是由事物本身的特点引起的。

2. 间接兴趣 间接兴趣是指对某种事物或活动本身没有兴趣,但对其结果感到需要而产生的兴趣。例如,有的学生对某些课程本身并不感兴趣,甚至感到乏味,但意识到学好这些课程对将来服务于社会有重要作用,因此刻苦学习并产生兴趣,间接兴趣具有较稳定的特点,与个人目的相联系,有较强的目的性,并在一定条件下可以转化为直接兴趣。

第三节 人格特征

一、能力

(一) 概念

能力是指个体成功地完成某项活动所必需的心理特征,它直接影响人的活动效率。能力有两层含义:一是指已经表现出来的实际能力,如会讲英语,会开

NOTE

车,可以做开胸手术的能力;二是指潜在能力及尚未表现出来的能力,它是通过学习训练后发展起来的能力。实际能力和潜在能力是不可分割的,与活动是紧密联系的。一方面,人的能力在活动中发展并在活动中得到表现,如一位护士长的管理能力是在长期的护理管理实践中锻炼出来的,也只有在管理活动中才能体现其管理能力;另一方面,从事任何活动都必须有一定的能力作为条件和保障。如一个人要从事绘画活动,他必须具备色彩鉴别、形象思维等能力,离开活动,人的能力不仅无法形成与发展,而且也失去它存在的作用和意义。

能力与活动紧密相连。能力在活动中表现出来,并在活动中得到发展。例如,一个有文艺特长的人,只有在文艺活动中才能体现自己的能力;一位老师的组织能力,只有在教学管理活动中才能显示出来,并在长期的教学活动中不断发展和完善。通过活动,可以了解一个人能力的大小。

要成功地完成某种复杂的活动,只具备一种能力是不够的,通常需要多种能力的有机结合。要想成为一名优秀的护士,要有扎实的护理操作能力、敏锐的病情观察能力、准确的语言表达能力和灵活的临床思维能力,这些能力的有机结合,就构成了护士的才能。如果一个人某方面的才能有高度的、杰出的、创造性的发展,可称其为天才。天才并非天生的,他是在良好素质的基础上,通过后天环境教育的影响,再加上自己的主观努力发展起来的。

（二）分类

个体能力是在社会活动中逐步发展的,人的能力是多种多样的,一般可分为以下几种。

1. 一般能力与特殊能力

(1) 一般能力:个体从事一切活动所共同需要的能力,也就是我们平时所说的智力,例如,观察、记忆、思维、想象等能力,它们都是人完成活动所不可缺少的。例如,护士在工作中应具备的急救能力、敏锐的观察力等。心理学界对智力问题的研究,形成了多角度的相关理论,并以各种理论为依据,开发出许多智力测验工具。

(2) 特殊能力:个体完成某项专门活动,从事特殊职业或者专业所需要的能力,例如,数学能力、音乐能力、绘画能力、体育能力等。人从事任何一项专业性活动,既需要一般能力,也需要特殊能力,二者的发展也是相互促进的。一般能力是特殊能力的重要组成部分,特殊能力的发展又有助于一般能力的发展。

2. 模仿能力与创造能力

(1) 模仿能力:仿效他人的言行举止而引起与之类似的行为活动的能力。例如,孩子模仿父母的说话语气、表情、动作。

(2) 创造能力:在创造活动中产生的独特的、新颖的、有社会价值的产品的能力。模仿能力是创造能力形成的前提和基础。

二、气质

（一）概念

NOTE

气质是表现在人心理活动的强度、速度、灵活性与指向性等方面的一种稳定的心理特征。气质即我们常说的脾气、秉性。气质主要是先天形成的，具体表现在活动的速度以及反应的灵活性等方面。例如，刚出生不久的孩子就表现出较为明显的气质差异性，有的孩子爱哭好动，有的孩子则相对安静，较少哭闹。

（二）气质类型

希腊著名医生和学者希波克拉底提出了体液学说。他很早就观察到不同人有不同的气质。他认为人体内有四种体液，即血液、黏液、黄胆汁、黑胆汁。根据这四种体液的不同占比，将人的气质划分为四种不同类型，即多血质（血液占优势），黏液质（黏液占优势），胆汁质（黄胆汁占优势），抑郁质（黑胆汁占优势）。这四种体液的不同占比，使人们有不同的气质。机体的状况取决于四种液体的占比。占比恰当时，身体健康，否则便会出现疾病。四种传统气质类型具体描述如下。

（1）胆汁质：反应速度快，具有较高的反应性和主动性，情绪易激动，脾气暴躁，有一种强烈而迅速燃烧的热情，不能自制，不稳重，不好挑衅，但态度直率，精力旺盛，在克服困难上有坚韧不拔的意志，但不善于考虑能否做到。工作有明显的周期性，能以极大的热情投身于事业，当精力消耗殆尽时，便失去信心，容易意志消沉，心灰意冷。代表人物：张飞，李逵。

（2）多血质：有很高的反应性，会对一切有吸引力的事物做出兴致勃勃的反应。动作敏捷，容易适应新环境，善于结交新朋友，情感易发生，表情生动，言语具有表达力和感染力，具有较高的主动性，在工作学习中精力充沛，而且效率高，有较强的决定性、坚定性和毅力等。但情感、兴趣易于变化，易骄傲，受不了一成不变的生活。代表人物：曹操，王熙凤。

（3）黏液质：情绪不易激动，也不易流露感情。态度持重，交际适度，自制力强，遇事不慌不忙，能克制冲动，严格恪守既定的工作制度和生活秩序，可塑性差，表现为不够灵活，能有条理地、冷静地、持久地工作，固定性有余而灵活性不足，容易因循守旧，缺乏创新精神，对外界的影响很少做出明确的反应。代表人物：林冲、薛宝钗。

（4）抑郁质：具有较高的感受性和较低的敏捷性。心理反应速度缓慢，动作迟钝，多愁善感，情绪容易发生，但表现微弱而持久。不善于与人交往，在困难面前常优柔寡断，遭受挫折以后常常心神不定。但往往富于想象，比较聪明，对力所能及的任务表达出较强的坚韧精神。代表人物：林黛玉。

古代所创立的气质学说，可用体液学说解释气质类型。虽然缺乏科学依据，但人们在日常生活中确实能观察到这四种气质类型的典型代表。现实生活中属于某一类型的人很少，多数人是介于各类型之间的中间类型，即混合型。

（三）高级神经活动类型

俄国生理学家巴甫洛夫提出了气质的高级神经活动学说，对气质形成的生理机制做出较为科学的解释。他根据神经过程的强度、平衡性、灵活性三种基本特性得到了动物高级神经活动的四种基本类型，即兴奋型、活泼型、安静型、抑制型（表 3-1）。他认为，从动物研究划分出来的这四种基本类型同样适用于人类。

人类的高级神经活动类型就是人类气质类型的生理基础。这四种高级神经活动类型与传统划分的胆汁质、多血质、黏液质和抑郁质四种气质类型相对应。

表 3-1 四种气质类型的高级神经活动类型对照表

神经活动的基本特性			高级神经活动类型	气质类型
强度	均衡性	灵活性		
强	不平衡型	灵活型	兴奋型	胆汁质
强	平衡型	灵活型	活泼型	多血质
强	平衡型	不灵活型	安静型	黏液质
弱	不平衡型	不灵活型	抑制型	抑郁质

(1) 强、不平衡型:兴奋、抑制过程都强,但兴奋过程略强于抑制过程。其特点是易兴奋,奔放不羁,又称为兴奋型。

(2) 强、平衡型、灵活型:兴奋与抑制过程都比较强,两者容易转化。其特点是反应敏捷,外表活泼,能适应外界环境的变化,又称为活泼型。

(3) 强,平衡型、不灵活型:兴奋与抑制过程都较强,但两者转化较困难。其特点是安静,沉着,反应较为迟缓,也称为安静型。

(4) 弱、不平衡型:兴奋与抑制过程都弱,且弱的抑制过程占优势。其特点是胆小畏缩,反应速度缓慢,又称为抑制型。

气质是心理现象,高级神经活动类型是生理现象。高级神经活动类型是气质的生理基础,气质是高级神经活动类型的心理表现。

（四）意义

1. 气质是人格赖以形成的条件之一,它体现了人格的生物学内涵 人格主要在后天社会化活动中形成。气质是人格形成的原始材料之一,是由人的生理素质或身体特点反映出的人格特征。在新生儿期即有表现,如有的婴儿安静,有的爱哭,必然影响其父母或哺育者与婴儿的互动关系,从而影响人格的形成。

2. 气质本身无好坏之分,气质类型也无好坏之分 每一种气质类型都有积极和消极两个方面。例如,胆汁质的人可成为积极热情的人,也可发展成为任性粗暴的人,多血质的人具有工作能力强,易适应新的环境的特点,但也有注意力不够集中、无恒心等特点。

3. 气质不能决定个人活动的社会价值和成就的高低 气质是人的心理活动染上了某些独特色彩,相同气质的人可以成为品德高尚或者低劣的人,气质极不相同的人也可以成为某一领域的能手或专家。气质不决定人的社会价值和治疗水平,任何一种气质类型的人,都有可能成为本行业的专家,成为品德高尚的人。例如,俄罗斯的四位著名作家就是四种气质的代表,普希金具有明显的胆汁质特征,赫尔金具有多血质的特征,克雷洛夫的气质属于黏液质,而果戈里的气质属于抑郁质。虽然他们的气质类型不同,但并不影响他们在文学上取得杰出成就。任何一种气质类型的人都有可能是一事无成、道德败坏、危害社会的人。

4. 气质不影响活动的性质,但可以影响活动的效率 在各种实践领域中,气质虽不起决定作用,但它却影响人的工作方式和工作效率,因此,在职业的选

NOTE

择上，考虑气质因素是十分有必要的。研究和实践表明，某些气质特征为一个人从事某种工作提供了可能性和有利条件。例如，黏液质、抑郁质的人容易适应持久细致的工作，而多血质、胆汁质的人则更容易适应迅速灵活的工作。此外，有些职业活动对人的气质提出特殊的要求。例如，在护理工作中，急诊室的护士要求做出迅速灵活的反应，那么多血质和胆汁质的人较为合适。对一直要求持久细致的工作，黏液质、抑郁质的人则较为合适，而多血质、胆汁质的人较难适应。

5. 不同的职业对从业者的气质有不同的要求 在一些特殊职业中，如飞机驾驶员、宇航员、运动员等要经受高度的身心紧张，对人的气质提出了特定的要求。气质的特性影响着一个人对职业的选择。因此，测定人的气质特性成为职业选择和淘汰的根据之一。

三、性格

（一）概念

古人云：积行成习，积习成性，积性成命。西方名言曰：播下一个行为，收获一种习惯；播下一种习惯，收获一种性格；播下一种性格，收获一种命运。东西方对性格的看法基本一致。性格是指个体对客观现实的、稳定的态度和与之相适应的、习惯化了的行为方式。可以从以下几个方面进行理解。

1. 性格是具有核心意义的心理特征 人格的差异主要不是表现为气质、能力的差异，而是表现为性格的差异。性格具有直接的社会价值，不同性格的人，其社会价值是不一样的，如诚实、善良等性格的人对社会有积极作用，而虚伪、残忍等性格的人对社会有消极作用。性格的核心意义还表现在它对能力、气质的影响上，性格决定着能力的发展方向，一个品德高尚的人才能对社会做出更多的贡献，一个心术不正的人能力越强，对社会的危害越大。性格可以改造气质，例如，人在严酷的生活环境中易养成具有高度自制力的，善于控制冲动、控制暴躁脾气的气质特征。

2. 性格是人比较稳定的心理特征 性格不是一朝一夕形成的，但一经形成就比较稳定，并且表现在人的日常行为之中。因此，人的偶然性的表现不能代表他的性格特征。例如，一个人经常表现得很勇敢，偶尔表现出胆怯，不能由此认为他是怯弱者。同样，一个人平时总是前怕狼、后怕虎，在某种情况下也可能做出冒失的举动，也不能因此认为他是一个勇敢的人。只有当一个人的态度及其相应的行为方式不是偶然发生的，而是经常习惯化了的表现时，才能认为他是某种性格特征。性格是稳定的，但不是一成不变的。性格是在主体、客体的相互作用过程中形成的，同时又在主体、客体的相互作用过程中慢慢变化着。

3. 性格表现在人对现实的态度和他的行为方式中 一般来说，人对现实稳定的态度和人的习惯化的行为方式是统一的，人对现实稳定的态度决定着他的行为方式，而人的习惯化的行为方式又体现了他对现实的态度。正是人对现实的态度和与之相应的行为方式的独特结合，构成了人的独特性格。

（二）特征

性格具有非常复杂的结构，它包含许多特征。这些特征大体可以概括为以

NOTE

下四个方面。

1. 性格的态度特征 性格的态度特征是人在处理各种社会关系方面的性格特征，主要有对待社会、集体和他人的态度，是公而忘私、乐于助人还是损公肥己、自私虚伪；对待工作、学习和生活的态度，是认真负责、勤俭节约还是敷衍了事、粗心大意；对待自己的态度，是自尊自爱、严于律己还是骄傲自大、自卑等。

2. 性格的理智特征 性格的理智特征是人在感知及想象和思维等认知过程中所表现出来的特征。感知中的性格特征，表现为主动感知和被动感知、观察细致和观察粗略以及其他观察的品质。记忆中的性格特征，表现为主动记忆和被动记忆、记忆牢固和容易遗忘，记忆敏捷和记忆缓慢、机械记忆和意义记忆以及其他记忆的分类和品质。想象中的性格特征，表现为想象丰富、奇特、有创造性；想象贫乏、枯燥以及其他想象的分类和品质。思维中的性格特征，表现为独立思考和依赖现成答案；善于分析和善于综合、聚合思维和发现思维；直觉型和分析型以及其他思维分类和品质。

3. 性格的情绪特征 性格的情绪特征是人在情绪活动的强度、稳定性、持续性及主导心境等方面表现出来的特征。例如，有的人情绪表现强烈，对情绪的控制能力较弱，受情绪影响较大，而有的人情绪体验比较微弱，对情绪的控制能力较强，受情绪影响较小；有的人情绪产生后很难平息，而有的人情绪来势凶猛但转瞬即逝；有的人朝气蓬勃、心情开朗、积极乐观，而有的人郁郁寡欢、多愁善感、消极悲观等。

4. 性格的意志特征 性格的意志特征是人在意志过程方面的性格特征，主要有对行为目标的明确程度是有目的性还是盲目性等；在实现目标中的性格特征是坚定不移还是知难而退，是主动还是被动；在紧急情况下的性格特征是勇猛还是怯懦，是沉着镇定还是惊慌失措。

（三）类型

许多心理学家试图对人的性格类型进行划分，由于理论观点不同以及人的性格的复杂性，至今没有统一的分类标准，下面简要介绍几种性格类型分类。

1. 按心理倾向性划分性格类型 瑞士心理学家荣格认为，人生命中“力比多”的活动是一切行为变化的基础，如果一个人的“力比多”活动倾向于外部环境，则属于外倾性的人，“力比多”的活动倾向于自己，则属于内倾性的人。外倾性的人感情外露，自由奔放，当机立断，不拘小节，独立性强，善交际，活动能力强，但也有轻率的一面。内倾性的人处事谨慎，深思熟虑，处事缺乏决断力，但一旦下定决心办某件事情，总能锲而不舍，交际面狭窄，适应环境比较困难。

2. 按个体独立性程度划分性格类型 美国心理学家魏特金通过知觉来研究人的性格，把人分成场依存型和场独立型两种类型，前者也称为顺从型，后者又称为独立型。他认为，这两种类型的人是按照两种对立的信息加工方式进行工作的。顺从型的人倾向于以外在参照物作为信息加工的依据，他们易受外来事物的干扰，常不加判断地接受别人的意见，应激能力差。独立型的人不易受外来事物的干扰，他们具有坚定的信念，能独立地判断事物、发现问题、解决问题，易于发挥自己的力量。

NOTE

3. 按易罹患心身疾病划分性格类型

(1)“A 型”行为模式:性格急躁,没有耐心,争强好胜,求胜心切,追求成功,有很强的事业心,动作敏捷,时间观念强,情绪易波动,对人有戒心,缺少运动。该类型是易患冠心病、高血压等心身疾病的性格类型。

(2)“B 型”行为模式:性情随和,不喜欢与人争斗,生活方式悠闲自在,不争名利,对成败得失看得较开,不太在意成就的大小,对工作生活较容易满足,工作生活从容不迫,有条有理,时间观念不强,患病率较低。

(3)“C 型”行为模式:多愁善感、情绪压抑、性格内向,常常克制自己的情绪。该性格类型的人患癌症的比例较高。

(四)性格与气质的关系

性格与气质是个性心理中既有区别又有联系的两个方面。

1. 性格与气质的差异 首先,气质是个体心理活动的动力特征。与性格相比,气质受先天因素影响大,且变化较难、较慢。性格主要是后天形成的,具有社会性,变化较快,较容易。其次,气质与行为的内容无关,无好坏、善恶之分。性格涉及行为等内容,表现个体与社会的关系,有好坏之分。最后,年幼的儿童个性结构中,性格特征还未完全成熟,气质特点起着重要的作用,随着年龄的增长气质成分的作用渐减,性格特征逐渐起核心作用。

2. 性格与气质的联系 性格与气质是紧密联系、相互制约的。首先,气质会影响性格的形成,即使成年人形成了自己独特的性格特征,也仍会保留各自的气质色彩。其次,不同气质类型的人可以形成同样的性格特征,相同气质的人可以形成不同的性格特征。例如,同样是乐于助人,多血质的人在助人时一般动作敏捷,情感较外露,而黏液质的人则一般动作沉着,情感不外露。最后,性格也可以在一定程度上掩盖或改变气质,使它满足生活实践的需要。

(五)性格的意义

性格的形成更多地依赖后天环境,是人与人相互区别的主要心理特征,是最核心的人格差异。性格有好坏之分,最直接地反映了一个人的道德风貌,并具有明显的社会评价意义。

1. 性格决定人的社会价值 性格与人的世界观和人生观密切相关,是世界观和人生观的集中体现,决定了人对现实事物的基本态度和行为反应。因此,性格决定人的社会价值,并具有好与坏的评价。凡有助于社会进步,符合多数人利益的性格就是好的,反之就是不好的。

2. 性格影响能力的发展 研究表明,两个智力水平相当的学生,其中勤奋、自信心强、富有创新精神的学生能力发展较快,而懒惰、墨守成规的学生的能力就难以达到较高的水平。良好的性格不但能使一个人的潜能得到充分的发挥和发展,还能够弥补原有能力的缺陷。“勤能补拙”“笨鸟先飞早入林”都说明了性格对能力的补偿作用。不良的性格特征则会阻碍能力的发展,甚至使能力衰退。

3. 性格对气质的影响 性格在一定程度上可以掩盖和改造气质,但气质总服从于生活实践的需要。如一个胆汁质的飞行员,在严格的军事训练中逐渐形

NOTE

成了冷静沉着、机智勇敢的性格特征，这些性格的形成就掩盖或改造了其原有的冲动急躁的气质特征。

第四节　自我意识

在古希腊一座古老的神殿上，刻着“认识你自己”。中国古语也教导我们：“人有自知之明”。人从出生到死亡，都在寻找自我，实践自我，超越自我，从而获得心理的发展和人格的成熟。

一、概念

自我意识(self-awareness)是指个体对自己作为主体和客体存在的各方面的意识。自我意识是衡量个体人格成熟水平的标志，是一种多维度、多层次的复杂心理现象，是人的心理区别于动物心理的一大特征。

二、自我意识系统

从知、情、意三方面分析，自我意识的结构由自我认识、自我体验和自我调节(或自我控制)三个子系统构成，三者相互联系，相互制约，统一于个体的自我意识之中。

1. 自我认识　自我认识是自我意识的认知成分，是个体对自己身心特征的认识，解决“我是一个什么样的人?”的问题，是主观自我对客观自我的认识与评价，表现为自我感觉、自我观察、自我分析和自我批评等。自我认识在自我意识系统中具有基础地位，进行客观的自我认识并在这一基础上对自己做出正确的自我评价，这是一个极为复杂的过程。

2. 自我体验　自我体验是主体对自身的认识而引发的内心情感体验，是主观的我对客观的我所持有的一种态度，解决“对自己是否满意?”“能否悦纳自己?”等问题。客观的我满足了主观的我的要求，就会产生积极肯定的自我体验，即自我满足；反之，客观的我没有满足主观的我的要求，则会产生消极否定的自我体验，即自我责备。由此自我体验表现为自尊心与自信心、成功感与失败感、自豪感与羞耻感等。自我体验往往与自我认知、自我评价有关，也和自己对社会的规范、价值标准的认识有关，良好的自我体验有助于自我监控的发展。

3. 自我调节　自我调节是个体对自身行为与思想言语的控制，解决“如何有效地调控自己?”“如何改变现状，使自己成为理想的人?”的问题，表现为自我检查、自我监督、自我控制等。自我调节是自我意识中直接作用于个体行为的环节，它是人自我教育、自我发展的重要机制，是自我意识的能动性的表现。进行自我认识、自我体验的训练目的是进行自我行为的调节，使之符合群体规范，符合社会道德要求。

三、自我意识的培养

NOTE

1. 树立正确的自我观　包括正确地认识自我，多角度地评价自我及经常地反省自我。要正确认识自己所处的地位、身份，以及社会、群体对自己的期望和要求。通过听取他人对自己的评价，积极地将获得的信息进行分析、综合和比较。通过反省、分析自己成功或失败的原因，调整自我评价。

2. 积极地悦纳自我 悦纳自我就是对自己的本来面目持肯定、认可的态度，悦纳自我是发展健康的自我体验的关键和核心。悦纳自我包括接受喜欢自己、保持乐观性情、客观全面地看待自己的优缺点、有远大的理想抱负等。

3. 有效地控制自我 有效地控制自我是健全自我意识的根本途径，有效进行自我调控是为了保证自我的健康发展。一般来说，要控制自我，应该做到培养顽强的意志力、建立合乎自身实际的目标、培养强大的自信心等。

4. 不断地超越自我 健全自我的过程也是一个塑造自我、超越自我的过程。对于护理专业学生而言，超越自我更是终生努力的目标。在行动上，无论对人对事，都要全力以赴，使自己的能力品行得到最大限度的发挥。

学习小结

心理学是一门研究心理现象发生、发展及变化规律的学科。心理现象是心理活动的表现形式，包括心理过程和人格两个方面。因为个体的先天遗传基因不同，后天的环境及教育有别，各自从事的活动也各不相同，所以个体的特征也各具特色。个体具有独特倾向性的总和即是人格。人格由两方面组成，即人格倾向性和人格心理特征。人格倾向性包括动机、需要、兴趣和信念等，是人对客观世界的态度和行为的内部动力。人格心理特征包括能力、气质和性格，是人稳定的、本质的内在特征。人格与心理过程互相制约、密不可分，人格是在心理过程的基础上形成和表现出来的，另一方面，人格也影响着人的心理过程。

复习思考

参考答案

[单项选择题]

1. 根据马斯洛的需要层次理论，(　　)在最高层。

A. 尊重需要　　B. 归属和爱的需要
C. 生理需要　　D. 自我实现需要
E. 安全需要

2. 引起动机的内在心理条件是(　　)。

A. 感觉　　B. 思维　　C. 需要　　D. 性格　　E. 气质

3. 社会性动机是人类特有的，它源于(　　)。

A. 自然生理需要与社会文化需要　　B. 精神需要与自然生理需要
C. 社会文化需要与精神需要　　D. 社会文化需要与物质需要
E. 近景动机和远景动机

4. “鱼和熊掌不可兼得”的矛盾冲突就是(　　)。

A. 双趋冲突　　B. 双避冲突　　C. 趋避冲突

D. 双重趋避冲突　　　　E. 以上都不是

5. 追求个人特有潜能的充分发挥，理想和人的价值的完美实现属于（　　）。

A. 生理需要　　　　B. 尊重需要

C. 归属与爱的需要　　　　D. 自我实现需要

E. 安全需要

6. （　　）是顺利有效完成某种活动所必须具备的心理条件，是个体的一种心理特征。

A. 知识　　B. 技能　　C. 能力　　D. 人格　　E. 技术

7. 某学生活泼、好动、乐观、灵活，喜欢交朋友，爱好广泛，稳定性差，缺少毅力，见异思迁。他的气质类型属于（　　）。

A. 多血质　　B. 胆汁质　　C. 黏液质　　D. 抑郁质　　E. 以上都不是

8. 父母的哪种态度有利于培养儿童独立、合作、温顺和善于社交等良好性格？（　　）

A. 民主　　B. 保护　　C. 支配　　D. 拒绝　　E. 溺爱

9. 下列疾病中与“A 型”行为性格关系最大的心身疾病是（　　）。

A. 冠心病　　B. 消化性溃疡　　C. 支气管哮喘

D. 癌症　　E. 胃溃疡

10. 下列疾病中与“C 型”行为性格关系最大的心身疾病是（　　）。

A. 癌症　　B. 原发性高血压　　C. 冠心病

D. 消化性溃疡　　E. 胃溃疡

（付　佳）

NOTE

第四章　心理健康

本章 PPT

学习目标

1. 掌握各年龄阶段的心理特点及心理保健措施。
2. 熟悉心理健康的影响因素。
3. 了解心理健康的概念及标准。

案例导入

2000 年 1 月 17 日中午，某校高二学生徐某放学回家吃过午饭后，因不满其母对他的严格管束，趁正在卧室织毛衣的母亲不备，用铁榔头向她头部猛击，导致其母亲死亡。这一事件震惊全国，引起了全社会的关注和重视，江泽民总书记就本案及另两起学生案件发生的社会原因发表重要讲话。“徐某弑母事件”引发了人们对于青少年心理健康及教育问题的深刻思考。

案例分析：

1. 青少年的心理特点是什么？
2. 如何促进青少年心理健康发展？

第一节　心理健康概述

一、概念

（一）心理健康的定义

心理健康是一种没有心理疾病、持久高效而满意的心理状态，但不是十全十美的绝对状态。在这种状态下，其认知、情感、意志行为处于积极状态，人格健全，个体与内外环境有良好的适应和调节能力，并能充分发挥其身心潜能。

上述定义包含三层含义：一是没有心理疾病，这是心理健康最基本的条件；二是有一种积极发展的心理状态，能有效地进行学习、生活、工作和交往，这是心理健康的本质含义；三是充分发挥自身潜能，追求自身全面发展，这是心理健康的最高要求。心理健康的核心是健全的人格。

随着社会的发展，信息时代的来临，生活节奏的加快，竞争的激烈，人们的心

NOTE

理压力日益加重，心理健康的作用越来越大，心理健康程度已成为健康的核心，是健康的精髓，也是把握健康的金钥匙。

（二）心理健康等级的划分

心理健康与不健康之间并没有一条泾渭分明的绝对分界线，而是过渡的连续谱。人们将这个连续谱分为 4 个等级（图 4-1）。

1. 健康心理 健康心理指的是心理各方面功能的完好状态。

2. 亚健康心理 亚健康心理是介乎健康与疾病之间的状态，故又称为"次健康""第三状态"等。它包括心理素质亚健康（逆反心理、反复心理、自卑心理、厌学心理，抗挫折能力较差等）、情感亚健康（冷漠、"心理领空"等）、思想亚健康（思想表面化，脆弱、不坚定，容易接受外界刺激并改变自我等）、行为亚健康（行为上的程式化，时间长了容易产生行为上的偏激等）。

3. 轻度心理失调 轻度心理失调通过主动调适或专业人员帮助可恢复。

4. 精神疾病 精神疾病即不能维持正常的生活、工作，需要专业的治疗。

健康心理 ———————————————— 精神疾病

亚健康心理　　轻度心理失调

图 4-1 心理健康等级示意图

二、心理健康的标准

目前世界上并没有统一的心理健康的标准，不同的心理学家因社会文化背景不同，研究的角度不同，形成了不同的理论观点。下面着重介绍三个理论观点。

（一）坎布斯的心理健康标准（四条）

美国学者坎布斯（A. W. Combs）认为，一个心理健康、人格健全的人应有以下 4 种特质。

1. 积极的自我观念 能接受自己，悦纳自己，也能为他人所悦纳，能体验到自己存在的价值，能面对和处理好日常生活中遇到的各种挑战。尽管有时也可能会觉得不顺心，也并非总为他人所喜爱。但是肯定的积极的自我观念总是占优势的。

2. 恰当地认同他人 能认可他人的存在和重要性，即能认同他人而不依赖或强求他人，能体验自己在许多方面和大家都是相同的、相通的，能和他人分享爱和恨、乐与忧以及对未来美好的憧憬，并且不会因此而失去自我，仍保持着自我的独立性。

3. 面对和接受现实 能面对和接受现实，不论其是好是坏，对自己有利或不利。即使现实不符合自己的希望与信念，也能设身处地、实事求是地去面对和接受现实的考验。能够多方面寻求信息，善于倾听不同的意见，正确把握事情的真相，相信自己的力量，随时接受挑战。

NOTE

4. 主观经验丰富，可供利用 能对自己、周围的事物、人物及环境有较清楚的知觉，不会迷惑和彷徨，在自己的主观经验世界里，储存着各种可以利用的信息、知识和技能，并能随时提取使用。善于发现和利用自己的长处和优点，同时也能借鉴和学习别人的长处、优点，以此来解决自身所遇到的问题，从而增进自己行为的有效性，并且不断丰富自己的经验和知识库。

（二）马斯洛的心理健康标准（十条）

美国心理学家马斯洛和米特尔曼在合著的《变态心理学》中提出的心理健康标准如下。

（1）有足够的自我安全感。

（2）能充分地了解自己，并能对自己的能力做出适度的评价。

（3）生活理想切合实际。

（4）不脱离周围现实环境。

（5）能保持人格的完整与和谐。

（6）善于从经验中学习。

（7）能保持良好的人际关系。

（8）能适度地发泄情绪和控制情绪。

（9）在符合集体要求的前提下，能有限度地发挥个性。

（10）在不违背社会规范的前提下，能恰当地满足个人的基本要求。

（三）我国心理学家比较认同的心理健康标准

我国心理学家在长期的科学研究和临床实践中，对心理健康的标准归纳了以下几条。

1. 智力正常 智力正常是正常人生活的最基本的心理条件，也是评价心理健康的首要标准。心理健康的大学生具有强烈的求知欲和浓厚的探索兴趣，保持较高的学习效率，并能够从学习中体验到快乐和满足。

2. 情绪健康 情绪在心理变化中起着核心的作用，因此，情绪健康是心理健康的重要指标。情绪健康的主要标志是情绪稳定和心情愉快、乐观开朗、富有朝气、满怀自信，对生活充满希望，善于调控情绪，能够找到合理的宣泄方式，可以在不同的情境中恰当地表达自己的情绪。

3. 意志健全 意志是否健全是心理是否健康的重要表现。意志健全主要是指个体的意志品质（自觉性、果断性、坚韧性、自制力）表现出较高的水平，对自己的行为有较强的控制能力，能够正确认识自己行动的目的和意义，遇事有较强的决断能力，能够持之以恒、克制冲动，对紧急事件有良好的应变能力。

4. 人格完整 人格完整是构成个体心理健康的内在特征，其核心是积极进取的人生观。人格完整表现为气质、能力、信念、人生观等各方面均衡发展、协调一致，能够保持思维、言语、行动的协调一致，具有正确的自我意识，积极进取的人生观，能够把自己的需要、目标和行动统一起来。

5. 自我意识明确 正确的自我意识是个体心理健康的重要条件，也是良好人格的重要体现。自我意识明确主要是指能正确地认识自己、评价自己和接纳自己，能够充分地了解自己，摆正自己的位置，不骄傲自大，也不妄自菲薄，面对

NOTE

挫折与困境时能够正视现实，积极进取，表现出自尊、自强、自制和自爱。

6. 人际关系和谐 人际关系和谐是心理健康不可缺少的条件，也是获得心理健康的主要途径。心理健康的大学生乐于与人交往，能够以尊重、信任、友爱、宽容和理解的态度与他人相处，能够在交往中保持独立、完整的人格，客观地评价自己和他人，能够与集体保持协调的关系，懂得分享，并保持积极的交往态度。

7. 适应能力强 适应能力是衡量心理是否健康的主要指标。心理健康的大学生能够和社会保持良好的接触，对于社会现状有清晰、正确的认识，其思想和行动都能跟得上时代发展的步伐、与社会的要求相符合。当发现自己的需求和愿望与社会需求发生矛盾时，能够迅速地进行自我调节，适应社会的变化，与社会保持协调一致。

8. 心理行为符合年龄特征 心理行为是否符合年龄特征是观察个体心理是否健康的最易把握的外在标准。心理健康者的心理行为表现应与生理发展阶段相符，应具有与同年龄中多数人相符的行为特征，认识、情感、言行、举止均应符合其角色和所处年龄阶段的特征。过于老成、过于幼稚或过于依赖都是心理不健康的表现。

以上三种标准各有千秋，对我们深入理解心理健康的本质，准确把握心理健康教育的方向和目标都有重要的指导意义。

（四）正确理解心理健康的标准

1. 心理健康标准的相对性 心理健康与不健康并无明显界限，而是一个连续化的过程，如将正常比作白色，将不正常比作黑色，那么在白色与黑色之间存在着一个巨大的缓冲区域——灰色区，世间大多数人都散落在这一区域内。同样的心理现象，在不同的社会心理背景下，往往有质的区别。

2. 心理健康的整体协调性 心理健康者的心理活动是一个完整统一的协调体。从心理结构来看心理活动是一个动态平衡的整体，心理的各个因素相互作用、相互影响，一旦它们不能符合规律地进行协调运作时，就可能产生一系列的心理困扰或问题。从个性角度看，每个人长期形成的、稳定的个性心理，是协调一致的，人的个性在没有明显的剧烈的外部因素影响下是不会轻易发生变化的。

3. 心理健康标准的动态性 心理发展是一个连续的过程，心理健康标准也是动态变化的。生命早期的心理发展影响着后期心理发展的水平和模式，某些心理状态在某个发展阶段是正常的，但随着年龄的增长，如停止不发展，到另一个阶段可能就变为不正常。事实上，不健康的心理可能是人的心理发展中不可避免的发展性问题，随着个体的心理成长、经验的积累、环境的改变，心理不健康的状态也会有所改变，而逐渐趋于健康。

4. 心理健康标准的理想性 心理健康的标准是一种理想的尺度，完全达到上述心理健康标准的人几乎没有。上述理论心理健康标准的意义是，一方面为个体提供了衡量心理是否健康的尺度，另一方面也为人们指明了提高心理健康标准的努力方向。如果每个人在自己现有基础上能够做不同程度的努力，都可追求自身心理发展的更高层次，从而不断发挥自身的潜能。

NOTE

总之，我们只有以辩证唯物主义的理论为指导，分析心理健康的标准，才能明确心理健康教育的本质和特点，做好心理健康教育工作。

三、影响健康与疾病的心理社会因素

（一）环境因素

每个人都生活在特定的自然环境和社会环境中，人与环境是统一的。人作为一个开放的系统，不断地与外界进行物质、能量和信息的交换。显然，人的身心健康与其生活的自然环境和社会环境的和谐统一密切相关。家庭的不幸、社会的动乱、国家的衰败、自然环境的污染、森林的破坏以及噪声、致癌物质的侵入等，无不直接或间接地对人的身心健康造成重大影响，因此，医学心理学必须把人与环境统一起来、把人的自然属性和社会属性统一起来研究，必须考虑个人、家庭、文化背景、社会经济状况、生活环境等因素对身心的影响。

20 世纪以来，科学技术发生了一系列变革，促进了工业化浪潮和大都市化的形成，改变了人类几千年传统的生活方式和生活习惯，给自然环境带来了不可承受的重负和严重污染，社会发展和人类生存保障的矛盾日益激化。社会竞争空前激烈、生活节奏加快，给人的心理造成了巨大的压力，使社会环境因素对健康和疾病的作用空前增强。

（二）认知评价因素

认知评价与个人的文化教育、价值观念、行为准则等密切相关。心理社会因素能否影响健康，除了与刺激的质和量有关外，主要还取决于个人对外界环境的认知评价以及应对方式、社会支持等综合因素。不同的认知态度及不同的应对方式可以引起不同程度和不同性质的身心反应，继而影响健康。

情绪的 ABC 理论是 20 世纪 50 年代由美国心理学家埃利斯（A. Ellis）提出的。在 ABC 理论模式中，A 是指诱发性事件；B 是指个体在遇到诱发性事件之后相应而生的信念，即其对这一事件的看法、解释和评价；C 是指特定情景下，个体的情绪及行为后果。通常人们认为，人的情绪及行为反应是直接诱发性事件 A 引起的，即 A 引起了 C。ABC 理论指出，诱发性事件 A 只是引起情绪及行为反应的间接原因，而人对诱发性事件所持的信念、看法、解释和评价即 B，是引起人的情绪及行为反应的更直接的原因。人的情绪及行为反应与人对事物的想法、看法有关。在这些想法和看法背后，有着人对一类事物的共同看法，这就是信念。合理的信念会引起人对事物的适当的、适度的情绪及行为反应；而不合理的信念则相反，会导致不适当的情绪和行为反应。当人坚持某些不合理的信念，长期处于不良的情绪状态之中时，最终将会导致情绪障碍的产生。

因为情绪是由人的思维、信念引起的，所以埃利斯认为每个人都要对自己的情绪负责。当人陷入情绪困扰时，是自己使自己感到不快的，是自己选择了这样的情绪取向。不过有一点要强调的是，合理情绪治疗并非一般性地反对人具有负性的情绪。比如一件事失败了，感到懊恼、有受挫感是适当的情绪反应。而抑郁不堪、一蹶不振则是不适当的情绪反应。例如，两个同事一起上街，碰到他们

NOTE

的总经理,但对方没有与他们打招呼,径直走过去了。这两个同事中的一个认为:“他可能正在想别的事情,没有注意到我们。即使是看到我们而没理睬,也可能有什么特殊的原因。”而另一个却可能有不同的想法:“是不是上次顶撞了他一句,他就故意不理我,下一步可能就要故意找我的岔子。”两种不同的想法就会导致两种不同的情绪和行为反应。前者可能觉得无所谓,而后者可能忧心忡忡,以致无法平静下来干好自己的工作。从这个简单的例子中可以看出,前者在合理情绪疗法中称为合理的信念,而后者则被称为不合理的信念。

合理情绪疗法治疗的核心是通过改变来访者的想法和观念(B),来改变、控制其情绪和行为结果(C),其中所使用的方法是对不合理信念加以驳斥或辩论(D),使之转变为合理的观念,最终达到新的情绪和行为的治疗效果(E)。由此,埃利斯的 ABC 理论发展成了治疗情绪障碍的 ABCDE 模型。

(三)情绪因素

情绪与健康有着十分密切的关系,情绪是各种刺激影响个体的身心变化的决定性环节。良好的情绪是健康的基础,不良的情绪是疾病的原因。

1. 消极的情绪易致病 人在工作、生活等方面如果受到挫折或遭遇不幸,产生了悲哀、焦虑、恐惧、愤怒等不良情绪时,不仅思想和注意力不集中,工作效率降低,而且态度消极,食欲下降,睡眠不好,引起躯体生理、生化变化而影响健康。如果不良情绪产生过于频繁或强度过高或持续时间过长,则会导致身体疾病。现代医学研究证明,临床上常见的高血压、冠心病、癌症、糖尿病、消化性溃疡、哮喘、偏头痛等 80 多种疾病都与不良情绪有关,并称此类疾病为心身疾病。长期紧张会患神经衰弱,严重者还可导致抑郁症、焦虑症甚至精神分裂症等。

2. 积极的情绪能治病 高兴、满意等情绪不但对人无害,而且有益于人的健康,可以治疗疾病。所谓心理治疗,其中重要的方面就是通过改变人的消极情绪为积极情绪,调节人的心理功能,来达到治疗疾病的目的。情绪经常处于良好状态的人,不但疾病少,而且往往能够长寿。据调查,长寿老人情绪的主要特点是知足常乐、自甘淡泊、不图名利、胸襟开阔、心情舒畅、自得其乐、助人为乐。

(四)个性因素

面对同样的社会应激,有的人得病,难以适应,有的人则“游刃有余”,很快渡过“难关”,这与个性特征有着十分密切的关系。

知识链接

迷津实验

1963 年,哈佛大学的心理学家罗森塔尔和福德告诉学生(实验者),用来进行迷津实验的老鼠来自不同的种系:聪明鼠和笨拙鼠(实际上,老鼠来自同一种群)。但是,实验结果却得出了聪明鼠比笨拙鼠犯的错误更少的结论,而且这种差异具有统计学显著性。对学生(实验者)测试老鼠时的行为进行观察,并没有发现欺骗或做了其他使结果歪曲的事情。似乎可以推断,拿到聪明鼠的学生(实验者)比那些拿到笨

NOTE

抽鼠的不幸学生(实验者)更能鼓励老鼠去通过迷津。

结论:因为学生(实验者)对待两组老鼠的方式不同,所以影响了实验的结果。科学证明,动物有机体在进化过程中,随着它们与环境相互作用、活动的发展,动物心理由感觉阶段发展到知觉阶段,最后发展到思维萌芽阶段。具有思维萌芽的古代类人猿的一支,由于劳动和语言的作用,逐渐转变成为具有抽象思维能力的、具有意识的人类。

人类心理发展寓于个体心理发展之中,它是迄今万千世代无数个体心理发展的累积。人类心理发展不可能抽象地进行。它只能通过人类的实体,即个体的心理发展而发展。而个体心理发展也不可能脱离种系心理发展,任何新一代个体的心理发展,都以种系心理发展为基础。个体通过遗传获得人类种系发展所形成的身体结构和机能,又通过生活、学习、实践,在社会环境和教育的作用下,掌握人类种系心理发展所创造的物质文明和精神文明。个体的心理正是在这个活动过程中得到发展的。

第二节　各年龄阶段的心理特点及心理健康维护

一、婴儿期

婴儿期是指从出生到 3 岁的时期,其中,0～1 岁称为乳儿期,1～3 岁称为幼儿前期。

(一) 乳儿期心理卫生

乳儿期(0～1 岁)是儿童发展最快的时期。在这一年里,儿童身心各方面都有极为显著的发展。身高由出生时的 50 cm 增长到 75 cm,是身体增长的“第一高峰”,心理的发展更为明显。

1. 乳儿期心理发展的特点

(1) 认知:乳儿由于刚来到世上,其心理发展水平还很低,处于主、客体不分,生理自我逐步形成阶段,但也是认知能力发展最快的时期。关于知觉,新生儿(出生至 28 天)就具备基本的听觉定向能力和原始的深度知觉,3 个月时就能分辨形状,4 个月时就具备大小知觉的恒常性。由于定向反射,人一生下来就有注意,1 岁以前,注意的分配能力发展水平较低。6 个月以后,乳儿的再认能力加强,社会性认知和社会性学习长足进步(出现“认生”)。思维中问题解决能力在乳儿 3 个月时就已经具备,在 12 个月或者更早的时候就具有问题解决行为的计划性(或有目的性)。

(2) 情绪:情绪发展从泛化的愉快和不愉快,逐渐分化成比较复杂的情绪。出生后 3 个月末可出现欲求、喜悦、厌恶、愤怒、惊骇、烦闷等 6 种情绪反应。5 个月有害怕、惧怕等情绪反应。

(3) 自我的发展:自我的发展是乳儿社会化的重要部分,这个时期主要发展自我知觉和自我认识。根据库利(Cooley)的“镜像自我”概念,现代的乳儿自我

NOTE

发展的研究大都以其在镜子前面是否出现自我指向行为，来确定乳儿自我意识发展。9～12个月的乳儿以自己的动作引起镜像中的动作，产生了初步的主体我。

（4）大脑皮层：乳儿整天多闭目酣睡，大脑皮层发育迅速，条件反射和躯体运动日益增多并完善。

2. 促进乳儿期心理发展的措施

（1）母乳喂养：营养学研究发现，母乳是新生儿的最佳营养物。一方面母乳中营养充足，温度适宜，适合乳儿消化吸收，而且母乳中含有多种抗体，可增加乳儿的免疫力。另一方面母乳喂养可使乳儿获得情感上的满足，此时切忌在情绪激动的情况下喂奶，以免影响乳儿心身健康。断奶后，养育者应提供丰富的食物，摄入全面的营养才能保证婴儿身体健康成长，为心理健康奠定基础。

（2）睡眠：乳儿期易养成的不良习惯是让大人抱着、走着睡。抱着睡让养育者耗费较多体力和耐性，容易产生情绪波动。这一不良习惯的矫正并非容易的事情，应该让乳儿吃饱后独自睡，帮助其建立昼夜节律。

（3）满足乳儿的情感需要：乳儿对情感的需要与吃奶的需要同等重要。因为乳儿期正是情绪急剧分化、丰富、发展的重要时期，这时如能多加关照，对培养健康的情绪具有重要的意义。所以要经常与孩子交谈、拥抱、亲吻。这样不仅通过肌肤接触，让孩子享受爱抚，有利于培养发展良好的情绪，而且对促进孩子的智力发展也有重要意义。6～12个月是乳儿期心理发展急剧时期，也是建立母子关系的关键时期。如果乳儿长期得不到母爱，即所谓“情感剥夺”，将会影响其心理发展。例如，会导致产生夜惊、拒食、消化功能紊乱等症状，甚至长大以后会出现人格病态。

知识链接

脑的发育

身体是人的物质实体，脑是心理的器官。所以，生理上的，特别是脑和神经系统的成长变化，对于心理的发展有重大影响。儿童脑的成长很快，脑量增长十分迅速。个体出生时，其脑量只及成人的1/4，9个月时为成人的1/2，到2周岁就已达到成人的3/4，而到7岁时则已是成人脑量的9/10了。个体生理成长为其心理发展提供了物质前提。随着儿童的身体特别是脑的发育，他们的学习、记忆、思维的能力日益增进，其兴趣、态度等亦在不断变化。

（二）幼儿前期心理卫生

幼儿前期是指1～3岁的时期，此期儿童心理特点及促进其心理发展的措施如下。

1. 幼儿前期心理特点

NOTE

（1）动作发展非常迅速：学会了随意地独立行走，扩大了他们的生活范围。

而且，随着行走动作和手部运用技能的发展，婴儿的智力和思维得到发展，促进了个体心理的内化，使婴儿主动获取经验成为可能，为主动性和独立性、自我意识等人格发展创造了条件。因此，他们的行动从非随意活动发展为随意活动。手的动作也进一步得到发展，如学会用笔画图、穿衣服、拿匙吃饭等。

（2）口头言语发展的关键期：从简单的词、句，发展到掌握基本句型。随着言语的发展，婴儿的自我意识也开始发展。我国学者认为，婴儿最早说出具有概括性意义的词标志着言语的产生，时间在11～13个月。10～15个月的婴儿平均每个月掌握1～3个词，随后掌握新词的速度显著加快。至19～21个月时，婴儿掌握新词的速度进一步加快，出现“词语爆炸”现象。在此后的两个月内，婴儿说出第一批一定声调的双词句，结束了单词句阶段，进入词的联合和语法生成期。20～30个月是婴儿掌握语法的关键期。到36个月时，婴儿已经基本上掌握了母语的语法系统，成为一个颇具表达能力的“谈话者”。

（3）开始注意观察周围的人和事物：通过模仿、学习，养成一些生活习惯和卫生习惯，并开始有了复杂的情感体验，如喜欢跟亲近的大人交往，也有了羞耻感、同情心及嫉妒心等，同时也有了责任感的萌芽。

依恋是情感社会化的重要标志，婴儿是否同母亲形成依恋及其依恋性质如何，直接影响婴儿情绪情感、社会性行为、性格特征和与人交往的基本态度。安斯沃思等通过陌生情景研究法，根据婴儿在陌生情景中的不同反应，将婴儿依恋分为安全型依恋、回避型依恋、反抗型依恋三种类型。婴儿依恋的性质取决于婴儿与母亲的行为。对婴儿的需要、信号高度敏感的母亲，其婴儿都属于安全型依恋。

婴儿在头三年里，已开始了同伴间的相互交往，并显现出婴儿社会交往方式和社会接受性方面的差异。婴儿从出生的半年后即开始出现真正意义上的同伴社交行为，三年中婴儿同伴交往从以客体为中心，到出现应答行为，再到相互模仿普遍出现，甚至开展合作的游戏。随着婴儿认知能力的增长，活动范围扩大，与同伴交往的时间和数量越来越多，同伴交往在其生活中所占的地位越来越高，并对婴儿的个性、社会性发展起重要作用。

2. 促进幼儿前期心理发展的措施 幼儿前期个体心理发展极快，必须注重以下几个方面。

（1）运动技能训练：提供适当的穿着、场地以练习婴儿的运动技能，让他们能自如地转身、运动、翻滚，加强肌肉练习，如做走、跑、跳等基本动作，训练他们比较精细的手部活动，如搭积木等。

（2）口头言语训练：言语训练越早越好，智力发展也会相应加快。因此，要给孩子一个“丰富”的语言环境，应多与他们交谈，鼓励他们说话。说话要合乎规范，成人尽量少使用儿语，否则会影响儿童标准化言语的发展。另外，还应该注意方式方法，不要强迫孩子说话，以免造成说话延迟。

（3）提供恰当的情感反应：当婴儿处于陌生的、不能确定的情景时，他们往往从成人的面孔上寻找表情信息，然后决定自己的行动，这种现象叫情绪的社会性参照，是婴儿情绪社会化过程中的重要过程。这种互动在很大程度上决定着

NOTE

婴儿的生活质量和发展机会，丰富了婴儿的情感世界，密切了母子、父子感情。父母应提供积极的社会性参照，促进婴儿探索新异情景和事物，进一步扩大活动范围，发展智力；调整和改变婴儿行为，避免、摆脱险境和危险物体。要避免消极的社会性参照，如恐吓、打骂等，因为不适宜的参照信息同样会对婴儿起作用，导致婴儿不良的情绪、行为体验，形成消极、懦弱的性格。

（4）注意培养婴儿良好的习惯：

①睡眠的习惯：训练婴儿独睡及定时睡觉的好习惯是培养儿童独立性及生活规律性的开端。不注意培养儿童睡眠习惯不利于儿童心身健康。

②进食的习惯：培养婴儿自己进食，以锻炼手的灵活性；培养婴儿学会自己动手处理力所能及的事。2～3 岁的婴儿已经有了什么事都想自己动手去做的想法，因此，可借此机会训练婴儿自己进食的好习惯。

③卫生习惯：大小便的控制与排泄等卫生习惯的训练是在这一时期进行的，大小便的训练，需要在耐心、和蔼态度下进行，不要埋怨、不要斥责，因为斥责或打骂不但会影响大小便的训练，而且会给孩子留下心理创伤。

④及时矫正不良行为：婴儿期儿童常见的不良行为如吮指、咬指甲、拒食、口吃等应及时纠正。

知识链接

依恋研究

美国威斯康星大学灵长类研究所所长哈洛在 1958—1961 年对小猴子所做的著名实验提示，有一种需要比营养更具有意义，那就是温暖、柔软的接触，即母子依恋。在这一实验中，哈洛让出生后不久的幼猴跟它的母亲隔开，在幼猴的笼子里，装上两个由金属丝网制成的有木头脑袋的人造“母亲”。其中一个“母亲”的躯体是裸露的金属丝，在它胸前安有一个奶瓶；另一个“母亲”用泡沫橡胶和毛绒衣服包着，使她更“可依”，但不安奶瓶。结果发现：小猴子只是在肚子饿、需要吃奶的时候才到金属丝妈妈身上；对布妈妈却显示出强烈的喜爱之情，平时总爱紧紧抱着它，尤其是受惊或不安的时候就会奔到布妈妈的身边，死死地搂着它。如果在布妈妈身上安奶瓶，那么小猴子就几乎不再接触金属丝妈妈了（图 4-2）。

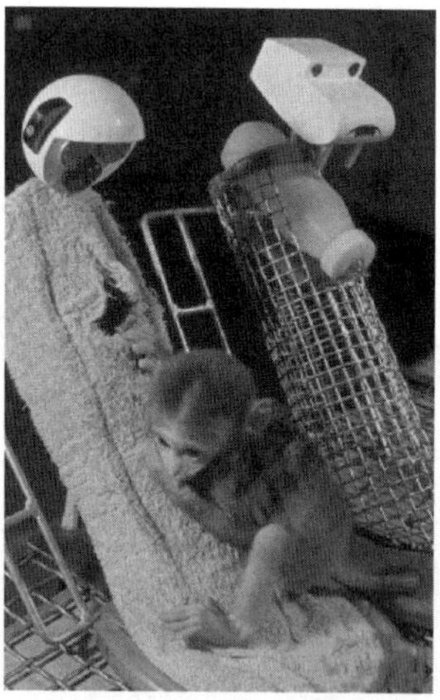

图 4-2　猴子与两位“妈妈”

NOTE

二、幼儿期

幼儿期是从3、4岁至6、7岁的时期，又称学龄前期。

（一）幼儿期心理特点

1. 自我意识进一步发展 脑和神经系统的发展为幼儿心理发展提供了物质基础。幼儿期是儿童大脑发育最快的时期。3岁后幼儿出现了独立的愿望，开始自行其是，心理学上称之为“第一反抗期”，即“本能行动”的反抗。随着年龄的增长，幼儿内抑制迅速发展，能调节自己的行为，但自我控制能力较差，表现为幼儿的睡眠时间逐渐减少，清醒时间相对延长，但自我控制不够。

幼儿在言语中开始使用“我”这个代名词，意味着自我意识迅速发展。

2. 幼儿言语的发展 幼儿期是儿童言语不断丰富的时期，是熟练掌握口头言语的关键期，也是从外部言语向内部言语过渡并初步掌握书面言语的时期。幼儿言语的发展可以通过词汇和语法两方面表现出来。幼儿词汇的发展主要表现为词汇的数量不断增加，词汇的内容不断丰富，词汇的范围不断扩大，积极词汇不断增加。幼儿语法的发展主要表现为句子长短和句子结构的变化，到6岁时，幼儿口头言语的平均句长为8.39个词，句子结构出现了复合句、修饰句等，幼儿口语表达能力随之得到发展。

幼儿还常常在活动或游戏时自言自语，这是外部言语向内部言语转化的过渡言语，对思维的进一步发展起推动作用。

3. 情绪不稳定，以易变性和冲动性为特征 幼儿有时会莫名其妙地产生恐惧、快乐等多种情绪，或者无缘无故地发脾气。

4. 社会需要迅速发展 这一时期的幼儿更多地接触社会，其社会情感也得到发展，他们有同情心，也有了初步的友谊感、道德感和理智感。幼儿在与周围环境的相互作用中逐渐形成自己与众不同的个性，并在多领域显示其社会性。幼儿早期的友谊一般是脆弱、易变的，多半是建立在地理位置接近、有共同的兴趣以及拥有有趣的玩具的基础上。

（二）促进幼儿期心理发展的措施

1. 父母身教的作用 父母是孩子的第一任老师。幼儿好像一架摄像机，把父母的言行都一一记录在心，不定时地就会“放映”出来。父母要意识到这一点，主动营造一种温馨、和谐的家庭气氛，让孩子多多感受和睦家庭的温暖。父母要以身作则、互敬互爱、对人生和社会有正确认识、言行一致，父母态度的一致、积极进取、勤奋、热情等都能为孩子的健康发展做出表率。而父母互相猜疑、怨恨、吵架，甚至离异，将给孩子幼小的心灵留下阴影，对孩子的心理健康极为不利。

2. 游戏 游戏是幼儿最主要的需要，游戏是促进幼儿心身发展的最好活动方式。幼儿在游戏中可以锻炼肌肉、骨骼，磨炼意志，发展个性。幼儿期的儿童无论是注意力、记忆力还是思维能力都还没有达到能够进行系统学习科学文化知识的水平，剥夺幼儿游戏的时间让他们过早进行系统科学文化知识的学习，会

NOTE

影响其正常的身心发育。

3. 培养良好的生活习惯 如自己的事情自己做,养成乐于助人的好习惯和会单独处理一些简单的人际关系等,让孩子摆正在家庭和社会中的地位。要重视非智力因素的培养,父母要多与幼儿聊天、交谈,可以通过讲故事的方式向幼儿讲述正确的生活哲理,培养孩子良好的心理品质。幼儿好奇、发问、探索新事物是求知欲的表现,是智力发展和认知能力提高的表现。父母应该用浅显易懂的话语进行解答,不要推诿或虚构,否则会影响幼儿的认知和情感的发展。

4. 正确对待和处理幼儿的口吃和遗尿等不良行为 口吃看起来是小事,但对孩子的心理挫伤很严重,往往形成孤独、退缩、羞怯、自卑等不良性格特征,患了口吃不要讥笑他,更不要打骂他,要鼓励他树立信心,不要紧张,慢慢纠正。遗尿症患儿大都是由于精神紧张造成的,家长千万不可羞辱或责骂他。因为孩子越紧张,遗尿症越难治好。由于遗尿受责打,孩子很容易形成焦虑、抑郁、自卑等不良性格特征。

5. 正确对待孩子的过失和错误 对待孩子的过失和错误要心平气和,耐心教育,尤其要讲清道理,不要让孩子感到委屈,打骂孩子,这样会损伤孩子的自尊心。批评教育孩子时,父母口径要一致,以免孩子无所适从,不愿接受教育。

成人必须善于对幼儿做出适当的评价。幼儿的自我评价能力还很差,成人对幼儿的评价在幼儿个性发展中起重要作用,对幼儿行为评价过高或过低都是有害的。

知识链接

关于"关键期"的心理学研究

奥地利动物心理学家洛伦兹在研究鹅的认母行为时发现,小鹅在刚出生 20 个小时以内,有明显的认母行为,它会追随第一次见到的活动物体,并把它当成"母亲"。可是后来,洛伦兹又发现,如果在出生的 20 个小时内不让小鹅接触到活动物体,小鹅的这种认母行为就丧失了。于是洛伦兹把这种无须强化的,在一定时期容易形成的反应叫作"印刻"现象,"印刻"现象在发展的时期叫作"关键期"。重要的是,这种"关键期"现象,不仅发生在小鹅身上,许多研究还发现,几乎所有的哺乳动物都有这种"关键期"现象,并且在人类身上也有类似的现象:

0～2 岁,孩子建立亲子依恋的关键期;

1～3 岁,口语学习的关键期;

0～4 岁,形象视觉发展的关键期;

4～5 岁,书面语言学习的关键期;

5 岁以前,乐感建立的关键期;

5 岁,认识数字的关键期;

NOTE

10 岁以前，动作协调能力训练的关键期；
10 岁以后，外语学习的关键期。

三、童年期

童年期是指 6、7 岁至 11、12 岁的时期，也称为学龄期。这一时期，儿童开始接受正规教育，开始承担一定的社会义务，他们的社会地位、交往范围、生活环境都发生了巨大的变化，促使儿童的心理发生质的飞跃。

（一）童年期心理特点

1. 认识过程进一步发展 儿童的脑和神经系统的发育表现出均匀和平稳的特点，学习开始成为儿童的主导活动，儿童的学习动机、学习兴趣和学习态度开始形成和分化，学习策略也在逐步形成和丰富。

各种感觉的感受性不断提高，知觉的分析与综合水平也开始发展。有意注意迅速发展，并能自觉集中注意力，注意的稳定性逐渐延长，注意的范围也逐渐扩大，注意的转移也更加灵活协调。

2. 语言发展迅速 书面语言在这一时期需要进行大量的正规训练，这些训练不仅促进了口头语言的发展，而且促进了儿童思维的发展。

3. 情感表现仍比较外露，易激动，但已开始学会控制自己的情绪 小学生的心理活动比较开放，他们的经历有限，心理活动简单，成人与儿童容易沟通，师生之间、亲子之间的关系较融洽。小学生的心理发展表现出协调性的特点。

（二）促进童年期心理发展的措施

1. 注意培养儿童各种认知能力的发展 这一时期应注意培养儿童默读及有表情地朗读课文的能力，初步的观察能力、写作能力，促进具体形象思维向抽象思维过渡，让他们学会思考。老师和家长要注意教学过程的直观性、趣味性；注意用肯定和表扬的鼓励方法，帮助儿童尽快适应学校生活，培养儿童的求知欲和学习兴趣，增强其自我效能感，激发学习兴趣和增强信心，培养其想象力，老师应对学生平等对待。

2. 培养儿童良好的习惯 如良好的学习习惯，培养集体意识，学会做事有始有终，学会替别人着想，不打扰别人。培养儿童对家庭的责任心，帮着做一些力所能及的家务劳动。

3. 及时纠正不良行为 如逃学、说谎、偷窃等（表 4-1）。

表 4-1 受欢迎的儿童、被拒斥的儿童和被忽视的儿童的行为特征

受欢迎的儿童	被拒斥的儿童	被忽视的儿童
积极、快乐的性情	许多破坏行为	害羞
外表吸引人	好争论，反社会	攻击少，对他人攻击表现退缩

NOTE

续表

受欢迎的儿童	被拒斥的儿童	被忽视的儿童
有许多双向交往	极度活跃	反社会行为少
高水平的合作游戏	说话过多	不敢自我表现
愿意分享	反复试图接近社会	许多单独活动
能坚持交往	合作游戏少，不愿分享	逃避双向交往，花较多时间和群体在一起
团队意识较强	许多单独活动	
无明显攻击性	不适当的行为	

4. 矫正学习障碍 在学校有很大一部分儿童，尽管没有表现出明显的情绪或功能障碍，其心理发展也正常，但是在某些领域，如阅读、算术方面表现出严重的学习困难。学习障碍最容易被察觉的特征就是学习成绩不好，特别是表现出阅读障碍时，还可能存在行为、情绪障碍，如注意力缺损、活动过度、问题行为、忧虑、焦虑、自我概念较差、自我评价较低、人际关系不良等。许多特殊教育专家提出了适合各种特殊学习障碍的矫正方案，如神经心理学习障碍的补偿方法、动觉训练法、语音-书写-发音方法、视-听-动觉法等。这些不同形式的矫正方法对一些特殊的学习障碍有较好的成效。

四、少年期

少年期是指 12～15 岁的时期，这一时期正处在初中学习阶段，也称为学龄中期，是个体从儿童向成人的过渡时期。个体面临许多生理、心理、社会方面的变化。生理上除了神经系统进一步完善，身高、体重加速增长，被人们称为身体发育增长的“第二高峰”，性生理也开始发育，出现“第二性征”。心理上他们既不同于儿童，也不同于青年或成人，是处于半幼稚、半成熟、似懂非懂的时期，是心理发展上最动荡的时期，被人们称为“心理的断乳期”“第二反抗期”“第二次诞生期”“危机期”等。

（一）少年期心理特点

1. 成人感 少年由于身体外形的变化，使他们产生了成人感，心理上也希望尽快进入成人世界，扮演一个全新的社会角色，获得一种全新的社会评价，在这种新的追求中，他们会感到困惑；由于性的成熟，少年对异性产生了好奇和兴趣，滋生了对性的渴望，但又不能公开表现出这种愿望和情绪，从而体会到一种强烈的冲击和压抑的感觉。

2. 成人感与幼稚性的矛盾 少年期是个体从儿童向成人的过渡时期，具有半幼稚、半成熟性。表现为渴望独立与现实依赖的矛盾，心理闭锁与求得理解的矛盾，心理“断乳”与精神寄托之间的矛盾，性成熟与心理幼稚的矛盾，勇敢和怯懦、高傲和自卑、否定童年又眷恋童年等心理矛盾状态的并存。

NOTE

3. 自我意识高涨 青春期“疾风暴雨”式的变化，让少年产生迷惑、惶恐的感受，使他们不自觉地将自己的思想从外向客观世界抽出一部分来指向主观世界，使思想意识再次进入自我，从而导致自我意识发展的第二次飞跃。其特点表现为强烈关注自己的外貌和风度，深切重视自己的能力和学习成绩，强烈关心自己的个性成长，有很强的自尊心。

4. 第二反抗期的出现 反抗心理是少年普遍存在的一种心理特征，它表现为对一切外在强加的力量和父母的控制予以排斥的意识和行为倾向。其具体表现为为独立意识受阻而抗争，为社会地位平等的欲求不满而抗争以及观念上的碰撞。反抗的形式既可以表现为外显行为上的激烈对抗，也可以表现为隐藏内心的冷漠相对。

（二）促进少年期心理发展的措施

1. 家长和老师应以发展的眼光看待少年 虽然他们对客观事物的认识还不全面，对成人还有依赖感，情绪波动较大，行为较随意，但是他们的自我意识、认识水平、求知欲望、学习和社交能力都较儿童时期有了很大的提高。因此，要尊重他们的自尊心和“成人感”，合理满足他们的要求和权利，在行为、情绪、社会、道德观念及其评价上适当给予他们“自治权”，使其在宽松和谐的环境中，保持轻松愉悦的心理状态。

2. 成人要正确认识和对待少年生理、心理发育中出现的问题 例如，性功能成熟导致的月经初潮、遗精、手淫、异性倾慕、早恋等性生理和性心理问题；认知、思维、情绪、记忆和意志能力等心理活动正常发育的问题等，要注意引导其学习兴趣、规范其道德行为，培养其良好的生活习惯。

3. 成人一定要认识和理解少年期多重矛盾的焦点及意义 首先，成人一定要认识少年的生理发育特点，使其产生心理上的成人感。在现实中，他们仍然是少年，心理发展并未成熟，他们对自己的认识超前。而父母却把他们视为未发展成熟的儿童，对他们的认识滞后，这种认识上的差距成为双方矛盾的焦点。其次，父母和老师要认识到“叛逆”这一阶段性现象，理解它在人生发展里程中的重要意义，以便更好地帮助少年顺利度过这个阶段。

4. 要与少年进行平等交流 对于少年的好奇心和逆反心理，不能简单地禁止或粗暴地压制，应给予耐心的解释、合理的疏导。父母和老师应以平等的态度和他们交朋友。他们则会向你敞开心扉，倾吐心声。这样就将少年的心理保健融合于亲密、友爱、温馨的师生和亲子关系中。

5. 及时疏导少年的负性情绪 少年在紧张的学习生活和复杂的社会交往中，不可避免地会遇到诸多的挫折、失败和刺激强度不等的生活事件，由于他们的大脑皮层兴奋与抑制功能发展尚不稳定，情绪大起大落的变化时有发生，就需要及时地指导他们合理、正确地疏导、排解负性情绪，否则将有导致抑郁症、焦虑症、癔症及精神病的可能。

当然，如果条件允许，寻求专业心理医生定期提供心理保健服务，无疑是少年期心理保健的上策。

NOTE

五、青年期

青年期一般是指16～30岁这一时期，这段时期是人生之中最美好、最具有朝气、生命力最旺盛的阶段。

（一）青年期心理发展特点

（1）个体的生理发展基本完成，已具备了成人的体格及各种生理功能。

（2）大脑神经结构发育完善，认识能力提高，智力发展达到高峰，求知欲旺盛，思想活跃，逻辑思维能力增强，能进行各种精细操作。

（3）自我意识进一步增强，作为社会成员的人格特征也不断完善，人生观、世界观逐步形成。但是，因为客观上心理成熟晚于生理成熟，所以青年，特别是青年早期许多人的心理尚未成熟，对自我的关心日益强烈，开始经常问"我是谁？""人生的意义是什么？"等问题。如果在这一时期，个体完成自我同一性的探索，达到安定的心理状态，其心理健康水平较高，而自我同一性混乱的人心理健康水平较低。

（二）促进青年期心理发展的措施

1. 要树立正确的人生观和世界观 这是一个人认知评价系统的核心。青年人有了正确的人生观和世界观，才能对社会、对人生、对世界上的各种事物保持正确的认识和了解，并能采取适度的态度和行为反应，还能做到冷静而稳妥地处理问题，使自己心胸开阔，保持乐观主义精神，提高对心理冲突和挫折的承受能力，从而防止心理障碍、心理问题的发生。

2. 学会情绪的自我调控 引导青年人正确、客观地评价自己，有效地控制和调整自身的行为，并鼓励其积极参与社会实践，扩大知识面，丰富生活经验，培养广泛的兴趣爱好，不断完善自我意识，在活动中学会有效地调节和控制情绪的方法，使自己更加成熟。

3. 加强自我意识的教育 通过各种教育活动，使青年人能够对自己做出客观的评价，恰当地树立目标，并通过努力最终实现这一目标。在获得成功的过程中，他们的需要得以满足，自身价值得以体现，自信心得以巩固和增强，使自己的心理功能保持良好的竞技状态，从而为追求下一个更高的奋斗目标打下坚实的基础。

4. 科学的性教育 科学的性教育内容包括性生理、性心理、性道德和性疾病等问题。通过积极开展性健康知识和伦理道德教育，增强青年人的自尊心、自信心和意志力，解除其心理困惑，平稳情绪，正确对待各种心理失衡，建立正确的异性交往关系，树立正确的社会主义道德规范和婚恋观。

六、中年期

中年期一般指30～60岁这一时期。

（一）中年期生理变化及心理特点

1. 生理功能开始由强变弱，容易出现亚健康状态 组织器官功能开始衰

NOTE

退，罹患各种疾病的可能性也日益增大。个体开始意识到自己身体的衰老，甚至死亡的问题，因此对自己身体的变化日益关注。

2. 更年期的心理特点 男性和女性都有更年期，一般女性在50岁左右，男性在60岁左右，女性反应比较明显。其表现在情绪方面主要有烦躁、易怒、易自卑、自责、多疑、不合群或精神压抑等，严重时可导致更年期综合征。

3. 心理稳定又有矛盾 中年时期个体的人格结构已相对稳定，日益关注自己的内心世界，自我调节功能趋向整合水平。但作为社会的中坚，面临着社会、事业、家庭等各方面的问题，如果处理不当，就会造成较大的心理压力，从而导致心理紧张。

4. 心理能力不断增长 中年期是个体创造成就的高峰期。据统计，从1500年至1960年间，全世界1249名杰出科学家获得的1228项重大科研成果中，科学发明最佳年龄在25～45岁，最高峰为37岁。

（二）中年期心理卫生

（1）中年人应劳逸结合，坚持体育锻炼，这样可以放松身心、增强体质，预防亚健康。另外，要注意科学合理地搭配膳食；淡泊名利、知足常乐，提高心理素质；要正确认识健康与疾病，不要惧怕疾病或总是怀疑自己患上了某种疾病，也不要讳疾忌医，或是忽视疾病，延误了治疗时机。

（2）做好更年期心理保健工作，学习有关更年期的知识，了解更年期可能发生的变化；保证充足的睡眠和休息，坚持有规律的生活，包括作息时间和饮食习惯等；把房间布置得简单、舒适，最好选用比较淡雅的色彩；学习欣赏高雅艺术，如听音乐、绘画等，以培养良好的心境；做到正确评价自己和他人；适当调整生活态度，保持心情愉快；定期体检，积极预防和治疗更年期常见疾病；家人应该关心、体谅处于更年期的个体，为他们提供一个良好的心理环境。

（3）认识并发挥中年的优势，勇于接受挑战，保持充足的自信心，处理好工作与家庭的关系。重视亲子间和夫妻间的交流与沟通，关心家人，重视家人。亲子或夫妻之间要互敬互爱，相互理解。工作上应适可而止，不要给自己太大的压力，家庭幸福，工作才更有意义。

七、老年期

老年期一般指个体从60岁到死亡这一阶段。孔子曾描述人的发展："吾十有五而志于学，三十而立，四十而不惑，五十而知天命，六十而耳顺，七十而从心所欲，不逾矩"。进入老年期的个体，虽然经历着生理上的衰退，但心理上仍然可以发展。

（一）老年期生理变化及心理特点

1. 老年期生理的变化 尽管个体的老年期生理特点差异很大，但总的趋势是个体逐渐出现退行性变化。在生理上，神经、循环、呼吸、消化、泌尿、生殖、内分泌以及骨骼等系统，均趋于衰退，功能减弱。

2. 老年期认知的变化 由于生理上的老化，认知活动有所减退，但并非全

NOTE

部减退。听觉、视觉减退，味觉、嗅觉和皮肤感觉迟钝；机械记忆减退，记忆广度变小，规定时间内的速度记忆成绩下降，再认能力较差，回忆能力显著减退；思维存在明显的个体差异，概念学习、解决问题等思维过程呈现逐渐衰退的趋势；智力有所衰退。

3. 老年期情绪情感的变化 老年期的个体比较容易产生消极的情绪情感，由于生理、心理上的退行性变化以及退休后社会交往、角色地位的改变，比较容易产生冷落感、孤独感、疑虑感、忧郁感和不满情绪。老年人的情感体验深刻而持久，体现在他们的道德感和美感方面。他们的情绪状态一般比较稳定，但一旦被激发就需要花费较长时间才能恢复。激发老年人情绪体验的事件主要是各种“丧失”，包括社会政治、经济地位、配偶等。

4. 老年期的个性和社会性变化 人到老年，容易变得小心、谨慎、固执、刻板，但其个性的基本方面是持续稳定的。老年期的自我概念持续稳定，又有部分变化。老年人所获得的社会支持与其幸福感、生活质量呈显著性正相关，社会支持对老年人的影响取决于社会支持的维度和来源。

5. 老年期面临的挑战 老年期面临着三大挑战（适应生理上的变化，重新认识过去、现在和未来，形成新的生活结构）和四项发展任务（接受退休后的生活，促进智力发展，将精力投入到新的角色和活动中，形成科学的死亡观），面临着退休、疾病、生活紧张事件及死亡等诸多心理健康问题。SOC 模型是老年人成功适应老化和延年益寿的理论模型。建议通过对有限资源的管理，个体设法减轻生活应激事件所带来的消极影响，以便继续承担有价值的角色和从事有价值的活动。

知识链接

成功老龄化模型

德国心理学家保罗·巴尔特斯（Paul B . Baltes）在 1990 年提出了经典的成功老龄化模型（successful aging）——选择补偿的最优化元模型（selective optimization with compensation，SOC）。这种成功老龄化的模型能够说明介于得与失之间的动态平衡，也就是说，一方面，老年人储备资源减少，生理、心理和社会领域中的损失增加；而另一方面，老年人也具有潜在的成长和可塑性。这个模型浓缩了毕生发展的目标，提供了不同的成功准则，强调了老年人在面对损失时如何实现个人目标，即成功老龄化，并且它可以被运用于个体或更大范围（如集体）。在这个模型中，成功老龄化被定义为获得积极（想要得到）的结果并使之最大化，避免消极（不想要）的结果并使之最小化。

（二）促进老年期个体心理健康的措施

NOTE

近代心理学研究对长寿老年人进行观察、分析，得出的结果表明大多数长寿老年人都有如下几种心理特点：热爱生活、热爱劳动、性格开朗、乐于交往、适应性强。因此，促进老年人心理健康应该做到以下几点。

1. 提高老年人防病治病意识 应鼓励老年人注意身体保健，不要过于敏感，能够客观地看待自己的身体变化与疾病。坚持适当的锻炼，注意合理膳食，劳逸结合。

2. 加强人际交往 老年人的孤独和封闭会加快老化的过程。老年人退休后，应尽可能与社会保持联系，量力而行，继续发挥余热。可以交一些新朋友，避开那些为衰老而忧愁的人，在人际交往中找到人生的乐趣。

3. 培养自己的兴趣爱好 几乎每位老年人都曾经有过兴趣爱好，退休之后，应培养自己的享乐能力，好好体会人生的丰富多彩。如果之前没有兴趣爱好，不妨尝试一些新的活动，既能锻炼头脑，又能参加集体活动，充实的生活有利于老年人健康长寿。例如，学习一些新知识（如一门外语），练习一些新技能（如上网），交一些新朋友（尤其是比自己年轻的）。

4. 确立生存的意义 有意识地迎接死亡的来临是对老年人的挑战。只有对死亡有心理准备，不回避、不幻想，必要时对死亡做出决断，才能让老年人从容不迫，义无反顾地给自己画上一个圆满的句号。死赋予生以意义，老年人回顾一生，总结智慧，尽量完成尚未完成的心愿。

5. 合理的性生活 老年人适当的性生活是生命质量的体现，也是老年人面对死亡恐惧的一种较好的缓解方法。性是爱和生命的源泉，对生活“内驱力”有重要影响。当然，老年人的性行为不可能像年轻人那样猛烈，而是应该轻柔小心，有时甚至是皮肤的接触就获得了性的满足。

6. 发挥社会支持系统的作用 生活上有子女体贴照料，有病能及时诊治，经济上有保障，家庭关系和睦，就会使老年人感到特别温暖。政府、单位、邻里和亲友都应对老年人多加关爱，形成良好的社会风尚，社会应想办法更好地满足老年人的社会需要，使老年人更好地安度晚年。

学习小结

个体在每个发展时期都呈现出不同的心理发展特点。根据这些心理发展的特点，有相应的促进每个时期心理发展的措施。在婴幼儿期，注意满足孩子的情感需要，提供口头语言和运动技能的训练，并注重培养孩子形成良好的习惯。在童年期，注重培养儿童各种认知能力，及时纠正不良行为，并注重矫正学习障碍。在青少年期，注意应以发展的眼光看待青少年，帮助青少年树立正确的人生观和价值观，并加强自我意识的教育。在中老年期，注意提高中老年人防病治病意识，做好更年期心理保健工作，并充分发挥社会支持系统的作用。

NOTE

参考答案

复习思考

[单项选择题]

1. 少年期心理发展的特点不包括(　　)。

A. 成人感与幼稚性的矛盾　　B. 自我意识高涨

C. 第二反抗期的出现　　D. 第一反抗期的出现

2. 心理健康的标准不包括(　　)。

A. 情绪健康　　B. 人格完整

C. 认知评价　　D. 心理行为符合年龄特征

(孟　凤)

NOTE

第五章　心理应激与心身疾病

本章 PPT

学习目标

1. 掌握应激的概念、应激源及分类。
2. 熟悉影响应激的心理社会因素。
3. 了解常见的心身疾病。

案例导入

张先生，56 岁，平时争强好胜，总希望把事情尽快完成，2 年前被诊断为心绞痛型冠心病。2 天前，和同事争吵后，心绞痛加重，入院治疗。医生诊断后建议其进行心脏搭桥手术，并告知了手术风险。张先生反复思考医生的话，夜不能寐。

案例分析：

1. 张先生的性格特点是什么？
2. 冠心病的病因有哪些？
3. 作为一名护士，我们应怎样看待该患者的心理变化？开展临床护理工作时应注意什么？

第一节　应激概述

一、概念

（一）应激的定义

应激原为工程力学中的概念，指金属能承受一定的应力，当应力超过其阈值就可引起物体的永久性损害。应激（stress）的拉丁词源是 stringere，其意为“紧紧地捆扎”或“费力地抽取”。现代英语中写作“stress”，一般指“张力”或“压力”，即一个系统在外力作用下，竭尽全力对抗时的超负荷状态。

1936 年塞里将“应激”这个词引入生物学和医学领域，第一次将外界刺激（应激源）和疾病与健康联系起来。但塞里的研究仅限于生物医学方面，其观察指标局限在对器官水平的观察，因此继塞里之后，人们对应激的认识不断修正、补充、深化和扩展，已不再局限于最初的定义，而是包含了更为广泛的心理社会

NOTE

的内容。目前，有关应激的定义约有300种。在医学心理学领域内，应激的含义可归纳为以下三个方面。

1. 应激源于一种刺激物 这种刺激物来源十分广泛，可以是躯体的、心理的、社会的和文化的，而且应激源不一定都是不愉快的，如庆典、过节、结婚等重大活动，这些刺激物均构成心理应激源。

2. 应激是机体对刺激的反应 应激是一种机体对环境需求的反应，是机体固有的具有保护性和适应性功能的整体防卫反应。

3. 应激是一种察觉到的威胁或挑战 应激发生于个体察觉或估计到这种刺激物具有某种威胁或挑战之时。这种估计来自对环境需求的评价，以及个体处理这些需求能力的评价。

近十几年来，人们逐渐趋向于将心理应激看作是以认知评价因素为核心的过程，并从应激源、应激中介因素和应激反应三个方面及其相互关系来认识。

综上所述，心理应激是个体察觉到内外环境的需求和机体满足需求的能力不平衡时，通过心理、生理和行为的反应所表现出的调节应对过程，反应的结果是适应或适应不良。心理应激也称为心理社会应激、紧张状态、心理压力，或简称应激。

（二）心理应激的特征

1. 超负荷 超负荷可表现在多个方面。一种超负荷是指当一个刺激变得十分强烈以至个体不再能适应时，就成为超负荷刺激，这个刺激就会引起应激反应。另一种超负荷是指工作负担过大，表现为两种形式：一种形式是在太短的时间内要求完成太多的工作；另一种形式是不限时间，但作业标准过高以至不能完全达到标准。

2. 冲突 冲突是指一个刺激物同时引起两种或两种以上的反应倾向时，使人难以做出取舍。有许多不同类型的冲突情境（如双趋冲突、双避冲突和趋避冲突），这些情境的冲突性质是它们引起应激反应的根本原因。

3. 不可控制 不可控制是指生活中事件的产生、发展不可预料、不可控制、不以我们的意志行为为转移。大多数人能控制生活事件，即使这些事件是令人不愉快的。因此，不可控制的刺激是充满紧张性的。在这类刺激的影响下，个体会发生强烈的应激反应，甚至造成“习得性无助”。

（三）心理应激与健康

1. 心理应激对健康的积极影响

（1）心理应激是个体成长和发展的必要条件：个体的成长发育主要取决于先天遗传和后天环境两个主要方面。心理应激可以被看作是一种环境因素。研究表明，个体的早期，特别是青少年时期，适度的心理应激经历可以提高个体后来在生活中的应对与适应能力。如青少年处于艰苦的家庭条件与生存环境之中，能锤炼出他们坚强的意志与毅力，使他们在以后的各种艰难困苦面前都能应对自如，社会适应能力大大增强。所以有位哲人说过，“痛苦和逆境是最好的老师”。这样的事例是很多的。心理治疗的临床经验也证实了这种情况，缺乏心理

NOTE

应激的青少年（如被父母过度保护），适应环境的能力较差，在离开家庭走向社会的过程中，往往容易发生环境适应障碍和人际关系问题。

（2）心理应激是维持人体正常功能活动的必要条件：人的生理、心理和社会功能都需要刺激的存在。一只刚出生的猫被蒙上眼睛两个月之后，由于失去了光线的刺激，它便终生失明。经常参加紧张的球赛，运动员的骨骼肌、心、肺功能，神经反射功能，大脑分析、判断、决策功能均得到增强；同样，紧张的学习、工作使人变得聪明、机灵、熟练，大大增强了个体的生存、适应能力。心理学的许多实验研究证明，人在被剥夺感情或处于缺乏刺激单调状态超过一定时间限度后，会出现幻觉、错觉和智力功能障碍等身心功能损害。流水线上的工人从事单调和缺少变化的工作，容易引发注意力不集中、情绪不稳定的现象。

（3）适当应激使个体处在一定的张力准备状态：应激唤醒动机，有利于机体在遇到突发的应激时迅速动员自身潜能，应对各种重大意外事件。

2. 心理应激对健康的消极影响 当心理应激过强或持续的时间过长，超过人的适应能力时，就会损害人的健康，因此，心理应激与疾病的发生、发展有者密切的关系。目前人类的疾病谱及死亡顺位的变化也证实了这个结论。

（1）应激过度耗损机体的能量：国外有学者在研究中发现，每次应激都会在实验动物身上留下持久的痕迹，用尽了原先所保存的适应力，而不能再得到恢复。正如痕迹性的刺激给人造成的创伤和痛苦，经休整可以恢复元气，但绝不能完全消除。长年累月的应激，可使机体的器官磨损，导致体内器官出现不可挽回的器质性损伤，使机体代偿失调，干扰脑功能的化学变化，损害思维、情感及皮层的整合能力，加快机体老化。

（2）应激加重和激化已有的精神和躯体疾病：已患有各种疾病的个体，抵抗应激的心理、生理功能较低，心理应激造成的心理、生理反应，很容易加重原有疾病或导致旧病复发。Paykel 的研究发现，门诊神经症患者的心理应激程度与疾病的严重程度呈线性关系。躯体疾病的例子则更为常见，如高血压患者在工作压力增大时病情加重；冠心病患者在争执或激烈辩论时发生心肌梗死；病情已得到控制的哮喘患儿，在母亲离开后哮喘继续发作等。

（3）应激使机体抗病能力下降，引起或诱发新的精神和躯体疾病：人是心、身的统一体，严重的心理应激引起个体过度的心理和生理反应，会造成内环境的紊乱，各器官、系统的功调失常，稳态被破坏，从而使机体的抗病能力下降。个体处于对疾病的易感状态，体内那些比较脆弱的器官和系统便极易因受累而先发病，临床上的应激性胃溃疡就是典型的例子。生活中，那些因亲人突然亡故而痛不欲生者，常常一病不起。

二、应激的理论

1979 年，伍尔福克和理查德森提出了应激的认知评价模型。该理论认为应激反应是个体对情境或事件认知评价的结果，人们感受和评价事件的方式和如何理解应激源决定了应激反应是否会发生以及发生的程度。例如，某些环境因素可能是中性的，但是它们依然能引起一些人的应激反应，这是由于这些人十分看重其中的某些部分。

三、应激源及分类

应激源(stressor)是指能够引起个体应激反应的各种内外刺激因素。目前关于应激源的分类，心理学界尚未形成统一意见，下面介绍两种分类观点。

（一）布朗斯坦的分类

布朗斯坦将人类常见的应激源分为四类。

1. 躯体性应激源 躯体性应激源是指直接作用于躯体的刺激因素。如高温、低温、噪音、电击、毒物等理化因素和病原微生物与疾病等生物因素。过去认为这些刺激物只能引起生理反应，现在认为这些刺激物在引起生理反应的同时，也常常改变人的情绪，导致心理反应。

2. 心理性应激源 心理性应激源是指来自人们头脑中的紧张性信息，这是最多见的应激来源。它包括两类：一类是个体不切实际的过高期望或不祥预感，如对友谊、爱情、生活、工作的过度苛求，对他人的过分嫉妒或崇拜依恋等；另一类是从小形成的不良个性特征，如极度自卑、情绪不稳、固执等。在心理性应激源中，心理冲突和挫折是常见的两种表现形式。

3. 社会性应激源 社会性应激源是指那些造成人生活风格上变化，并要求对其适应和应对的社会生活情境和事件，社会大环境的变迁与动荡，如战争、民族纷争、政权更迭、政局动荡、社会失控、暴力泛滥等，常波及每个社会成员；日常生活中发生的种种变故，如考试、就业、亲人的病故等；日常生活琐事，如每天挤车上下班、频繁接待陌生人、处理各种家庭事务等。

4. 文化性应激源 文化性应激源是指观念、信仰、生活方式、语言、习俗等方面的变动给人带来的刺激。文化因素是多层次、多侧面的。当个体从一个环境迁移到另一个环境，从一个时期进入到另一个时期，从一种状态转入到另一种状态时，他将面临大量文化性应激源的挑战。例如，从边远乡村迁入闹市，或从城市迁入乡村后，生活方式等方面的变迁；从一国迁入他国导致的语言障碍、生活方式的变化；从一个创新、宽松的工作单位到一个守旧刻板的工作单位导致工作环境的变化；从一种社会制度进入另一种社会制度导致观念、风俗习惯的变化；不同价值观与宗教信仰的冲突等。

（二）国内常用的分类方法

所有的应激源都包含共同的心理成分，即被个体察觉到的威胁。因此，按照目前人类社会生活的情况，应激源可以概括为以下四类。

1. 应激性生活事件 生活事件指日常生活方面发生的重要改变，如考试、就业、结婚或离婚、亲人患病或死亡等。为检测生活事件对个体心理的刺激强度，1967 年美国学者霍尔姆斯(Holmes)和雷赫(Rahe)对 5000 多人进行了社会调查和实验，将获得的资料编制成了社会再适应评定量表(SRRS)(表 5-1)，该表将 43 项不同类型的生活事件按其对人的影响程度以“生活变化单位”(life

NOTE

change units,LCU)为指标予以量化。利用此表曾查得 LCU 的升高与多种疾病明显相关,并可预测次年健康或患病的可能性。霍尔姆斯早期研究发现,LCU 一年累积超过 300,第二年患病的可能性达 86%;若在 150~300,次年患病的可能性达 50%;若在 150 以下,次年基本健康。

表 5-1 社会再适应评定量表

序号	生活事件	LCU	序号	生活事件	LCU
1	配偶死亡	100	23	子女离家	29
2	离婚	73	24	姻亲纠纷	29
3	夫妻分居	65	25	个人取得显著成就	28
4	坐牢	63	26	配偶参加或停止工作	26
5	亲密家庭成员死亡	63	27	入学或毕业	26
6	个人受伤或患病	53	28	生活条件变化	25
7	结婚	50	29	个人习惯的改变	24
8	被解雇	47	30	与上级矛盾	23
9	复婚	45	31	工作时间或条件变化	20
10	退休	45	32	迁居	20
11	家庭成员健康变化	44	33	转校	20
12	妊娠	40	34	消遣娱乐的变化	19
13	性功能障碍	39	35	宗教活动的变化	19
14	增加新的家庭成员	39	36	社会交往活动变化	18
15	职务重新调整	39	37	少量负债	17
16	经济状态变化	38	38	睡眠习惯改变	16
17	好友死亡	37	39	家庭聚会时人数的改变	15
18	改行	36	40	饮食习惯的改变	15
19	夫妻吵架次数改变	35	41	休假	13
20	中等负债	31	42	圣诞节	12
21	贷款或契据取消	30	43	轻微的违法行为	11
22	工作中职责变化	29			

2. 生活琐事 生活琐事指带来烦恼的小事件。单一看生活琐事对心理的影响不如前述生活事件的影响大,但它们远比生活事件的发生频率高,如不断地受到他人骚扰、频繁接待陌生人、物品放错地方、担心经济收入和支出(纳税、医药费、保险费、学费等)、责任太多,或缺少时间照顾家庭等,一段时期内生活琐事的烦恼累积起来,就可造成心理变化,产生应激问题。

3. 职业性应激源 职业性人群是现代社会组成中的主要部分,职业性应激源是指劳动环境中影响劳动者心理、生理稳定的各种因素的总和。分为两大类:一是职业内在的应激源,如劳动条件、工作环境、工作负荷等;二是有关政策与执行情况造成的应激源,如组织的结构与气氛、职业性人际关系、个体在组织中的地位等。

NOTE

4. 环境性应激源 凡是自然和社会环境中重大或突然的变故，使个体的心理、生理稳态受到破坏者均可归入环境性应激源。

上述两种分类方法难免有重叠，但优点是从生活实践出发，不仅有利于我们对应激源的理解，更有利于对应激的预防和处理。

四、心理社会因素

（一）认知评价

认知评价是大脑的功能。个体对应激源的认知评价直接影响个体的应对活动和心身反应，因而认知评价是应激源是否会导致个体应激反应，并决定应激反应强度的关键因素之一。同样是一次失败，不同的个体会产生不同的认知评价，采用不同的应对方式，从而可以决定这一生活事件是否会引起应激反应及反应的强烈程度。正如塞里所指出的，“问题不在于发生了什么，而在于你如何对待它”。

认知评价包括两个主要评价过程：一是初级评价，即对生活事件的性质、程度及其与自己的利害关系做出评价和判断；二是次级评价，即对自己处理该生活事件的能力、对策做出评价和判断。认知评价与个体本身的价值观、道德观，性格特征、身体状况、年龄、性别、知识经验、能力才干，甚至社会关系、经济实力等诸多因素有关。可见，提高个体各方面的素质，有利于其做出正确的认知评价，减缓应激对心身的损害。

（二）个性特征

个性特征会影响个体的适应能力。智力的高低、能力的强弱，性格是自信还是自卑、是内向还是外向，意志品质是坚强果断还是懦弱或优柔寡断，气质是胆汁质、多血质，还是黏液质、抑郁质，自我认识是否恰当、自我效能感的高低等都会影响个体应激反应的强度和形式。如初次离家到一个新的学校或工作环境，有良好个性特征的青年会产生愉快情绪，并调整机体各种功能以适应新的环境；但顺从、依赖、缺乏独立生活能力，不喜欢交往，胆怯、羞涩的青年却会精神高度紧张，不知所措，甚至产生神经症或躯体疾病。个性特征也决定人们对应激源的反应方式，如外倾性格的人在应激条件下往往表现出发怒、狂欢、痛哭等强烈的外在表现，而内倾性格的人在应激条件下多表现出抑郁、克制、冷静的内倾反应状态。

（三）应对方式

应对方式是影响应激结果的重要中间变量。应对方式给机体带来举足轻重的影响。恰当地应对有利于解决生活事件，减轻事件对个体的影响。评估一个人的应对方式与水平，有助于了解其抗应激的能力。应对可分为针对问题的应对和针对情绪的应对两大类。

个体选择什么样的应对方式与其认知水平、性格特征、经验经历、性别年龄及对社会支持的信念等诸多因素有关。例如，随着年龄的增加，人格完善的人多选择自控、求助等积极成熟的应对方式，而人格不完善的人趋向于选择逃避、自

NOTE

责等消极、不成熟的应对方式。

（四）身体健康状况

因遗传、营养条件、体育锻炼等造成个体身体健康状况的不同，个体对应激的反应程度也会有所差异。一般来说，生理健康状况较差的人对应激反应的承受力较弱，反之对应激反应的承受力较强。

（五）社会支持系统

社会支持系统是指与个体有关的家庭、亲友、同事、某个团体或者组织甚至全社会所给予的精神与物质上的帮助与支持，它是应激过程中个体“可利用的外部资源”。它本身对健康并无直接作用，而是通过提高个体对生活事件的应对能力和顺应性达到缓冲应激反应的作用，或通过维持个体良好情绪、体验，使其增强抗应激信心，有益于身心健康。

动物实验表明，在实验室导致的应激情景下，若有同窝动物或动物母亲的存在，或有实验人员安抚时，可以减少小白鼠的胃溃疡、地鼠的高血压、山羊的实验性神经症和兔的动脉粥样硬化性心脏病的形成。在人类生活中，与世隔绝的老年人相较于与社会有密切联系的老年人的死亡率高。孕妇分娩时若有丈夫在场则产程明显顺利，孕妇并发症相对较少，恢复较快。可见，社会的支持对健康的积极作用是显而易见的。

五、应激反应

应激反应包括心理反应与生理反应，二者密切联系，作为一个整体而出现。

（一）应激的心理反应

1. 应激心理反应的过程 当人们突然遭受急性应激事件，如遇到意外打击或听到噩耗时，就会产生急性心理应激反应，其反应通常要经历以下三个阶段。

(1) 冲击阶段：发生在暴露于应激源当下或之后不久。轻者主要的心理反应为焦虑不安；重者则会出现惊呆、麻木、手足无措、晕眩等一系列症状。

(2) 镇定阶段：此时当事人采取各种心理防御机制，控制焦虑，调节情绪，努力恢复心理平衡和认识功能，或争取家庭、亲友、同事的支持，使自己从应激冲动中安定下来。

(3) 解决阶段：当事人将注意力转向应激源，并设法处理、解决它。解决的方式可能是通过改变自己的行为和策略以提高应对能力，或改变应激环境的条件缓和应激影响，或避开应激源并采取逃避行动，或直接面对应激源并努力消除其影响。

慢性应激心理反应的阶段性和强度一般没有急性应激那么明显和强烈，但二者有共通性。上述三个阶段的反应既有不同又有重叠。

2. 应激心理反应的表现

(1) 认识反应：轻度的应激状态有助于增强感知，活跃思维，提高认识能力，但中度以上的应激则对认识产生不良影响。如思维和言语的迟钝或混乱，注意的强化或分散，自知力的下降，自我评价能力的降低等。一个原因是认知活动的

NOTE

障碍，强烈的焦虑情绪和冲动行为破坏了人心理上的内稳态；另一个原因是与不能恰当使用防御有关，妨碍或歪曲了对应激源的认识。

(2) 情绪反应：主要表现为焦虑、恐惧、愤怒、抑郁等。

①焦虑：预计要发生某种不良后果时的一种紧张不安，是心理应激条件下普通的一种心理反应。主要是状态焦虑（state anxiety）和特质焦虑（trait anxiety）。适度的焦虑可以唤起人对应激的警觉状态，有利于提高人的认知能力。过强过久的焦虑会妨碍人智力的发挥，不利于应对应激源。

②恐惧(fair)：一种企图摆脱或逃避已经明确的、有特定危险的、会受到伤害或生命受到威胁时的情绪状态。轻度的恐惧具有一定的积极意义，因为适度的恐惧有助于促进积极的应对行为，过度或持久的恐惧会对人产生不利影响。

③愤怒：多出现于一个人在追求某一目标的道路上遇到障碍、受到挫折时的情绪状态。由于有目的的活动受阻，自尊心受到伤害，个人为了排除障碍，恢复自尊，常会激起愤怒。愤怒时的一系列生理变化均具有攻击性意义，有助于克服障碍。但过度愤怒则会丧失理智，失去自控而导致不良后果。

④抑郁：诸如悲观、失望、绝望和无助等一组消极低沉的情绪。表现为愉快感丧失、自我感觉不良，对日常生活的兴趣缺乏，常有自责倾向、自我评价降低，多伴有睡眠和食欲障碍。研究表明，灾难性的生活事件，如亲人丧亡易产生抑郁反应；失恋、被诬陷、失业等也可导致抑郁。严重抑郁者可萌生消极轻生念头，故对有抑郁情绪的人应当深入了解有无消极厌世观念，严密观察与抑郁有关的心理生理症状，防止意外发生。

(3) 行为反应：应激状态下机体的行为反应包括以下几个方面。

①逃避与回避：逃避是指已经接触到应激源后采取的远离应激源的行动；回避是指知道应激源将要出现，在未接触应激源之前就采取行动远离应激源。二者的目的都是摆脱应激源，消除烦恼。

②退化与依赖：退化是指当人受到挫折或遭遇应激时，放弃成人应对方式而使用幼儿时期的方式应对环境变化以满足自己的欲望。退化行为主要是为了获得别人的同情、支持和照顾，以减轻心理上的压力和痛苦。退化行为必然会产生依赖心理和行为，即事事、处处依靠别人，而不是自己努力完成本应自己去做的事情。退化与依赖多见于病情危重经抢救脱险后的患者以及慢性病患者。

③敌对与攻击：共同的心理基础是愤怒。敌对是内心有攻击的欲望而表现出来的不友好、谩骂、憎恨或羞辱别人。攻击是在应激刺激下个体以进攻方式做出反应，攻击对象可以是人也可以是物，可以针对别人也可以针对自己。例如，临床上某些患者不肯服药或拒绝接受治疗，甚至表现为自损自伤行为，包括自己拔掉引流管、输液管等。

④无助与自怜：无助是一种无能为力、无所适从、听天由命、被动挨打的行为状态，通常是在经过反复应对不能奏效，对应激情境无法控制时产生，其心理基础包含了一定的抑郁成分。无助使人不能主动摆脱不利的情境，从而对个体造成伤害性影响，必须加以引导和矫正。自怜即自己可怜自己，对自己怜悯惋惜，其心理基础包含对自身的焦虑和消极评价等成分。自怜多见于独居或对外界环

NOTE

境缺乏兴趣者，当他们遭遇应激时常独自哀叹、缺乏安全感和自尊心。倾听他们的申诉并提供适当的社会支持可改善其自怜行为。

⑤物质滥用：某些人在心理冲突或应激情况下，会以习惯性的饮酒、吸烟或服用某些药物的行为方式，来转换自己对应激的行为反应方式。尽管这些物质滥用对身体没有益处，但这些不良行为能达到暂时麻痹自己、摆脱自我烦恼和困境的目的。

(4) 防御反应：在挫折和应激条件下，个体不自觉采用的自我保护方法，其目的在于避免精神上过分的痛苦、不快或不安，这种心理反应，大多是在潜意识中进行的，又称心理防御机制。

(二) 应激的生理反应

1. 应激的生理反应过程 加拿大生理学家塞里(H. Selye)认为“应激是机体对紧张刺激的一种非特异性的适应性反应”，其作用在于调动机体的潜能去应对紧张刺激，塞里把这一系列反应称为“全身适应综合征”(general adaptation syndrome, GAS)。它由三个连续的生理阶段组成。

(1) 警觉阶段：当机体受到伤害性刺激之后，会产生一系列生理、生化的变化，以唤起体内的整体防御能力，故又称为动员阶段。主要表现有肾上腺素分泌增加，心率和呼吸加快、血压增高、出汗、手足发凉等。此时，全身血液优先供应到心、脑、肺和骨骼肌系统，以确保机体处于“战”或“逃”的准备阶段。

(2) 阻抗阶段：生理和生化变化继续存在，合成代谢增强，如垂体促肾上腺皮质激素和肾上腺皮质激素分泌增加，以增强应对应激源的抵抗能力。在大多数情况下，这两个阶段的变化，即可使机体适应，机体功能恢复正常。

(3) 衰竭阶段：如果应激源持续存在，阻抗阶段延长，机体会丧失所获得的抵抗能力，最终进入衰竭阶段，表现为淋巴组织、脾、肌肉和其他器官发生变化，导致躯体损伤而产生所谓的“适应性疾病”，甚至死亡。

2. 应激的生理反应原理 应激源作用于机体，大脑皮层在对其进行认知评价后，是如何将这些“观念性”的心理社会性因素(信息)转换为机体的行为及生理反应的呢?

目前在这方面的研究显示：心理应激的生理反应建立在以中枢神经系统为核心的解剖学基础之上，包括内分泌、免疫系统等，最终可涉及全身各个系统和器官，甚至毛发。其中下丘脑、垂体和肾上腺系统起着重要作用。

(1) 中枢神经系统的作用：神经心理学研究表明，一切心理活动都离不开以大脑皮层为中心的中枢神经系统。各种心理、社会因素作为信息(刺激)传入，首先被大脑皮层觉察并认知评价而产生一定的情绪，而情绪对机体的生理功能产生影响，如果反应强烈而持久，就可能引起相应的病理改变。

情绪是大脑皮层和皮层下中枢(边缘系、下丘脑、脑干网状系)协调活动的产物，即情绪不但受大脑皮层的调节，且直接与边缘系和下丘脑有关。情绪的直接中枢在边缘系，而边缘系与下丘脑有广泛的神经联系。

(2) 神经内分泌的作用：情绪活动与神经内分泌有密切联系。应激源作用于人体时，中枢神经系统对应激信息进行接收、整合，并将其传递至下丘脑。下

NOTE

丘脑通过兴奋交感-肾上腺髓质机制和垂体-肾上腺皮质机制，广泛影响体内各系统的功能，以利于机体进一步全面动员，从而更有效地适应外部刺激。长期持续的不良情绪体验和心理矛盾是通过两条途径来产生各种躯体反应的，其中下丘脑起了重要作用。

①大脑边缘系-下丘脑-自主神经通路：即交感-肾上腺髓质系统的效应作用。情绪的直接中枢在边缘系，而边缘系与下丘脑有广泛的神经联系，长期的不良情绪可使下丘脑兴奋交感-肾上腺髓质系统，引起大量儿茶酚胺（肾上腺素，去甲肾上腺素）的释放，以增加心脑、骨骼肌的血液供应，外周血管收缩，血压升高以及呼吸加速等。

②大脑边缘系-下丘脑-垂体前叶-肾上腺皮质通路：下丘脑可分泌多种神经激素。如分泌促肾上腺皮质激素释放因子（CRF）作为一种化学信息兴奋垂体前叶-肾上腺皮质机制，使垂体前叶分泌促肾上腺皮质激素（ACTH），进而促进肾上腺皮质激素特别是糖皮质激素（氢化可的松）的合成与分泌，以利机体产生相应的生理、行为变化。通过神经内分泌机制，心理社会因素引起的情绪反应经上述两条途径转变为躯体的生理反应。

（3）免疫系统的作用：近代免疫学研究已证实，免疫功能受中枢神经系统特别是下丘脑的调节。紧张刺激或情绪可通过下丘脑及由它控制分泌的激素影响免疫功能，如产生胸腺退化，影响 T 细胞成熟，使细胞免疫功能降低；皮质类固醇的增高对巨噬细胞有抑制作用，可影响吞噬功能，使病原迅速扩散，影响 B 细胞产生抗体，降低抵抗力而致病。

第二节　常见心身疾病

一、概念

（一）心身疾病的定义

心身疾病（psychosomatic diseases）又称心理生理疾病（psychophysiological diseases），是介于躯体疾病与神经症之间的一类疾病。狭义的心身疾病是指心理社会因素在疾病的发生、发展过程中起重要作用的躯体器质性疾病，如原发性高血压、消化性溃疡。心理社会因素在发病、发展过程中起重要作用的躯体功能性障碍，则被称为心身障碍，如神经性呕吐、偏头痛。广义的心身疾病包括了狭义的心身疾病和心身障碍。本书基本上采用这种广义的概念。

（二）心身疾病的发病机制

1. 心理动力学理论　心身相关的早期研究建立在弗洛伊德的心理动力学理论基础上，代表人物是美国学者亚历山大（F. Alexander），他提出了“冲突特异理论”，该理论指出了心理冲突和心身疾病的关系。该理论认为幼年时的心理冲突常常被压抑到潜意识中，这种心理冲突在以后的生活中如果不能恰当地疏

NOTE

泄，就会通过过度活动的自主神经系统释放，造成自主神经系统的功能障碍以及所支配器官的损伤，从而导致“心身疾病”的发生。亚历山大认为只要根据心理冲突的性质，就可以预言他将会患何种心身疾病。心理动力学理论还没有得到实验方法的证实，夸大了潜意识的作用。

2. 心理生理学理论 心理生理学理论以坎农的情绪生理学说和巴甫洛夫的高级神经活动类型学说以及塞里的应激学说为基础，采用客观方法把生活中的应激与生理学反应联系起来，认为不同的应激源需通过心理生理反应作用于脆弱易感的器官，最终导致疾病。该理论也重视不同遗传特质的个体在患病上的差异，如有研究发现，高蛋白酶原血症患者在相似的情境下更容易出现消化性溃疡。

3. 行为学习理论 行为学习理论的基础是条件反射学说或学习理论，该理论认为某些心身疾病的获得有学习的成分，如对花粉过敏的哮喘患者，在仅仅想到“花或花粉”这样的词语时就可以出现胸闷、喘息的症状。某些社会环境刺激可引发个体习得性心理和生理反应，如情绪紧张、呼吸加快、血糖升高等，由于个体素质上的问题或特殊环境因素的强化或通过泛化作用，使得这些习得性心理和生理反应可被固定下来而演变成为症状和疾病，如紧张性头痛、过度换气综合征、高血压等。米勒(Miller)等进行了一系列实验研究，结论是人类的某些生理功能(如血压升高或降低、腺体分泌能力的增强或减弱、肌肉的舒缩等)，可以通过经典条件反射和操作条件反射而改变。目前，基于米勒的理论而提出的生物反馈疗法和其他行为技术，已被广泛地应用于心身疾病的治疗中，并且取得了较好的效果。行为学习理论不仅为心身疾病的产生提供了理论基础，而且为疾病的治疗开辟了一条崭新的道路。

(三) 心身疾病的诊断

1. 心身疾病的诊断标准 心身疾病的诊断应从生理、心理、社会因素进行多方面、多维度的分析。此外，心身疾病作为整体概念，各种疾病之间也有共同的诊断要点。

(1) 有确切、具体的躯体病变存在，暂未发现病变者具有相对固定而局限的躯体症状。涉及的通常是自主神经系统支配的系统或器官。

(2) 个体患病与其心理应激的发生有密切的关系。

(3) 病情波动与心理应激程度及个人情绪体验有关。

(4) 个体有特定的性格特征。

2. 心身疾病诊断程序

(1) 病史采集：除与临床各科病史采集相同外，还应注意收集患者心理社会方面的资料，如心理发展情况、社会生活事件、个性或行为特点、人际关系、家庭支持等，从中初步寻找与心身疾病发展有关的因素。

(2) 体格检查：与临床各科体检相同，但要注意体检时患者的心理行为反应方式，有时可从患者对待体检的特殊方式中找到其心理素质上的某些特点，如是否过分敏感、拘谨等。

NOTE

(3) 心理检查:应结合病史材料,采用交谈、行为观察、心理测验和必要的心理生理学检查方法,对其进行较系统的医学心理学检查,以确定心理社会因素的性质、内容和在疾病发生、恶化和康复中的作用。

(4) 综合分析:结合心身疾病的基本理论,对是否为心身疾病、为何种心身疾病、有哪些心理社会因素在其中起主要作用、可能的作用机制等问题进行恰当的估计。

(四) 心身疾病的治疗

1. 心身疾病治疗的目标 心理和社会水平上的干预、治疗主要围绕以下三个目标。

(1) 帮助患者从客观上消除致病的心理社会因素,消除应激源。

(2) 提高患者对应激的认知水平,增强患者的应对能力。

(3) 降低应激引起的生理反应,以减轻其对身体器官的冲击。

2. 心身疾病的治疗原则 心身疾病是一组发病、发展、转归和防治都与心理因素有关的躯体疾病。因此,对心身疾病的治疗要根据病程的不同时期和主要矛盾确定治疗的主次,兼顾到患者的躯体和心理两个方面。一方面要采取有效的躯体治疗,以解除症状、促进康复,如对溃疡病的制酸剂治疗,高血压的降压治疗,支气管哮喘的支气管扩张剂治疗等。另一方面,如果需要持久的疗效,减少复发,则需要在心理和社会水平上加以干预和治疗。

3. 心身疾病治疗的具体方法

(1) 环境治疗:许多研究发现,只要让患者入院,即使不用药,患者的病情也会好转。其原因有以下三点:①环境改变了,患者暂时摆脱了引起或加重其疾病的生活和工作应激源;②身体得到休息,能规律地进食和睡眠;③安慰剂效应(由“将会从医疗中获益”的期望引起)。然而不可能将所有的患者都收入院治疗,何况有些患者可能并不适应医院环境,住院患者最终也必须离开医院。所以,还应尽可能帮助患者适应生活和工作环境,减少或消除应激源。

(2) 药物治疗:当患者负性情绪水平很高或已维持很长时间,认知能力很差时,可以选用某些改善情绪的药物来控制过度的心理生理反应。药物会降低患者的负性情绪水平,使得由负性情绪引起的生理反应得到改善。当患者的情绪通过药物作用变得较为平稳后,他们更容易接受医护人员的正确思维和应对方式,纠正自己原来的认知偏差。

(3) 心理治疗:心理治疗方法很多,如精神分析疗法、认知疗法、行为疗法等(见本书心理干预一章)。治疗的目的在于影响患者的人格、应对方式和情绪,以减轻因过度紧张而引起的异常生理反应。其中行为疗法对原发性高血压、某些类型的心率失常、偏头痛和紧张性头痛效果较好。

二、分类

Alexander 最早提出的七种心身疾病,包括消化性溃疡、溃疡性结肠炎、甲状腺功能亢进、原发性高血压、类风湿关节炎、神经性皮炎及支气管哮喘,被称为

NOTE

"神圣七病"。一般认为,心身疾病广泛分布于全身各个系统,尤其多见于自主神经支配的器官与系统。近年来,人们从更广泛的意义上来理解心与身的关系,几乎所有的躯体疾病,如糖尿病、肥胖症,甚至癌症都被纳入心身疾病范畴内。

目前比较公认的分类方法是,将心身疾病按器官和学科系统进行分类。

1. 内科心身疾病

(1) 消化系统:神经性厌食、神经性呕吐、胃或十二指肠溃疡、溃疡性结肠炎、胆道功能障碍、慢性胰腺炎等。

(2) 循环系统:心律失常、冠心病、原发性高血压、原发性低血压、雷诺氏病等。

(3) 呼吸系统:支气管哮喘、过度换气综合征、心因性呼吸困难、神经性咳嗽等。

(4) 神经系统:偏头痛、紧张性头痛、自主神经功能紊乱、心因性知觉异常、慢性疲劳等。

(5) 内分泌代谢系统:甲状腺功能亢进、副甲状腺功能亢进或低下、糖尿病、肥胖症等。

2. 外科心身疾病 全身性肌肉痛、书写痉挛、外伤性神经症、阳痿、类风湿关节炎等。

3. 妇科心身疾病 痛经、月经不调、经前期紧张综合征、功能性子宫出血、功能性不孕症、性欲减退、更年期综合征、心因性闭经等。

4. 儿科心身疾病 心因性发热、站立性调节障碍、遗尿症、夜惊等。

5. 眼科心身疾病 原发性青光眼、中心性视网膜炎、眼肌疲劳或痉挛等。

6. 口腔科心身疾病 复发性慢性口腔溃疡、颞下颌关节紊乱综合征、特发性舌痛、口臭等。

7. 耳鼻喉科心身疾病 梅尼埃综合征、咽喉部异物感、耳鸣、晕车、口吃等。

8. 皮肤科心身疾病 神经性皮炎、皮肤瘙痒症、圆形脱发、多汗症、慢性荨麻疹、牛皮癣、湿疹、白癜风等。

综合国内外流行病学资料,心身疾病种类繁多,在临床各科疾病中占22%～35%,而且呈上升趋势。发病年龄分布以更年期最高,老年人和儿童较低;脑力劳动者高于体力劳动者,城市高于农村,从事危险有害的行业人员高于一般行业人员;工业化水平高的国家高于发展中国家。

知识链接

如何预防心身疾病

针对我们每个人而言的,心身疾病的心理学预防应从早做起。具体的预防工作包括:①对那些有明显心理素质弱点的人,如有易暴怒、抑郁、孤僻及多疑倾向者应及早通过心理指导加强其健全个性的培养;②对那些有明显行为问题的人,如吸烟、酗酒、多食、缺少运动及A型行为者等，应利用心理学技术指导其进行矫正；③对那些工作和生活环境里存在明显应激源的人，应及时帮助其进行适当的调整，以减少不必要的心理刺激；④对那些出现情绪危机的人，应及时给予帮助加以疏导；⑤对那些具有心身疾病史，如高血压家族史或已经有心身疾病的先兆（如血压偏高）等情况的人，则更应注意加强心理预防与生理监测工作。

每个人都生活在社会中，心理卫生工作是社会预防的重要内容。社会应大力开展不同年龄阶段、不同社会群体的心理健康教育，倡导健康、文明、科学的生活方式，形成优良的社会氛围，避免人为的精神创伤，达到预防心身疾病的目的。

三、常见心身疾病

（一）原发性高血压

原发性高血压（primary hypertension）是一种以循环动脉血压升高为主要表现，以全身细小动脉硬化为基本病变的一种心身疾病。一般认为，原发性高血压是一种多因素导致的疾病，除与高钠饮食、遗传缺陷等原因有关外，心理社会因素在本病的始动机制中起主要作用。

1. 社会和环境应激因素 在恶劣的社会环境中生活，或责任过重、工作压力过大，或应激性不良生活事件过重过多的人群中，患原发性高血压者多。如在工作压力大的日本，原发性高血压是居民主要的死因之一。现代城市居民因升学、就业竞争压力大，生活节奏快，人际关系复杂，患原发性高血压者明显多于农村。各种情绪波动，尤其是忧虑、恐惧、愤怒常导致血压的持续升高，而沮丧、失望时血压变化较轻。焦虑时，以收缩压升高为主；愤怒时，则以舒张压升高为主。

2. 不良行为因素 流行病学调查发现原发性高血压发病率与高钠饮食、肥胖、大量吸烟及饮酒、缺少运动等因素有关，而大量调查和实验研究结果表明，这些不良行为因素又直接或间接地受社会及心理因素的影响。

3. 人格因素 研究发现，原发性高血压的发生与患者病前性格有关，他们多有易焦虑、易冲动、求全责备、主观好强、A 型行为等性格特点。而临床对原发性高血压的观察也表明，药物配合心理治疗的效果明显优于单纯药物治疗。

（二）冠心病

冠心病（coronary heart disease，CHD）是指冠状动脉粥样硬化使血管狭窄或阻塞，或因冠状动脉功能性改变导致心肌缺血、缺氧或坏死所引起的心脏疾病，是当今世界上危害人类健康和生命最严重而且死亡率最高的疾病。经国内外近一个世纪的大量研究认为，CHD 除与高血压、高血脂、重度吸烟、遗传因素有关以外，心理社会因素也是其重要的病因之一。

NOTE

知识链接

什么样性格的人容易得冠心病?

20 世纪 50 年代,美国两位心脏病学家 Friedman 和 Rosenman 请来了一位木工修理他们诊所里的候诊椅。修完椅子后,这位木工对心脏病学家说,这里的椅子很奇怪,只有前沿用坏了,其他地方都完好无损。这给心脏病学家很大启发。经过观察他们发现,之所以如此,是由于他们的患者不能很放松地、舒适地背靠椅背就诊,而是像军人一样坐着。由此他们推测,冠心病可能与持续紧张或心理应激有关。为了证实这一推测,他们与其他人一起做了大量的调查。

在初期的研究中,他们比较了冠心病患者和非冠心病患者的行为特点,发现有很大的差别。于是,他们将在许多冠心病患者中经常见到的典型行为称为“A 型行为”(Type A Behavior Pattern),而将与此恰好相反的行为类型称为“B 型行为”。

A 型行为的特征如下。

(1) 强烈的时间紧迫感、催促感,总是企图在尽可能短的时间内完成更多的工作。

(2) 急躁、无耐心,总是不满于事情进展的速度,即使是像走路、吃饭和说话这类日常事务也要很快地进行,同时做几件事。

(3) 醉心于工作,对工作尽职尽责、至善至美,为了获得更多更好的成果,宁愿牺牲休息、娱乐、家庭生活和社交活动。

(4) 争强好胜、雄心勃勃,经常为自己确定过高的目标,目标一旦确定,就千方百计使之实现。

(5) 对人常怀有敌意,有支配他人的倾向,若处于领导地位,其行为常带有侵犯性。

(6) 不能放松,总是想找点事做,若不能“有利可图”又占用时间就只会引起内疚。

B 型行为者正好相反,他们做事从容不迫、耐心、稳重、现实、悠闲自得、待人随和。

1. A 型行为 许多研究报告认为,A 型行为与冠心病有关。在一个研究中,詹金斯等依据人们对 61 项 Jenkins 活动调查表(JAS)的回答,将 2750 名年龄为 39～59 岁的健康男子分成 A 型行为和 B 型行为两组,之后对他们进行长达 8 年的观察。结果发现,A 型行为者中冠心病的发生率是 B 型行为者的 2 倍。随着冠心病与 A 型行为关系的明朗,对 A 型行为的研究和评价不仅对诊断冠心病有参考价值,甚至能预测今后 10 年、20 年内是否会患冠心病,通过对 A 型行为的预防矫正可以减少罹患冠心病的风险。

2. 社会和生活因素 社会文化环境对冠心病发病有重要影响,发病率较高

NOTE

的国家是美国和芬兰，其次是日本和南斯拉夫等国家，最低的是尼日利亚，一般发达国家发病率高于发展中国家，城市高于农村，中等社会阶层高于其他社会阶层。生活事件，如亲人死亡、环境变化、夫妻关系不和、亲子关系紧张、失学、事业受挫等是冠心病的重要病因。我国学者使用社会再适应量表调查 40 例心肌梗死的患者，发现病前 6 个月内患者经历的社会事件明显增多。一般认为，经历的社会事件越多，冠心病的发生、复发及死亡率越高。Theorell 对一组心肌梗死患者进行了 3 个月的跟踪研究，证明了生活事件变化单位与尿中茶酚胺代谢产物含量变化的趋势是一致的，这意味着生活事件与心肌梗死的病情变化密切相关。

3. 生活方式 吸烟、缺乏运动、过食等危险因素已被公认同冠心病有密切联系。这些往往是在特定环境和心理环境条件下行为学习的结果。例如，特定的工作条件和环境常造成运动的缺乏，一定的经济条件、饮食习惯、文化背景易造成肥胖。不良生活习惯可直接通过机体的病理生理作用导致冠心病的发生。

（三）消化性溃疡

消化性溃疡(peptic ulcer)包括胃、十二指肠溃疡，溃疡性结肠炎，是较早被公认的心身疾病。导致溃疡发生的直接因素是胃酸和胃蛋白酶在胃黏膜的屏障防御功能下降时产生的自身组织消化，而胃肠道对内外环境的刺激十分敏感，其致病的心理社会因素包括以下几个。

1. 生活事件 大量研究证明：经历灾难、职业和家庭问题将增加消化性溃疡的发病率，临床上常可发现许多消化性溃疡患者的起病往往有一段难忘的痛楚经历。早期的理论认为长期的精神紧张和强烈的心理应激可扰乱消化系统的正常功能，促使胃液分泌过多和排出减慢，诱发或加重消化性溃疡的发生。目前理论认为，应激可导致免疫力降低，增加个体对幽门螺杆菌的易感性。

2. 情绪障碍 虽然焦虑、抑郁等情绪障碍是否是消化性溃疡的病因仍缺乏证据，但是情绪障碍可能通过危害健康的行为，如吸烟、酗酒、缺乏饮食规律等，影响到消化性溃疡的病程。

知识链接

胃与情绪

著名学者沃尔夫(Wolff)对一位因食道烫伤而不得不通过腹壁造瘘进食的患者阿汤进行细致的观察。在征得阿汤同意后，沃尔夫通过患者的瘘口，直接观察到当阿汤处于愤怒、怨恨或焦虑时，他的胃和脸一样充血发红，胃液分泌增多，胃运动增强，甚至看到胃酸和胃蛋白酶腐蚀胃黏膜；当他悲伤、忧虑时，胃黏膜苍白，胃液分泌不足，胃运动减弱，此时即使把食物放进去也不易消化，而且损伤胃壁。

经过长达两年的观察，沃尔夫得出一个结论：胃是最能表达情绪的器官。

NOTE

3. 人格因素 心理动力学理论认为，婴儿期的“口部需要”较强而母亲未能给予满足，从而产生挫折，以后便可产生吃手、吸烟、嚼口香糖等方式的行为，以补充“口部需要”，而过强的未能满足的“口部需要”常导致溃疡，但这一观点未能得到实验结果证实。艾森克人格问卷研究表明，消化性溃疡患者更多具有内向（E 分低）和神经质（N 分高）的特点，表现为被动、顺从、依赖性强，缺少人际交往、守旧、刻板，情绪不稳定以及过分自我关注。

（四）癌症

尽管癌症（cancer）是否属于心身疾病，学者还有不同的意见，理化因素、病毒、慢性感染、遗传、药物、激素及年龄都被证实为癌症的病因，然而，人们发现心理社会因素与癌症有不可忽视的密切关系。

1. 个性特征 Temoshok 和他的同事们对 150 例黑色素瘤患者进行了详细的医学交谈，证明了癌症患者具有一种明显的人格，Temoshok 将这种行为模式称为 C 型人格（Type C）。美国哈佛大学医学院专家们研究发现，C 型人格的中心表现为“息事宁人”（harmonizing behavior）：喜欢抑制烦恼、绝望或悲痛情绪；逃避现实，害怕竞争，企图用姑息的办法来达到虚假的和谐；表面上处处牺牲自己来为别人打算，其实心中有所不甘；遇到困难，当时并不出击，到最后却痛苦挣扎等。专家分析指出，凡表面逆来顺受、毫无怨言，内心却怨气冲天、痛苦挣扎的人，这样折磨久了，不仅在体内会产生一系列的化学变化，而且会破坏人的免疫功能，最后任癌细胞生长繁殖。

2. 情绪 我国传统医学论著提出情绪与癌症有关：忧郁伤肝，思虑伤脾，积想在心，所愿不得志者，致经络痞涩，聚结成核……名曰乳岩；郁结伤脾，肌肉消薄，与外邪相搏而成肉瘤。国外相关研究发现，肺癌患者在癌症查出之前，不是有绝望情绪，就是有过极大的压抑情绪。20 世纪 80 年代初，米勒指出，确信癌症诊断的患者，尽管进行早期治疗，但病情往往迅速恶化致死；反之，怀疑肿瘤诊断者却常常较好；存活 15～20 年突然复发的癌症患者，多在复发前 6～18 个月有过严重的情绪应激。

当生活事件发生时，不同的人有截然不同的情绪反应，有的人沉着冷静，有的人则手忙脚乱。这些不同的情绪反应，实际上对我们的机体产生不同的影响。英国皇家马斯登医院的 M. Watson，在 20 世纪 80 年代末完成了一项“癌症患者情绪反应状况”的研究（the mental adjustment to cancer ，MAC）。在入院治疗前，被确诊的癌症患者首先接受 MAC 量表的测试，将患者的情绪反应状况分为 4 组，最好的是积极乐观组，最差的是悲观绝望组。对所有病例长期跟踪观察后发现，积极乐观组患者，75％都活过了 5 年，而悲观绝望组患者却只有 25％活过了 5 年。

3. 生活事件 生活事件是日常生活中主要的应激源。研究表明，癌症患者发病前生活事件发生率比其他患者高。生活事件引起慢性心理压力和高度情绪应激与恶性肿瘤发病率增高有关。大量文献表明，癌症发病前最常见的明显心理因素，是失去亲人的情感体验。亲人死亡事件一般发生于癌症发病前 6～8 个月。当然，并非所有强烈刺激和巨大精神压力会致癌，这与个人的性格、对压力

NOTE

的反应类型以及其他多种因素有关。

（五）糖尿病

糖尿病是一种由于胰岛素分泌绝对或相对不足引起的，以糖代谢紊乱为特征的全身性、内分泌代谢性疾病。一般认为糖尿病是两类因素——遗传和环境共同作用的结果。虽然遗传因素的作用已经得到了双生儿研究和家族调查证实。但是，遗传因素还不能完全解释所有的糖尿病患者。近年研究提示，情绪、生活事件、人格、心理应激、生活方式等，也是促发和加剧糖尿病的重要心理社会因素。

1. 情绪 人们很早就观察到，心理冲击与糖尿病发病和加剧有关。在情绪应激条件下，无论是糖尿病患者还是非糖尿病患者，都显示出糖尿病的某些症状，当移除应激源后，非糖尿病患者很快恢复正常，而糖尿病患者血糖显著升高，应激强度与血糖升高呈正相关。其他研究也证实，稳定的情绪常常使病情缓解，而忧郁、紧张、悲愤常常导致病情加剧。调查还发现，和健康人相比，糖尿病患者更加抑郁，女性较男性更加明显。

2. 心理应激与生活事件 生活环境的突然改变，亲人患病或亡故，无辜的冤枉等原因，可造成全身处于心理应激状态，通过内分泌途径，致使血糖升高诱发糖尿病。例如，当印第安人的食谱由玉米转为白面、糖以后，35 岁以上的成人中有一半以上患有糖尿病。了解糖尿病患者的病史，常常能发现糖尿病发作前有灾难性生活事件发生。回顾性和前瞻性研究发现，在一定时间内累计的生活变化单位与糖尿病的发作和严重程度有关，并得到进一步的证实。

3. 人格因素 糖尿病患者多具有被动性、依赖性、不成熟、缺乏安全感、优柔寡断、常企图博得同情的某些行为特征，更趋向抱怨生理上的不适。许秀峰对 82 例 2 型糖尿病患者进行了明尼苏达多项人格调查，结果显示无论是男性还是女性患者，他们都具有躯体不适、主诉多，常以否认和压抑来处理压力等倾向。但这些测试都是在患糖尿病之后进行的，结果很难反映糖尿病患者的病前人格。

（六）支气管哮喘

支气管哮喘（bronchial asthma）是一种变态反应性疾病，是儿童较常见的一种心身疾病。有人认为有 5%～10%的人在儿童期曾经发生过支气管哮喘。在儿童中，男与女发病率比为 2∶1。支气管哮喘的病因较复杂，其发病与免疫、感染、自主神经、内分泌、生物化学与心理因素有关。目前认为，单独的心理因素是不能引发哮喘的，但作为诱发因素的病例比较多见。支气管哮喘常见的心理社会因素有以下几个。

1. 情绪因素 焦虑和抑郁不仅可以诱发支气管哮喘，同时支气管哮喘又可以使焦虑、抑郁进一步加重，如此反复恶性循环，使病情进一步加重。根据王琳的研究，83 例支气管哮喘患者中，42%的哮喘发作有情绪因素参与，其中 6%的患者哮喘首次发作的主要诱因是情绪因素。在慢性支气管哮喘患者中，常伴有羞耻、低自尊和抑郁，并且是导致病程加重的危险因素，抑郁伴随的睡眠障碍可能降低患者识别气道阻力增加的能力，而副交感神经的亢奋可能增加患者的气

NOTE

道反应性和阻力。

在引发儿童支气管哮喘的不良心理因素中，常见的有母子关系冲突、亲人死亡、家庭不和、弟妹出生、心爱的玩具被破坏、意外事件、突然的环境改变等。而反复的支气管哮喘发作又会引起患者焦虑、抑郁和沮丧，加之过分关注自己疾病的行为模式，与家长过分关心、焦虑和烦恼的心情互为因果，形成恶性循环，促使支气管哮喘的发作更加频繁。

2. 人格特征 Creer 提出，哮喘患者具有过度依赖、敏感、过于被动的人格特点。现在研究表明，内向型性格、期待被他人接受、缺乏表达力、社会交往少、情绪不稳定、不合群、易发生情绪冲突、有强烈不安全感、以自我为中心、易受暗示、强迫倾向等人格特征对支气管哮喘有影响。有调查发现，支气管哮喘患儿的母亲因担心孩子发病，而对孩子采取过分迁就、溺爱的态度，会导致孩子出现胆怯、任性、易激惹、依赖等性格。国外有报道显示，患儿因年龄增大而支气管哮喘消失，但行为上对母亲仍十分亲近和依赖，并表现出稚气。

（七）皮肤病

皮肤与神经及心理的关系十分密切，解剖学和生理学告诉我们：每一平方厘米的皮肤里，就有一千米长的神经纤维，人的精神状态与心理变化经过神经传递，对皮肤的影响极大。

各种皮肤病最常见的症状就是瘙痒。引起瘙痒的因素包括皮肤的理化、电、温度和生物学的刺激及心理刺激，情绪因素会加剧皮肤病患者已有的痒感。

引起心因性瘙痒症的情绪多是压抑的愤怒和焦虑；当一个人体验到愤怒或焦虑而又不能公开表现时，就会由于痒的冲动而产生强烈的瘙痒欲望，其强烈程度甚至可达到抓伤皮肤的程度。心理动力学认为，对爱的过分需要是心因性瘙痒症的共同特点，当这种需要受挫时，就会诱发愤怒或焦虑的情绪体验而发生瘙痒。但不是任何人在受到心理刺激时都会发生瘙痒，人对刺激物的反应依赖于心和身两方面的因素。

人的某些情绪反应常常会影响汗液的分泌。在长期情绪应激条件下，过度排汗加之瘙痒可导致搔抓活动，可造成一些继发性皮肤改变，可以成为一些主要与情绪因素无关皮肤病的基础。

心理因素对所有的皮肤病患者都有影响。Alexander 和 French 的经典研究曾发现，当从环境中消除情绪冲突因素时，患者的症状就相应减少，反之则加剧。一些研究者又进一步地探讨了人格结构与皮肤病间的联系。过敏性皮炎是最易受情绪活动影响的一种皮肤病。Dunbar 的研究表明童年期受过母亲的过分保护，渴望得到慈爱，有敌对和依赖的冲突，对自己的不良表现常感内疚，为此可出现自责、自惩行为，情绪抑郁、自卑、神经过敏等一类人更容易患过敏性皮炎。心理应激所引起的紧张、焦虑和抑郁情绪反应，还可以直接引起某些皮肤病，例如斑秃、神经性紫癜、神经性皮炎和非生理性白发。

NOTE

学习小结

心理应激是个体察觉到内外环境的需求和机体满足需求的能力不平衡时，通过心理、生理和行为的反应所表现出的调节应对过程，反应的结果可以是适应或适应不良。在国内，应激源分为应激性生活事件、生活琐事、职业性应激源和环境性应激源。应激的心理反应主要有认识反应、情绪反应和行为反应三个方面。应激的生理反应包含警觉阶段、阻抗阶段和衰竭阶段。心身疾病(psychosomatic diseases)或称心理生理疾病(psychophysiological diseases)，是介于躯体疾病与神经症之间的一类疾病。常见的心身疾病有原发性高血压、冠心病、消化性溃疡、糖尿病和支气管哮喘等。

复习思考

[单项选择题]

1. 心身疾病通常不包括(　　)。

A. 高血压　B. 支气管哮喘　C. 肺结核　D. 皮肤病

2. 应激的生理反应不包括(　　)。

A. 警觉阶段　B. 阻抗阶段　C. 衰竭阶段　D. 镇定阶段

参考答案

(乔　瑜)

NOTE

第六章　常用心理评估及心理干预方法

本章 PPT

学习目标

1. 了解心理评估及心理干预的概念；智力测验、人格测验、心理干预的分类及心理干预原则。

2. 熟悉心理评估的过程、方法；标准化心理测验应具备的条件。

3. 掌握 SCL-90、SAS、SDS 常用临床评定量表的使用方法；心理干预技术。

案例导入

吴某，大学教授，男，45 岁，博士生导师，国家重点学科带头人，国家重大科研攻关项目首席科学家。平时身体健康，婚姻美满，家庭和睦。他在一次例行健康体检中，被确诊为肝癌晚期。一向事业顺利、家庭和美的他无法接受残酷的现实，陷入了极度的悲观绝望中。

案例分析：

1. 该患者主要的负性情绪是什么？
2. 可用什么量表对该患者的不良情绪进行客观评估？
3. 为了帮助患者更好地接受现实，最适宜的干预方式是什么？
4. 面对该患者时可选择的心理支持技术有哪些？

第一节　心理评估概述

一、心理评估的概念

心理评估(psychological assessment)有广义和狭义之分。广义的心理评估是指依据心理学的理论和方法对人的心理品质及其水平所做出的鉴定。心理品质包括心理过程和人格特征等内容，在医学、心理学和社会学等领域发挥重要作用。狭义的心理评估也称为临床评估，是指在心理临床与咨询领域，运用专业的心理学方法和技术对患者的心理状况、行为、人格特征和心理健康进行全面、系统和深入的客观描述，为心理咨询与治疗提供必要的前提和保证。

NOTE

心理评估的对象是人，包括健康的人和患者。护士可以通过心理评估了解不同个体的心理特征，从而有的放矢地进行心理健康教育和指导，另一方面也可以借助心理评估了解患者在患病前的心理问题以及与躯体疾病伴发的心理问题或心理障碍，以便于采取相应的心理护理措施。

二、心理评估实施过程及注意事项

（一）实施过程

心理评估是根据评估的目的收集资料，对资料和信息进行加工处理，最后做出判断的过程，主要包括以下几个方面。

1. 确定目的，决定内容 确定被评估者评估的目的是什么，如鉴定人格特征、智力水平或有无心理障碍等。

2. 选择标准，收集资料 包括被评估者当前心理问题的起因、发展及影响因素，早年的生活经历、家庭背景，当前的适应水平、人际关系等。这一过程中，主要应用心理评估的调查法、观察法和访谈法。

3. 信息分析，判断决策 除应用一般的评估方法外，主要借助心理测验的方法，对收集的资料进行分析，写出评估报告、得出结论。

（二）注意事项

（1）评估环境要安静清洁，桌椅高低要合适，室内布置应不新异、不华丽，尽量排除外界因素的干扰。

（2）评估时间要充足，上午最佳，评估时长以不超过 1 小时为宜。

（3）评估者需经过专业训练，熟悉测试内容、功能、适应范围、优缺点，在测评过程中应用标准化程序操作，做好指导语和时间的把控。

（4）被评估者要意识清楚、能控制自己的情绪和行为。

第二节　心理评估方法

一、行为观察法

（一）概念

行为观察法是指一种对被观察者的行为表现进行直接或间接的，有目的、有计划的观察，并记录下来的方法。通过观察了解被观察者言语和非言语行为传递的信息，是心理评估常用的一种方法。观察的途径分为直接观察和间接观察（如通过摄像、录像设备）。观察内容一般包括被评估者的身体状况、仪表、言语、行为动作、人际沟通风格、兴趣爱好、注意力、个性特征、需求和各种情景下个体的应对方式等。依据观察情境，按照评估者参与的程度，行为观察法可分为自然观察法和参与式观察法。

NOTE

1. 自然观察法（naturalistic observation） 自然观察法是指在自然情景中

（如家庭、学校、医院等环境）对人或动物的行为进行直接观察、记录和分析，从而解释其某种行为变化的规律的方法。比如，在生活中观察幼儿的交往行为。观察者要防止被观察者察觉到自己的行为被人观察，否则会影响到被观察者的行为表现，导致观察结果失真。

2. 参与式观察法（participant observation） 参与式观察法是指观察者参与到被观察者的活动中，以便观察和记录其行为的方法。比如，在病区观察新入院患者的适应性和非适应性行为。

（二）行为观察法的注意事项

（1）观察前设定好观察情境、目标行为、观察时间、资料记录方法。

（2）观察者需要客观、系统、全面地观察目标的行为，在交谈中持续观察。观察内容包括言语行为、非言语行为等。

（3）观察者面对与自己年龄、文化背景、价值观相差悬殊的被观察者时，分析结果时尽可能从被观察者的角度理解其行为。

（4）观察结果尽可能采用描述性方式记录目标行为，而不用解释的方式。

（三）行为观察法的优势和缺陷

行为观察法的优势是材料比较真实和客观，可以取得被观察者不愿意或没有报告的行为数据，操作相对简便易行。行为观察法的缺陷是其获得的是外显行为，不易重复；观察结果的有效性很大程度上依赖于观察者的洞察能力、分析综合能力和判断能力；观察活动本身可能影响被观察者的行为表现，从而使结果失真。

二、访谈法

（一）概念

访谈法又称为交谈法、会谈法，是访谈者通过与来访者有目的的交谈，收集资料、进行评估诊断和干预治疗的基本手段。在心理评估中，通过访谈可达到如下目的：得到来访者的“第一印象”；获得那些用其他方法难以得到的信息；与来访者建立相互协调、和睦的关系；帮助来访者认识自己的问题行为，并为解决这些问题行为给予指导和帮助。根据访谈者事先是否确定访谈的结构和程序，访谈法可分为结构式访谈和非结构式访谈。

1. 结构式访谈（structured interview） 访谈前访谈者根据评估目的预先设定好结构和程序，确定访谈的问题、问题排序以及各个问题的备选答案。一般可编制好一个评估大纲或评估表，会谈时逐项提问，根据来访者的回答进行评定。

2. 非结构式访谈（unstructured interview） 访谈前访谈者只确定访谈的主题或方向，没有确定要访谈的具体问题。访谈双方以自然的方式进行交流，访谈是开放式的，访谈者可以根据评估目的和来访者的实际情况提问，来访者能自由地表述见解，访谈气氛比较轻松，可以获得较真实的资料。

（二）访谈法的注意事项

1. 建立良好的信任与合作关系 访谈者应营造一个温馨的访谈环境，使来

NOTE

访者有安全感。访谈者应始终保持自然、放松、贯注、友好、接纳的态势，并对来访者的言语和非言语行为做出适当的反应。访谈过程中应使用尊称，非必要时不用专业术语，语调平和、有感染力。

2. 贯注的倾听 倾听是贯注行为的中心技巧，是与来访者发展关系和实际接触的核心。耐心、专注地倾听来访者的表述，不对其做任何评判、不问是非，也不试图纠正。倾听时与来访者保持适当的距离、身体稍前倾的姿势、适度的目光接触、点头等非言语行为反应。

3. 酌情询问 询问可用于提升访谈效果，有助于定位与澄清事实，开辟新的访谈话题，有助于来访者进行自我探索。开放式提问可获得更丰富的信息，和来访者的交流会更自由和开放，访谈初期以开放式提问为主。封闭式提问将得到较简短的回应，可以提供一些具体的信息，在访谈后期核实相关信息可使用封闭式提问。

（三）访谈法的优点和缺陷

结构式访谈具有省时、高效、切题及资料便于统计分析等优点，但过于程序化、易遗漏相关信息、气氛死板。非结构式访谈灵活性大，可对某一问题进行深入的观察和询问，但话题松散、费时、易偏离主题，其信度和效度难以确定。访谈双方语言不熟悉、民族习惯和文化背景的差异较大时，容易产生访谈偏差；访谈者的技术熟练程度和经验也会对访谈效果产生影响。

三、心理测验法

（一）概念

心理测验法是指依据一定的心理学理论，在标准情境下对个人行为样本进行客观分析和描述的一类方法。心理测验法是在实验心理学的基础上形成和发展起来的一种测量方法，可以对心理现象的某些特定方面进行系统的评估，如个体的态度、性格、情绪状态和某些能力等。

1. 标准情境 一是指测验情境，要求对所有被试者均用同样的刺激方法来引起他们的反应，也就是测验的实施条件、实施程序、记分方法和结果判断标准均要统一；二是被试者心理状态，要求被试者处于能表现所要测验的心理活动的最佳时期。

2. 行为样本 有代表性的行为样本，即测验内容。一般情况下，人的心理活动都是通过行为表现出来的，在编制心理测验时，必须考虑测验题的代表性，筛选行为样本。通过测量其有代表性的行为，来间接地反映心理活动的规律和特征。

3. 结果描述 结果描述指对心理测验的结果以能让人们理解的方式进行的描述。通常分为数量化描述和划分范畴描述两类。例如，以智力商数（IQ）为单位对智力水平进行数量化描述。有些心理现象不便数量化，可划分范畴，如正常和异常、内向和外向等范畴。一般可数量化的描述也可以划分范畴来描述，如智力水平高低也可根据 IQ 划分为正常、超常和缺损等。

NOTE

4. 心理测验工具 心理测验工具包括测验材料和使用手册。测验材料即测验内容。使用手册介绍了测验目的、性质、信度、效度、测验程序和怎样量化描述测验结果。

（二）心理测验法遵守的基本原则

1. 标准化原则 心理测验法使用公认的标准化工具，并严格按照指导手册要求进行。所得结果可以参照常模进行解释，可以减少主观因素的影响。

2. 客观性原则 心理测验法的应用和结果的解释应当慎重，应符合被试者的实际情况，不可夸大和滥用，应当结合其他资料进行综合分析以做出客观的解释。

3. 保密性原则 测验材料和指导手册由从事此项工作的人员保管，不能随意扩散。对受试者的测验结果应保密，尊重其意愿。

（三）标准化心理测验的基本条件

标准化心理测验是指通过一套标准程序建立测验内容，制订评分标准，固定实施方法，而且具备主要的心理测量学技术指标，并达到了国际公认水平的测验。标准化心理测验应具备以下主要技术指标。

1. 常模(norm) 常模是指某种心理测验在某一人群中测验结果的标准量数，也就是可供比较的标准。被试者某项测验的结果只有与这一标准进行比较，才能确定测验结果的实际意义。故常模是解释测验结果的依据。常模的正确与否取决于常模样本的代表性。使用心理测验法时必须考虑被试者情况与该测验样本背景资料相符合的程度。通用常模形式有均数、标准分、百分位、划界分、比率(或商数)等。

2. 信度(reliability) 信度指测验结果的可靠性或一致性，包括时间、内容和不同评分者之间的一致性。信度主要考虑随机误差的影响。确定信度的方法是针对不同的误差来源选择相应的方法。信度检验结果用信度系数表示，其数值为−1～+1，绝对值越接近1，表明误差越小，测验结果越可靠。常用的信度有以下三种。

(1) 重测信度：使用同一测验在不同时间对同一个体或群体施测两次，这两次测验分数的相关系数。重测信度考虑的误差来源是时间不同带来的随机误差。如噪声、气候、被试者心身状况等。重测信度适用于较稳定的行为、特质及不易受重复影响的测验。

(2) 复本信度：以两个等值但题目不同的测验来测量同一个体或群体，求得被试者在这两个测验上得分的相关系数。复本信度考虑的是内容取样误差。

(3) 评分者信度：在需要评分者进行判断的测验中，需要考虑评分者信度。随机抽取若干份答卷，由两个或多个独立的评分者打分，然后求其间的相关系数，即评分者信度。

3. 效度(validity) 效度指测验结果的有效性和准确性。即一个测验能够正确地测量出它所要测量的内容和程度。效度越高表示该测验测量的结果所能代表要测量行为的真实度越高，就越能够达到测量的目的。如一个智力测验，测

NOTE

验结果表明的确测得了被试者的智力，而且测准了被试者的智力水平，表示这个测验的效度高。效度检验通常有以下几种方法。

(1) 内容关联效度：一个测验所能测量到的具有代表性的内容和行为程度，即测验的行为取样是否能代表所测量的心理功能及代表的程度，通常通过专家评审的方法进行。设计项目时常考虑这一指标。

(2) 效标效度：用来检验所编制的测验是否能预测被试者在特定情境中的行为表现，关键是合理地选择效标，如智力测验常选用学业成绩作为效标。

(3) 结构关联效度：反映编制的测验所依据理论的程度。例如，编制一个智力测验，必定以一定的智力理论为基础，而其结构关联效度则是指它对这一理论的智力特质进行测量的准确程度。因素分析是检验结构关联效度最常用的方法。

（四）心理测验的分类

1. 按测验对象分 可分为个体测验和团体测验。个体测验是在某一时间内由一位主试者对一位被试者进行测量，是临床主要采取的方法。个体测验对被试者观察细致，提供的信息准确性高，容易控制施测过程；团体测验是在同一时间内由一位或几位主试者测量多个被试者，可在短时间内收集到多人的信息。

2. 按测验方式分 分为问卷法、作业法和投射法。问卷法采取结构式提问的方式，被试者在有限的几种选择中做出回答，比如让被试者选择“是”或“否”；作业法是非文字的，让被试者进行实际操作，多用于测量感知和运动等操作能力，适用于婴幼儿、语言不通和语言障碍的人；投射法是让被试者通过一定的媒介，建立起自己的想象世界，在无拘束的情景中，显露出其个性特征的一种个性测试方法。测试所用的刺激多为意义不明确的各种图形、墨迹或数字，让被试者在不受限制的情境下，自然做出反应，通过对反应结果的分析来推断被试者的人格。

3. 按测验的目的和功能分

(1) 能力测验：包括智力测验、儿童发展量表和特殊能力测验。

(2) 人格测验：主要评估被试者的人格特征。测验方法通常有问卷法和投射法。问卷法也称为自陈量表。

(3) 神经心理测验：评估正常人和脑损伤患者脑功能状态的心理测验，在脑功能的诊断及脑损伤的定位、康复评估方面发挥着重要作用。神经心理测验主要有个别能力测验和成套测验。常用的个别能力测验有感知运动测验、记忆测验和联想思维测验。成套测验有 H-R 神经心理测验。

(4) 临床评定量表：对自己主观感受和他人行为的客观观察进行量化描述的方法。评定量表不仅可评定有无某些行为或人格特征，还可以对行为和人格特征做出等级或水平评定。临床常用的评定量表有 90 项症状自评量表（SCL-90）、焦虑自评量表（SAS）、抑郁自评量表（SDS）、A 型行为评定量表等。

(5) 职业咨询测验：常用的测验有职业兴趣问卷、性向测验和特殊能力测验等。智力和人格测验也常与这些测验联合使用，使评估结果更为全面。

NOTE

四、护理工作中常用的心理测验和评定量表

(一) 智力测验(intelligence test)

智力测验是评估个人一般能力的方法,它是根据有关智力概念和智力理论经标准化过程编制而成的,是用测验的方式来衡量人的智力水平高低的一种方法。临床上智力测验主要应用于儿童智力发育的鉴定、作为脑器质性损害及退行性病变的参考指标。常用的有比奈-西蒙量表、斯坦福智力量表、韦克斯勒智力量表。

1. 智商(IQ) 智商是智力测验结果的量化单位,用于衡量个体智力发展水平的一种指标。智力测验结果的量化方式有以下两种。

(1) 比率智商:计算公式:IQ=MA/CA×100(MA 为智龄,指在智力测验上所达到的年龄水平;CA 指测验时的实际年龄;当 MA 与 CA 相等时,IQ 为 100)。例如,某儿童智力测验的 MA 为 10,而他的 CA 为 8,那么他的 IQ 为 125,说明该儿童比同龄儿童的平均能力高。比率智商有一定的局限性,它建立在智力水平与年龄成正比的基础上,实际上智力发展到一定年龄后稳定在一定水平,呈平台状态,此后随着年龄增加,智力便开始下降,因此,比率智商只适用于 16 岁以下儿童。

(2) 离差智商:由韦克斯勒提出。它是用统计学的标准分概念来计算智商,表示被试者的成绩偏离同年龄组平均成绩的距离(以标准差为单位),每个年龄组 IQ 均值为 100,标准差为 15。计算公式:$IQ=100+15(X-M)/SD$。公式中 X 为被试者的成绩,M 为样本成绩的均数,SD 为样本成绩的标准差,$(X-M)/SD$ 是标准分(Z)的计算公式。离差智商实际上不是一个商数,比如被试者得到的 IQ 为 100 时,表示他的智力水平处于平均位置;IQ 为 85,则表示低于平均智力一个标准差,为中下智力水平;IQ 为 115,则高于平均智力一个标准差,为中上智力水平。离差智商适合各年龄阶段智商计算,已成为通用的智商计算方法。

2. 韦氏智力量表 韦氏智力量表是由美国心理学家韦克斯勒编制的三个相互衔接的智力量表。其包括韦氏成人智力量表(WAIS)、韦氏儿童智力量表(WISC)及韦氏学前儿童智力量表(WPPSI),分别适用于 16 岁以上、6～16 岁和 4～6 岁三个年龄阶段的智力测验。可以对一个人从幼年到老年的智力进行测量,便于前后比较。我国韦氏智力量表的修订本(WAIS-RC),分别制订了城市和农村两套常模,WAIS-RC 全量表由言语和操作两个分量表组成,其中言语量表含 6 个分测验,操作量表含 5 个分测验,适合 16 岁以上成人(表 6-1)。

表 6-1 韦氏智力量表智商等级分布

智力等级	智商范围	理论分布/(%)
非常优秀	130 及以上	2.2
优秀	120～129	6.7
中上(聪明)	110～119	16.1
中等	90～109	50

NOTE

续表

智力等级	智商范围	理论分布/(%)
中下(迟钝)	80～89	16.1
临界	70～79	6.7
智力发育迟钝	70 以下	2.2

（二）人格测验

人格测验是心理测验应用最多的一类测验，分为有结构式的(自陈量表)和无结构式的(投射)，常用的自陈量表主要有：①卡特尔 16 项人格因素问卷(16PF)；②艾森克人格问卷(EPQ)；③加州心理调查表(CPI)；④明尼苏达多相人格调查表(MMPI)等。常用的投射测验主要有：①主题统觉测验(TAT)；②洛夏墨迹测验。这些测验在临床上多用于心理障碍患者的诊断和病情预后的评估，也用于心理咨询时对人格的测定等。

1. 艾森克人格问卷(EPQ) EPQ 是由英国心理学家艾森克(Eysenck)编制的。EPQ 分为成人问卷(16 岁以上)和儿童问卷(7～15 岁)两种。我国龚耀先的修订本，成人问卷和儿童问卷均为 88 道题目。陈仲庚修订本，成人问卷有 85 道题目。EPQ 由三个人格维度量表(N、E、P)和一个效度量表(L)组成。回答选择“是”或“否”。

(1) 神经质(N)维度：测查情绪稳定性。高分表示情绪不稳，焦虑、紧张、易怒，往往又有抑郁，对各种刺激的反应过于强烈，难以平复。低分表示情绪反应慢、弱、易平复等特征。

(2) 内-外向(E)维度：测查内向和外向人格特征。高分反映个性外向，具有好交际、热情、反应迅速、冲动等特征。低分则表示个性内向，具有好静、稳重、保守、不善言谈、做事严谨有计划等特征。

(3) 精神质(P)维度：测查一些与精神病理有关的人格特征，并非指精神病，它在所有人身上都存在，只是程度不同而已。高分可能具有孤独、不关心他人、缺乏同情心、常抱敌意、与别人不友好、难以适应外部环境等特征。也可能具有极其与众不同的人格特征。低分表示爱交往，易于适应外部环境。

(4) 掩饰(L)量表：测查朴实、遵从社会习俗及道德规范等特征。高分表明掩饰、隐瞒，但得分高低与年龄、性别、民族差异有关。

EPQ 结果采用标准 T 分表示，根据各维度 T 分高低判断人格倾向和特征。因 EPQ 为自陈量表，实施方便，有时也可作团体测验，是我国临床应用最为广泛的人格测量量表。

2. 卡特尔 16 种人格因素问卷(16PF) 卡特尔 16 种人格因素问卷由美国伊立诺伊州立大学人格及能力测验研究所的卡特尔教授采用因素分析法编制而成。适用于 16 岁以上具有小学以上文化程度的成人，主要是测量和确定正常人的基本人格特征。卡特尔认为 16 个根源特质(乐群性、聪慧性、稳定性、恃强性、兴奋性、有恒性、敢为性、敏感性、怀疑性、幻想性、世故性、忧虑性、实验性、独立性、自律性、紧张性)是构成人格的内在基础因素，测量出某个体 16 项基础因素

NOTE

的表现程度，即可知其人格特征。问卷由187项构成，我国有修订本及常模。

3. 明尼苏达多相人格调查表(MMPI) 明尼苏达多相人格调查表由Hathaway和SR Mckinley JC等编制。MMPI适用于16岁以上有6年以上教育年限者。1989年Butcher等进行了修订，称MMPI-2，我国宋维真等完成了修订并制定了常模，可用于13岁以上青少年和成人。MMPI共有566个自我陈述形式的题目，被试者根据自己的实际情况对每个问题做出“是”或“否”的回答。常用的调查表有4个效度量表和10个临床量表。MMPI应用广泛，可用于测试正常人的人格类型；在心理咨询和心理治疗中用于评估来访者的人格特点及治疗效果；在精神医学主要用于协助诊断；在心身医学用于多种心身疾病患者的人格特征研究；在行为医学用于行为障碍的人格特征研究。

（三）精神症状评定量表

1. 90项症状自评量表(SCL-90) SCL-90因反映症状丰富，能较准确评估患者自觉症状，适用于精神科患者和心理咨询门诊，也可用于综合性医院了解躯体性疾病患者的精神症状。SCL-90由90个反映常见心理症状的项目组成，分成10个症状因子，反映有无各种心理症状及其严重程度。每个项目按“没有、很轻、中等、偏重、严重”分为1～5级评分，由被试者根据自己现在或最近一周的情况和体会对各项目选择恰当的评分。

(1) SCL-90的10个因子的含义及包含的项目数见表6-2。

表6-2 SCL-90因子结构及意义

因子	题号(项目数)	意义
躯体化(12)	1、4、12、27、40、42、48、49、52、53、56、58	主要反映主观的身体不舒适感
强迫(10)	3、9、10、28、38、45、46、51、55、65	主要反映强迫症状
人际敏感(9)	6、21、34、36、37、41、61、69、73	主要反映个人不自在感和自卑感
抑郁(13)	5、14、15、20、22、26、29、30、31、32、54、71、79	主要反映抑郁症状
焦虑(10)	2、17、23、33、39、57、72、78、80、86	主要反映焦虑症状
敌意(6)	11、24、63、67、74、81	主要反映敌对表现
恐怖(7)	13、25、47、50、70、75、82	主要反映恐怖症状
妄想(6)	8、18、43、68、76、8	主要反映猜疑和关系妄想
精神病性(10)	7、16、35、62、77、84、85、87、88、90	主要反映幻听、被控制感等精神分裂症症状
其他(7)	19、44、59、60、64、66、89	主要反映睡眠和饮食情况

(2) 统计分析指标：①总分：90个项目分相加之和；②总均分：总分/90；③阴性项目数：单项分＝1的项目数；④阳性项目数：单项分≥2的项目数或90－阴性项目数；⑤阳性症状均分：(总分－阴性项目数)/阳性项目数；⑥因子分：组成某一因子的各项目数总分/组成某一因子的项目数。

NOTE

根据总分、总均分、阳性症状均分、因子分等评分情况，可获得患者症状的总印象，判断是否需要进一步检查。

2. 抑郁自评量表(SDS) SDS是Zung于1965年编制的，由20个与抑郁症状有关的条目组成。SDS操作简便、易掌握，用于反映有无抑郁症状，衡量抑郁症状的轻重程度及其在治疗过程中的变化，特别适用于综合医院对有抑郁症状的成人进行评定，也可用于流行病学调查。评定时间为最近一周。

(1) 评分：SDS每个条目后有1～4级评分选择，1表示很少有该项症状；2表示有时有该项症状；3表示大部分时间有该项症状；4表示绝大部分时间有该项症状。被试者根据最适合自己情况的时间频度来选择。20个项目中有2、5、6、11、12、14、16、17、18、20为反序计分题，即计分时按4、3、2、1计分。

(2) 统计总分：主要统计指标为总分，将所有项目得分相加得到总分。总分超过41分可考虑筛查为阳性，即可能有抑郁存在，需进一步检查。严重程度可用抑郁严重指数衡量，抑郁严重指数＝总分/80。指数范围为0.25～1.0，指数越高，反映抑郁程度越重。

3. 焦虑自评量表(SAS) SAS由Zung于1971年编制，用以评定焦虑患者的主观感受。适用于具有焦虑症状的成人，主要用于疗效的评估，也可用于流行病学调查。评定时间为最近一周。

评分：SAS每项条目后有1～4级评分选择。记分方法同SDS，项目5、9、13、17、19为反序计分，即按4、3、2、1计分。主要指标为总分，各条目评分相加即得到总分(粗分)，然后用总分乘1.25后取整数部分，即得到标准指数分。按中国常模标准指数分为50分，正常总分上限为40分。分数越高，反映焦虑程度越重。

第三节 心理干预

心理干预是护理心理学的重要手段之一。随着医学模式和护理模式的转变，社会生活节奏的加快和心理-社会紧张因素的增多，人们对心理干预的需求与日俱增，心理干预逐渐成为现代医学理论和临床实践不可或缺的组成部分。因此，掌握常用的心理干预技术对临床护理具有重要的意义。

一、心理干预的概念

心理干预(psychological intervention)是指以心理学理论和技术为指导，有计划、按步骤地对一定对象的心理活动、个性特征或行为问题施加影响，使之向预定目标变化的过程。心理干预是各种心理学干预手段的总称，包括健康促进、预防性干预、心理咨询、心理治疗等。随着社会的发展和人们对心理服务需求的增长，心理干预的思想、策略逐渐深入到文化传播、公共卫生、保健、疾病控制等领域。

二、心理干预的种类

目前，心理干预的形式有针对普通人群进行健康促进教育、对心理障碍的高危人群进行预防干预、对已经患有心理障碍的人进行心理治疗。

1. 健康促进 健康促进是指通过宣传、教育等手段指导普通大众建立良好的行为、思想和生活方式，从而预防心理问题的发生。健康促进面向普通人群，目标是促进其心理健康和生活幸福，属于一级干预。

2. 预防干预 针对高危人群采取减少危险因素和增加保护因素的措施。预防干预有普遍性预防干预、选择性预防干预和指导性预防干预三种方式。

(1) 普遍性预防干预：面向广大普通人群，针对某些导致人群发病率增加的危险因素，进行心理教育或宣传干预。如产妇产后抑郁症发病率相对增高，就可以面向产妇人群，普及认知和行为技能教育，以减小产后抑郁发作的风险。

(2) 选择性预防干预：针对那些虽然还没有出现心理问题或障碍，但其发病的风险比一般人群要高的人进行干预，如离婚家庭其子女患抑郁症、品行障碍等心理问题的风险明显增高，因此，应该针对这类家庭的成员实施选择性预防干预。

(3) 指导性预防干预：针对那些有轻微心理困扰的亚健康人群进行干预。如在轻度抑郁情绪下，指导性预防干预效果较好，被干预者病程短、痛苦少，如果不及时干预，有些被干预者可能转化为重度抑郁，届时病程长、对被干预者影响大而且干预费用会增多且周期也会增长。

预防性干预针对高危人群，目标是减少发生心理障碍的风险，属于二级干预。

3. 心理治疗(psychotherapy) 心理治疗也称为精神治疗，是以心理学理论体系为指导，以良好的医患关系为桥梁，应用心理学的方法或技术，影响或改变患者的认知、情绪及行为，促进个体与环境之间的平衡，从而达到治疗心理障碍的目的。心理治疗是心理干预的重要手段之一，针对已经出现心理障碍的个体，目标是减轻其心理障碍症状，属于三级干预。

三、心理干预的原则

心理干预是一项专业性很强的技术，要达到既定的干预目标，就必须遵循一定的原则。

1. 良好关系原则 良好的干预关系是进行心理干预的重要条件。干预者只有对被干预者表现出尊重、真诚、积极关注、关心、支持的态度，才能建立彼此接纳、相互信任的干预关系。由此，被干预者才能毫无保留地吐露自己的心理问题，从而为明确被干预者的心理问题、设计和修正干预方案提供可靠的依据。

2. 保密性原则 干预者要尊重被干预者的隐私。在心理干预的过程中，被干预者可能会暴露自己的隐私，这些隐私可能会涉及被干预者的名誉、前途或利益，一旦泄露，将会造成恶劣的影响，所以干预者一定要为其保密。

3. 个性化原则 在心理干预的过程中，干预者在注重被干预者与同类问题

NOTE

的人的共同表现和一般规律的同时，也不能忽视被干预者的具体情况。因为每个人的经历、心理特征和所处的环境不同，所以每一个心理干预方案都有其特殊性。

4. 中立性原则 干预者对干预中涉及的各类事件，均应保持客观、中立的立场，不能把个人观点强加于被干预者。否则，容易影响被干预者对事件判断的客观性，从而影响干预效果。

5. 发展性原则 在心理干预的过程中，人的心理问题在不断地发展变化着，因此，在心理干预的过程中，被干预者的需要、动机、态度、情绪及行为表现等也会随着干预的进程不断发生变化，所以干预者要以发展的眼光对待和处理被干预者的问题。

6. 综合性原则 由于人类的疾病是生理、心理、社会等诸多因素共同作用的结果，因此在评估病因时要进行全方位的思考，在制订干预策略时，也要采用心身综合的干预方法。同时，由于各种干预手段都有其优点和不足，在干预实践中也要灵活使用。

四、心理干预技术

（一）支持疗法

支持疗法即心理支持，又称为支持性心理疗法、一般性心理疗法，是一种以“支持”为主的特殊性心理治疗方法。支持疗法是指医护人员合理地采用倾听、鼓励、安慰、解释、指导等交谈方式，关怀、支持患者，帮助患者认识问题、改善心境、增强信心，从而促进心身的康复。

支持疗法是临床上最常用的心理干预方法，其适用对象极其广泛，几乎所有的门诊和住院患者都适用，也适用于生活中遭遇挫折、应激或陷入困境中的人。具体方法有倾听、解释和指导、鼓励和安慰、保证和支持、教育和疏导、暗示等。

1. 倾听 倾听是指听患者诉说，包括他们的问题、感受和需要等。倾听是心理支持的第一步，它不仅是了解情况的必要途径，也是建立良好的干预关系和为患者提供帮助的重要手段。倾听并非仅仅用耳朵听，更重要的是要用“心”去听，要设身处地地感受患者的体验。倾听不仅要听患者通过言语、行为所表达出来的东西，还要听出患者在交谈中所省略的和没有表达出来的，甚至患者本人都没有意识到的心理问题。倾听不单是听，还要注意思考，要及时而迅速地判断患者的谈话是否符合常理，是否符合逻辑。比如，患者说，“我感觉活着没意思。有一次我和丈夫因琐事吵架，我差点从楼上跳下去……”夫妻因琐事争吵就跳楼，这种事不合常理。倾听最重要的是听出不合常理和逻辑的关键点在哪里。另外，倾听不是被动地听，还要有参与，有适当的反应。干预者要用某些简单的词、句子，比如“是的”“嗯”“然后呢”“我明白了”等或用点头这样的简单动作促使患者继续说下去。

2. 鼓励和安慰 当患者由于某种原因而情绪低落、自责自卑甚至悲观绝望时，医护人员要及时地给予鼓励和安慰，使其对生活恢复信心，帮助他们振作精神、提高应对各种危机的能力，以便更好地适应社会。

NOTE

3. 解释和指导 医护人员以心理学理论和医学知识为依据，启发患者，帮助患者分析引起紧张焦虑的原因、性质、程度，帮助其解除顾虑、缓解或消除不良情绪、树立信心、积极主动地配合治疗。

4. 保证和支持 患者有时将自身的问题看得过分严重，甚至怀疑自己患了绝症，心理极度失衡。面对这种情况，医护人员要以充分的事实为依据，用充满信心的态度和坚定的语气，向他们做出保证，以消除其紧张和焦虑情绪，使其能客观对待自身的问题。

5. 教育和疏导 心理治疗含有教育的意义。某些心理问题常常是由于患者的无知或偏见引起的，如某些有疑病倾向的人，经常会出现恐惧、紧张、焦虑的情绪。因此，医护人员应及时进行心理卫生知识的宣传教育，引导患者矫治认知、消除顾虑、培养良好的生活习惯，使问题得到圆满解决。

6. 暗示 暗示是指在无对抗的条件下，用含蓄、抽象诱导的间接方法对患者的心理和行为产生影响，促使患者按照暗示者所指引的方向行动或者思考，分为积极暗示和消极暗示。在这里，我们提倡对患者施加积极暗示，即运用积极、正面的语言对患者的心理和行为产生积极影响，从而促进疾病的康复和心理的恢复。其实，暗示贯穿在整个心理治疗护理过程中，给患者的解释、鼓励、安慰、保证等都有暗示作用，特别是医护人员的专业身份无形中会增加暗示的效果。

（二）认知干预

认知干预的主要技术是认知疗法。认知疗法是 20 世纪 70 年代在美国发展起来的一种新兴的心理治疗方法，是通过认知和情绪技术手段来改变患者对事件不合理的认知、解释和评价，进而消除不良情绪和行为的心理治疗方法。具有代表性的是阿尔波特·埃利斯（A. Ellis）的合理情绪疗法（rational-emotive therapy，RET），阿伦·贝克（A. T. Beck）和雷米（V. C. Raimy）的认知疗法以及唐纳德·梅肯鲍姆（Donald Meichenbaum）的认知行为疗法（CBT），这里主要介绍埃利斯的合理情绪疗法和贝克的认知疗法。

1. 合理情绪疗法 合理情绪疗法是由美国心理学家埃利斯于 20 世纪 50 年代创立的一种心理治疗方法，主要采用与非理性信念辩论的方式，帮助患者以理性的信念和思维方式取代非理性的信念，最大限度地减少非理性信念给他们情绪带来的不良影响。

埃利斯认为“人不是被事情本身所困扰，而是被其对事情的看法所困扰”。其核心是 ABC 理论，其中 A（activating events）代表诱发事件，B（belief）代表个体对这一事件的看法、解释和评价，即信念，C（consequence）代表继诱发事件后的个体情绪和行为反应的结果。通常认为情绪和行为后果的反应直接由诱发事件所引起，即 A 引起 C，而 ABC 理论则认为 A 只是 C 的间接原因，B 即个体对 A 的认知和评价而产生的信念才是直接的原因。进而提出 ABCDE 的治疗模式，即诱发事件 A（activating events）—信念 B（belief）—后果 C（consequence）—辩论 D（dispute）—效应 E（effect）。该疗法通过向患者讲解 ABC 理论，突出 B 对 C 的因果关系；采用积极的、指导性的语言，指出患者认知系统中的非理性成分，并对不合理的信念加以驳斥和辩论（D），使之转变为合理的观念；通过各种

NOTE

训练、练习和家庭作业，改变其不良认知，进而达到矫正不良情绪和行为的治疗效果(E)。

(1) 常见非理性信念：埃利斯将人类常见的非理性信念归纳为以下几种：①倾向于进行畸形的思维(如强迫思维)；②倾向于易受暗示影响；③倾向于过度概括化，以偏概全；④倾向于要求尽善尽美，认为不是完美的就是无用的；⑤倾向于对他人的过分要求；⑥倾向于追求绝对化，肯定化，不能忍受不确定性；⑦倾向于夸大负性事件的危害性；⑧倾向于自暴自弃；⑨倾向于自我贬低；⑩倾向于过分关注自身的机体变化。

(2) 治疗程序：理性情绪疗法的实施分为四个阶段。

①心理诊断：主要任务是：a. 建立良好的医患关系，帮助患者建立自信心；b. 找出患者情绪困扰和行为不适的具体表现(C)，以及与这些反应相对应的诱发事件(A)，并对两者之间不合理观念(B)进行初步分析，找出他们最迫切希望解决的问题；c. 干预者与患者一起协商，共同制订治疗目标，一般包括情绪和行为两方面的内容；d. 向患者介绍 ABC 理论，使其接受这种理论和认识到 A、B、C 之间的关系，并能结合自己当前的问题予以初步分析。

②领悟：通过解释和证明使患者在更深的层次上领悟到他的情绪和行为问题是自己的不合理观念造成的，因此，应该对自己的问题负责。要引导患者把合理与不合理的信念、表层与深层错误观念、边缘与中心错误观念、主要与次要错误观念区分开来，从而对自己的问题与不合理观念的关系达到进一步的领会。一般来说，要帮助患者实现三种领悟：a. 是信念引起了情绪和行为后果，而不是诱发事件本身；b. 他们对自己的情绪和行为问题负有责任，应进行细致的自我审查和反省；c. 只有改变不合理的信念，才能减轻或消除他们目前存在的症状。

③修通：干预者的主要任务是采用各种方法与技术，使患者修正和放弃原有的非理性观念并代之以合理的信念，从而使症状得以减轻或消除。

④再教育：主要任务是巩固治疗所取得的效果，帮助患者进一步摆脱不合理观念及思维方式，使新观念和逻辑思维方式得以强化并重新建立起新的反应模式，以减少以后生活中出现的情绪困扰和不良行为。

(3) 治疗技术：理性情绪疗法强调人自身的认知、情绪和行为三个维度的功能统一性。理性情绪疗法主要的技术包括矫正认知、情绪和行为的方法。

①与不合理信念辩论：埃利斯认为患者从不把自己的症状与自己的思维、信念联系起来，因此，干预者要积极主动地、不断地向患者发问，对其不合理信念提出挑战和质疑。从提问的方式看可分为质疑式和夸张式两种。质疑式提问是直接向患者的不合理信念发问；夸张式提问是针对患者信念的不合理处故意提一些夸张的问题，把对方不合理、不合逻辑、不现实之处以夸张的方式放大给患者看。

②合理情绪想象技术：该技术是帮助患者停止非理性信念的传播。其步骤是：a. 让患者在想象中进入他困扰的情境，体验在这种情境中的强烈情绪反应；b. 帮助患者改变这种不适当的情绪反应并体会适度的情绪反应；c. 停止想象，让患者讲述他怎么通过转变信念使自己的情绪发生了变化，此时治疗师要强化患

NOTE

者新的信念和体验，以巩固他获得的新的情绪反应。

③认知家庭作业：让患者自己与自己非理性信念进行辩论，它是正式交谈后的延续。主要有合理情绪自助表与合理自我分析报告两种形式。让患者填写合理情绪自助表，在找出 A 和 C 后，然后继续找 B。自助表中列有十几种常见的不合理信念，让患者从中找到与自己情况相符的 B 或单独列出。患者进而对不合理信念进行诘难(D)，最后自己评价诘难的效应(E)。这实际上就是患者自己进行 ABCDE 分析的过程。除认知作业外，还有情绪或行为方面的家庭作业。患者对自己每天的情绪和行为表现加以记录，对积极的、适应性行为和情绪给予自我奖励。

2. 贝克认知疗法 贝克认知疗法由美国著名心理学家贝克于 20 世纪 70 年代创立，旨在帮助患者去修正歪曲的信念、假设和自动化思维并且去对抗它，进而采取合理的想法和行动来平衡情绪的一种心理治疗方法。

贝克认为人们的行为、感情是由对事物的认知所影响和决定，而人们的认知建立在自己以往经验的态度和假设基础之上。心理障碍的产生并不是诱发事件或不良刺激的直接后果，而是在歪曲或错误的思维影响下造成的。不同的心理障碍有不同内容的认知歪曲，例如，抑郁情绪患者大多对疾病、现实和将来都持消极态度，抱有偏见，认为自己的疾病不能治愈，现实事事都不如意，将来毫无希望；焦虑情绪患者则对疾病的威胁持有偏见，过分夸大疾病的后果，面对治疗，只强调不利因素，而忽视有利因素。因此，认知疗法重点在于矫正患者的思维歪曲。

(1) 常见不良认知形式：贝克认为在人类的认知活动中，导致不良认知的常见形式有 5 种：①任意推断：证据不足时草率下结论；②选择概括：不了解全面，以偏概全；③过度引申：过度泛化，任意扩大事件的外延；④夸大或缩小：对客观事件的意义作歪曲评价；⑤全或无思维：把生活看成非此即彼的单色世界，要么全对，要么全错，没有中间状态。如抑郁症患者由于出现逻辑判断错误，稍受挫折就将自己看得一无是处，从而自卑、悲观、消极而导致抑郁。

(2) 矫正不良认知的方法：贝克概括了 5 种具体的矫正不良认知的方法。

①识别自动性思维：自动性思维是介于外部事件以及个体对事件的不良情绪反应之间的那些思维，多数患者不能意识到。心理干预中首先要求患者学会识别自动性思维，尤其是在不良情况出现前的特殊思维。

②识别认知错误：焦虑或抑郁患者常采用消极方式看世界，偏于悲观，容易出现前述的不良认知，要发现这一点难度较大，因为有些认知错误很难评价，干预者要归纳出一般规律来帮助患者认识。

③真实性检验：在识别认知错误后，与患者共同设计严格的真实性检验，这是认知转变疗法的核心，即鼓励患者以其自动性思维及错误的认知为假设，并设计一种方法来检验，让他自己判断这种思维与认知是错误的，是不符合实际的。

④去注意：多数焦虑和抑郁患者都自认为别人都在注意他们，他的一言一行均在他人关注之中。治疗中要求患者记录在公众场合不良反应发生的次数。结果可以发现，事实上很少有人在注意他的言行。

NOTE

⑤监视苦恼和焦虑水平:患者常感到症状会一成不变地持续存在,而实际上焦虑是波动的,当其认识到焦虑有开始、高峰及消退的过程,就能比较容易地控制焦虑情绪。

(3) 治疗步骤:主要分为以下四步。

①向患者介绍有关认知理论及治疗的作用。

②给患者布置家庭作业,帮助他们评估现有的功能状况。

③帮助患者认识监测和记录与消极的自动性思维有关的情绪及情境,并假设对自动性思维的合理反应。

④讨论这些自动性思维及其认知基础。

(三) 行为干预

行为干预主要采用行为治疗技术对患者不良心理进行干预。行为疗法是以学习理论和条件反射理论为依据的心理治疗技术,认为人的问题行为、症状是由错误学习所导致的,主张将心理治疗或心理咨询的着眼点放在患者当前的行为问题上,注重当前某一特殊行为问题的学习和解决,以促使问题行为的变化、消失或新的行为的获得。

该疗法在临床上被应用于神经症(恐怖症、强迫症及焦虑症)、心身疾病、性功能障碍、性心理障碍、脑发育不全的教育以及多种不良行为(如遗尿、药瘾、酒瘾等)的矫治。行为疗法常用的方法包括有系统脱敏疗法、冲击疗法、厌恶疗法、模仿学习疗法、阳性强化法、消极练习法、认知行为疗法等,其核心均在利用控制环境和实施强化使患者习得良好行为、矫正不良行为、重建健康行为,这里介绍几种常用疗法。

1. 系统脱敏疗法 系统脱敏疗法由精神病学家沃尔普创立,用于治疗焦虑与恐惧,其基本方法是让患者用放松取代焦虑或恐惧。主要包括以下三个步骤。

(1) 放松训练:在系统脱敏疗法中最常用的是渐进性放松技术。即让患者身体上的肌肉按照固定的顺序、先紧张后放松的过程进行。通常由头部开始,逐渐放松。治疗师可应用催眠对患者进行放松,也可用录音让患者自己练习放松,掌握放松技巧。

(2) 划分等级:把引起焦虑或恐惧的刺激情境划分等级,建立焦虑或恐惧等级表,要求患者按照引起焦虑或恐惧的程度,将引起焦虑或恐惧的刺激情境从小到大排序,一般以 6～12 个等级为宜。

(3) 脱敏训练:按照焦虑或恐惧等级表,由小到大依次逐级脱敏。首先让被干预者想象或接触最低等级的刺激物或刺激场面,当他感到有些紧张焦虑时,停止刺激,并全身放松。待被干预者平静后重复上述过程,反复次数不限,直到被干预者对该级刺激物不再感到紧张焦虑时为止,此时算一级脱敏。接着让被干预者想象或接触高一级的刺激物或刺激情境,当他感到有些紧张焦虑时,停止刺激,并全身放松。待被干预者平静后重复上述过程,反复次数不限,直到被干预者对该级刺激物不再感到紧张焦虑时为止。如此逐级向上,直到被干预者对最高等级的刺激脱敏。

NOTE

2. 冲击疗法 冲击疗法又称为满灌疗法,治疗开始即让患者处于其最怕的刺激情境中，如果并没有真正可怕的事情发生，紧张、焦虑便会明显减轻。一般情况下，患者只要在其所惧怕的情境中能坚持两小时，症状就会明显减轻，因此，要尽力劝说患者坚持。为防止过度的身心强烈反应，在应用此方法前应做必要的辅助检查，且要征得患者同意。治疗时治疗师应在现场严密观察，适时终止。冲击疗法常用于治疗恐惧症、与焦虑有关的障碍、强迫性障碍、创伤后应激障碍等，其治疗过程如下。

（1）体检：冲击疗法是一种较为剧烈的治疗方法，应做详细的体格检查及必要的实验室检查，如心电图、脑电图等。必须排除严重的高血压、心脏病、癫痫、支气管哮喘、体质虚弱等情况。

（2）治疗场地及其他条件的准备：首先确定刺激物，它应该是患者最害怕或最忌讳的事物，因为这种事物是引发症状的根源。治疗室不宜过大，应布置简单，除了刺激物尽量不放置其他物品。患者处于任何一个位置都可以感觉到刺激物的存在，没有可以回避的地方。房门原则上由干预者把持，患者无法随意逃跑。有时刺激物并非某种具体的物品，也可能是一种气氛或者特定的环境，这时治疗应在某一个特定的环境进行。其次，为了防止意外，应准备安定、普萘洛尔、肾上腺素等急救药品。

（3）实施冲击：患者治疗前正常饮食，最好排空大小二便。穿戴宜简单、宽松。有条件的可在治疗中同步进行血压和心电的监测。患者随干预者进入治疗室，在指定的位置坐好。然后干预者迅速地向患者呈现刺激物。患者受到惊吓后可能惊叫、失态，干预者不必顾及，应持续不断地呈现刺激物。如患者有闭眼、塞耳等回避行为，应进行劝说并予以制止。治疗过程中大多数患者都可能出现心悸、气促、出汗、四肢震颤、头晕目眩等情况，应严密观察。除非情况严重，或血压和心电的监测指标呈现出异常情况，治疗应继续进行。如果患者提出终止治疗，甚至由于被激怒而出言不逊，干预者应保持高度理智与冷静，酌情处理。如果患者一般情况很好，病史较长，求治欲望强烈，应激反应不是十分强烈的话，干预者可以鼓励、规劝患者，或在其家属的理解支持下，干预者也可以漠视患者反应。特别是在患者的应激反应高峰期之后，干预即将成功时，一定要说服患者，在其家属配合的前提下甚至可以使用适当的强制手段让患者完成治疗。如果此时退却，将前功尽弃，甚至加重患者病情。

每次治疗时间应根据患者的应激反应的情况而定。其情绪反应要求超过患者以往任何一次紧张焦虑的程度，力求达到极限。当次治疗结束的标志是情绪逆转即由极度恐慌转为较为平静。例如，看到患者的情绪反应和生理反应已经过高潮，逐渐减轻，则表明已基本达到此次治疗的要求，再呈现 5～10 分钟的刺激物，患者将显得精疲力竭，对刺激物视而不见。此时便可停止呈现刺激物，让患者休息。注意治疗中若患者出现过度通气综合征、晕厥、休克等情况时应停止治疗，并对症处理。

冲击疗法一般实施 2～4 次，每日 1 次或隔日 1 次，一次治疗持续 30～60 分钟。少数患者只需治疗 1 次即可痊愈。如治疗过程中患者未出现应激反应由强转弱的逆转趋势，可能是刺激物的刺激强度不够，应设法增强刺激效果；还有可

NOTE

能是该患者不适合冲击疗法，应停止冲击治疗改用其他治疗方法。

3. 厌恶疗法 厌恶疗法多用于引起躯体痛苦反应的非条件刺激与形成不良行为的条件刺激结合，使患者发生不良行为的同时感到躯体的痛苦反应。例如，恐惧、疼痛、呕吐等，从而对不良行为产生厌恶而使其逐渐消退。常用的厌恶刺激有电刺激、药物刺激、想象刺激、其他刺激（如橡皮筋、氨水、憋气、羞辱、噪声等），常用于治疗酒瘾、烟瘾、贪食、吸毒与性变态等。

（1）药物刺激：应用能引起恶心、呕吐的药物如阿扑吗啡、戒酒硫等，或者使用强烈恶臭的氨水等。例如，对酒依赖的患者进行治疗，使用阿扑吗啡（去水吗啡）作为厌恶刺激，治疗时先注射阿扑吗啡（该药在注射几分钟后便引起强烈的恶心呕吐体验），几分钟后让患者饮酒，几乎在饮酒的同时药效发作，患者会恶心、呕吐。反复几次之后患者的饮酒行为与恶心、呕吐形成了条件联系，于是只要饮酒便会恶心、呕吐，为了避免难受，只好弃酒不饮。

（2）电击刺激：以一定强度的感应电作为疼痛刺激，或以轻度电休克作为厌恶刺激。

（3）橡圈弹腕刺激：拉弹预先套在手腕上的橡圈，以引起的疼痛作为厌恶刺激。

（4）想象刺激：有变态行为的患者想象在大庭广众、众目睽睽之下，表现变态性行为，从而使患者自己感到羞耻，由此作为厌恶性刺激。

4. 放松疗法 放松疗法是按照一定程序有意识地控制和调节心身活动，降低机体唤醒水平和焦虑反应强度的一种训练方法。常用的放松疗法主要有以下几种。

（1）渐进性放松训练：让患者按照一定的顺序由头面部开始，逐步放松，放松过程依照先紧张后放松的原则来进行。

（2）自主训练：在指导语的暗示下，随着缓慢的呼吸，从上到下逐步体验沉重、温暖的感觉，以达到全身放松的一种方法。

通过放松训练可以使患者产生与焦虑反应相反的生理和心理效果，如心率减慢、外周血流增加、呼吸平缓、神经肌肉松弛以及心境平静。放松疗法无禁忌证，老少皆宜，已广为应用。

5. 生物反馈疗法 生物反馈疗法是借助一定的仪器设备显示患者的生理变化信息，让患者在认识这些信息的基础上学会有意识地调节、控制自身的生理变化，以达到治疗目的的一种自我调节方法。目前人们借助生物反馈仪有意识地控制心率、血压、皮温、胃肠蠕动、肌肉活动、汗腺分泌、脑电图、情绪紧张度等功能活动，达到防病治病的目的。依照生理活动变化方向不同，可将生物反馈疗法分为两类，即减低生理活动和增强生理活动。前者主要用于预防和治疗由于应激引起的病变；后者主要用于神经肌肉的训练和新行为的建立。

6. 阳性强化法 阳性强化法是建立、训练某种良好行为的治疗技术或矫正方法，也称“正强化法”或“积极强化法”。通过及时奖励目标行为，忽视或淡化异常行为，促进目标行为的产生。咨询中只要合理安排阳性强化程序，求助者一般都可以慢慢地达到期望的目标。操作过程如下。

NOTE

(1) 明确目标行为:在进行行为干预前,首先要了解求助者的基本情况,清楚问题形成的原因。然后确认求助者需干预的适应不良或行为异常的主要症状表现,即目标行为。所设定的目标行为应当是可以客观测量与分析并能够反复进行强化的。选定的目标行为越具体越好,如果目标行为不具体或缺乏评估手段与方法,将难以操作。例如,家长希望孩子养成爱看书的行为习惯,而孩子也愿意为之努力,则看书这一可观察、可评估的行为就成为目标行为。

(2) 监控目标行为:详细观察和记录该目标行为发生的频率、强度、持续时间及制约因素,从而确定目标行为的基础水平,特别要注意目标行为的直接后果对不良行为所产生的强化作用。例如,孩子什么时间看书,看多长时间,哪些因素影响了看书等。

(3) 设计干预方案,明确阳性强化物:与求助者一起设计干预方案或塑造新的行为方案,以取得求助者的积极配合。这时不但应确认需要被干预或塑造的行为,还应确认采用何种干预形式和方法,并且确定使用何种强化物,以达到确实有效的强化与干预的目的。同时还应该根据实际情况的变化,随时调整干预方案,最终使新的行为结果取代以往不良行为产生的直接后果。阳性强化物的标准是现实可行、可以达到的,对求助者有足够的吸引力,是其需要的、喜欢的、追求的、愿意接受的,这样才能对求助者有较强的强化作用;并且需要同时使用内、外强化物,按照一个渐进的强化时间表,才会促使求助者的行为朝着期望的方向发展,例如,可以与孩子商定,当看书这一目标行为出现时,给予何种奖励。

(4) 实施强化:将行为与阳性强化物紧密结合,当求助者出现目标行为时立即给予强化,不能拖延时间,并向求助者讲清楚被强化的具体行为、目的、意义和方法,使求助者了解干预的目标,理解所用技术和方法的目的及意义,明确自己该怎么做,确立信心并主动配合。一旦目标行为按期望的频率多次发生,就应当逐渐消除具体的强化物,而继续采用社会性强化物或者间歇性强化的方法,以防出现对强化物脱敏的现象。例如,当孩子出现看书这一行为时,应该对其进行阳性强化,给予奖励,实现看书的目标行为与阳性强化即奖励的结合,逐渐养成爱看书的行为习惯。

(5) 追踪评估:随着行为干预的进展,应让求助者本人也掌握和使用干预方法,学会把干预情境下所获得的效果巩固下来,并在干预程序结束之后,进一步发挥求助者的主观能动性,使求助者主动地把疗效扩展到日常生活情境中去,进行周期性的评估。例如,孩子已经用阳性强化法使自己养成了爱看书的行为习惯,可以建立起信心,利用所学到的方法,举一反三,运用到其他需要改变的行为上去,从而改变不适行为,建立良好行为,获得心理成长。

7. 示范法 示范法是根据班杜拉的行为模仿学习理论而创立的。通过给患者提供一个榜样,进行适宜的示范行为,让患者通过观察他人行为和行为后果,然后通过模仿而学习。这种方法可以应用在临床护理中,帮助患者学习、观察、模仿他人的行为来克服恐惧和焦虑。具体操作如下。

(1) 选择合适的示范模型:示范法所用的示范榜样称为示范模型。示范模型是否能起到示范作用除了与使用的模型类型有关外,还取决于模型与患者在

NOTE

年龄、性别、文化、身份等方面的相似度及疾病各方面的匹配度等。相似度越高，模仿学习的效果越好；匹配度越高，学习效果也越好。示范模型一般可分为活体模型和象征模型。活体模型是指现实生活中活生生存在的具体人物，象征模型则是指电影或录像中的某一人物。

(2) 共同参与示范：在条件允许的情况下，应从情境示范转入真正的参与性活动，这种方式可以使患者获得自己能够战胜情境的心理优越感。

(3) 多途径辅助：在示范过程中综合运用鼓励、奖励、动画视频等教育手段。

(四) 团体干预

团体干预是指为了解决某些共同的心理问题，将多名患者集中起来加以干预的一种心理干预方法，相较于个别心理干预，团体心理干预既省时又省力，在团体中，患者之间相互影响，可以起到积极的干预作用。

1. T小组技术 T小组技术最主要的作用是帮助患者明白他们自己做决定的过程。Jones描述过这样一个练习，让患者置身于一条远离陆地的游艇上，游艇正在下沉。给每个小组成员一张表，表上有15个条目，要求患者达成共识，把表中对于他们能够幸存具有重要意义的条目列出来。然后，要求小组对他们的体验、领导方式的探索、冲突的解决和做决定的过程等内容进行讨论。

2. 相遇技术 相遇技术用来增加患者的自我意识，例如，“盲行”用来扩展知觉的范围和对人际关系的信任程度。参加练习的有一位患者和他的同伴，同伴的眼睛被蒙住，要求患者用手和胳膊搀扶他的同伴，引导他以一种知觉探索的方式行走，引导的目的主要是保护同伴，让他避开台阶、树或墙之类的危险，并促使他以非言语的方式去探索各种各样的气味和物品的质地。双方调换角色，重复以上练习，然后讨论他们的感受。

3. 心理剧技术 心理剧技术利用各种各样的角色扮演，帮助患者把他们的问题通过戏剧化的方式表现出来，这种方式有利于增加他们对自身冲突的理解。作为一种干预技术，角色扮演常常能够帮助患者更好地去透视自己和其他人。例如，可以实地演练那些对患者来说存在困难的社交场景。角色扮演甚至可以由指定的工作人员在某个小组场景中加以使用。

4. 格式塔小组技术 格式塔小组技术用来强化和澄清小组成员的意识体验。这类练习的目的之一是引出语言与人格二者之间的联系。例如，告知参与者，个人化的语言是使用“第一人称的陈述”。护士可以帮助患者意识到他们是怎样用第一人称的语言来贬损自己的各种体验的，比如，使用语言来否认他们的能力、强健和责任方面所具备的实力。为了增强患者对语言力量的意识，要求患者用“不能”代替“不会”(这里的“不会”大致意思是：将不会发生某事或不愿发生某事)，用“我需要”代替“我想要”，用“我选择”代替“我必须”。让患者体验在改变语言模式时各种感受的差异。

学习小结

NOTE

(1) 心理评估概述：心理评估应用于临床医学时称为临床心理评估，是心理干预的重要前提和依据，同时心理评估还可对心理干预的效果做出判断。心理评估常用的方法有行为观察法、访谈法和心理测验法。心理评估者应具备相关的基础知识和操作技能，以及良好的心理素质和职业道德。

(2) 心理测验法：心理测验包括智力测验、人格测验和神经心理学测验、职业咨询测验。标准化心理测验应具有常模、信度和效度这几个基本条件。

(3) 临床常用评定量表：临床常用评定量表是对自己主观感受和他人行为的客观观察进行量化描述的方法，可分为自评量表和他评量表，本章主要介绍了临床常用的 SCL-90、SDS、SAS 三种症状自评量表。

(4) 心理干预：心理干预是指以心理学理论和技术为指导，有计划、按步骤地对一定对象的心理活动、个性特征或行为问题施加影响，使之向预定目标变化的过程。

(5) 心理干预的种类：健康促进、预防干预、心理治疗。

(6) 心理干预的原则：良好关系原则、保密性原则、个性化原则、中立性原则、发展性原则、综合性原则。

(7) 心理干预技术：心理支持、认知干预、行为干预。

复习思考

[单项选择题]

1. 关于非结构性访谈下列哪一项是正确的？(　　)

A. 访谈前已确定访谈问题、问题排序及每个问题的备选答案

B. 访谈问题是有结构的，而回答是自由的

C. 访谈前只确定访谈的主题或方向，没有确定要访谈的具体问题

D. 具有省时、高效、切题及资料便于统计分析等优点

E. 访谈问题无结构，答案是确定的

2. 关于心理测验下列哪一项是错误的？(　　)

A. 在标准的情境下进行

B. 被试者处于最能表现所要测查的心理活动的时期

C. 测验内容为个体的全部行为

D. 一套测验工具通常包括测验材料和使用手册

E. 测验结果的描述方式有数量化和划分范畴两类

3. MMPI 是用来测量(　　)。

A. 智力　　B. 适应性行为　　C. 特殊能力

D. 人格　　E. 心理症状

4. 症状评定量表，评定的时间范围是最近(　　)。

A. 1 个月　　B. 1 周　　C. 3 个月

D. 2 周　　E. 半年

5. 反映心理测验结果的有效性和准确性的是(　　)。

A. 常模　　B. 重测信度　　C. 效度

参考答案

NOTE

D. 复本信度　　E. 评分者信度

6. 用 WAIS 测得某人智商为 105，此人智商是(　　)。

A. 优秀　　B. 中上　　C. 中下

D. 中等　　E. 临界

7. 下列属于三级干预的是(　　)。

A. 健康促进　　B. 普遍性干预　　C. 选择性预防干预

D. 心理治疗　　E. 指导性预防干预

8. 下列属于认知干预的是(　　)。

A. 倾听　　B. 保证和支持　　C. 合理情绪疗法

D. 系统脱敏疗法　　E. 阳性强化法

9. 下列属于行为干预的是(　　)。

A. 合理情绪疗法　　B. 贝克认知疗法　　C. 保证和支持

D. 教育和疏导　　E. 满灌疗法

10. 下列属于团体干预的是(　　)。

A. 示范法　　B. 放松疗法　　C. 合理情绪疗法

D. 相遇技术　　E. 系统脱敏疗法

（叶　玲　刘志攀　傅明宇）

第七章 患者心理及行为反应

本章 PPT

学习目标

1. 掌握患者角色的适应与偏差。
2. 熟悉患者常见的心理变化。
3. 了解患者的求医与遵医行为。

案例导入

王某，女，45 岁，早年离异，独自一人抚养孩子长大，孩子今年高三。在 3 月份单位组织的健康体检中查出疑似乳腺癌，去医院进一步检查后确诊为乳腺癌中期，医生建议尽快住院接受治疗，但该患者考虑到治疗期间无法照顾即将参加考试的孩子，坚持要等到同年 6 月中旬才能入院。由于时间和家庭情况的特殊性，该患者无法与家人诉说自己病情，每日心情烦闷。孩子高考结束后，该患者住院进行治疗，在治疗过程中表现出十分抗拒，每天唉声叹气，烦躁不安。

案例分析：

1. 患者出现这样的心理变化是正常的吗？
2. 面对该患者，护士应如何帮助她？

第一节 患者角色

一、相关概念

患者角色(patient role)，又称为病人角色(患者身份)，是指患病个体在患病的同时有寻求医疗帮助的需要和行为，在患病、治疗和康复的过程中，患者与家庭、社会及医护人员之间产生的社会角色。当个体被认为患了病后，他原有的社会角色就会部分或全部地被患者这一角色所取代，这一概念是美国社会学家帕森斯于 1951 年提出。

二、患者角色适应

患者角色适应是指患者的心理、行为和患者角色的要求基本符合。一个人

NOTE

的健康包含了生理、心理和社会三个维度的健康，若患者角色适应，在角色转换的过程中在三个维度上的认识与行为协调一致，客观面对现实，承认自己患病，并积极寻求医护人员帮助，在诊疗过程中配合良好，采取积极的措施恢复健康。

人一旦患病，就要由原来的社会角色转变为患者角色。如果个体能顺利地进行角色之间的转换，就能很快地适应患者角色。但很多人从生病前的角色转变为患者角色，再由患者转换为常态角色的过程中会出现生理和心理上的变化，造成角色的适应不良，导致角色适应的偏差。常见的患者角色适应问题主要有以下几种情况（图 7-1）。

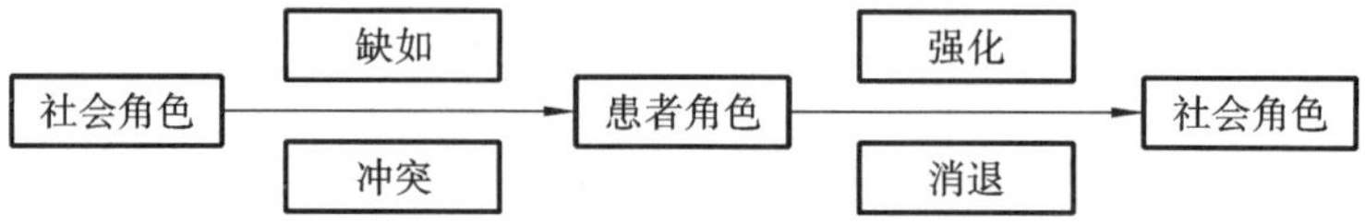

图 7-1　常见的患者角色适应问题

1. 角色行为缺如　角色行为缺如是指患者否认自己有病，没有或不愿意意识到自己是患者，未能进入患者角色。虽然有医生的明确诊断，但患者不承认自己患病，认为医生的诊断有误，或者否认病情的严重程度。不但不休息，有时反而会增加活动量，以示自己"健康"。例如，某些癌症患者在确诊时否认疾病的存在而拒绝接受治疗等，以减轻自身的心理压力。部分患者也可能是因为担心患病状态会带来涉及个人利益的影响，例如，影响自身的工作，导致患者不愿意接受患者角色。

2. 角色行为冲突　角色行为冲突常出现在承担多种社会角色的个体身上。当病患需要从日常角色转换为患者角色时，原有社会角色的重要性和紧迫性以及患者的个性特征会造成患者的心理冲突，使患者一时难以实现角色适应，出现焦虑不安、愤怒、悲伤甚至恐惧等不良情绪。例如，患病的母亲因要照顾即将升学考试的孩子而不愿住院接受治疗，坚持照顾孩子直到考试结束，又如，下岗人员为了求职，隐瞒病情或忽略自己生病的状态，以常态角色出现。

3. 角色行为强化　角色行为强化多见于患者角色向正常社会角色转换过程中，虽然病情已渐好转，但患者"安于"患者角色，期望继续享有患者角色所获得的利益。由于依赖性加强和自信心减弱，患者对自己是否具有承担原来社会角色的能力表示怀疑，对承担原来的社会角色恐慌不安，安心于已适应的患者角色现状。或者患者自觉病情严重程度超过实际情况。例如，现实生活中，一些人"小病大养"就是典型的患者角色强化的现象。在临床中护士应对病情稳定且趋于恢复期的患者积极鼓励，鼓励患者尽快完成角色转变。

4. 角色行为消退　角色行为消退即已经适应患者角色后，由于某些原因，导致患者过早地从患者角色转化为原来的社会角色，承担本应免除的社会角色的责任。一般发生在疾病中期，还未完全康复的时候。例如，生病住院的母亲，不顾自己患病还未康复，坚持要去照顾生病的孩子，放弃了患者的角色而重新承担母亲的角色。患者已经进入患者角色，但由于更强烈的情感需要，使得母亲的角色在她心目中上升至主导地位，所以不顾自己的病情重新承担母亲这一角色。

NOTE

有的患者则表现出对病、伤的考虑不充分或不够重视，从而影响到疾病的治疗。

5. 角色行为异常 角色行为异常多见于患不治之症或慢性病长期住院治疗的患者，可能因长期受病痛的折磨或病情的急剧恶化，无法承受患病的压力和挫折。感到悲观、绝望继而出现抑郁、恐惧、逃避等消极情绪，伴有拒绝治疗，自杀等异常行为，有时还会对医护人员表现出攻击性。

二、患者求医行为

求医行为是指个体本着预防疾病或疾病早期及早发现并以治疗为目的而采取的寻求医疗帮助的行为，如主动求医，提供真实和详细的病史及症状、积极配合医疗护理、保持乐观向上的情绪等。求医行为是在特定的社会背景下，受到个体是否感到有病或不适；个体对自身健康关注的程度；个体对产生的症状或病感的看法；求医后能否获得某种利益；个体对药物依赖的情况；对疾病认识的文化背景差异以及对医学知识的了解程度；医生的态度、言语和处置的方式；求医是否方便；个体及家庭的社会经济状况等综合因素影响而形成的特定结果。正确的求医行为是减轻患病症状，及早治疗的重要措施之一，也是关系到疾病传播的一个重要问题。通常认为，有病就会产生求医行为，实际上并不一定如此，主要存在的 3 种求医行为有：主动求医行为、被动求医行为以及强制求医行为。

1. 主动求医行为 当个体出现不适感觉时，自觉地做出求医决定，见于大多数患者。

2. 被动求医行为 受智力低下、意识障碍等因素影响，或其他限制行为能力的人，无法自主判断病情，由患者的家长、亲属或其他人做出求医的决定，如儿童或昏迷患者等。

3. 强制求医行为 自己不承认有病，但由于对自身或社会可能构成危害而由他人强行求医，这常见于无自知力的精神疾病患者。

第二节 患者心理需要及心理异常反应

人们在健康时往往主动通过各种途径来满足自己的需要，患病后其生活和工作规律被打乱，无法按照以往的方式主动去满足自身的需要。随着角色的变化还会产生与疾病有关的各种心理需要，需要层次也会随疾病的变化而发生升降的改变。所以，医护人员应了解并帮助患者满足其心理需要，促进疾病的康复。

一、患者心理需要

（一）生理的需要

人们在身体健康时对饮食、呼吸、排泄、睡眠及躯体舒适等生理需要容易通过自主的方式得以满足，但患病后这些基本生理需要的满足有部分受到阻碍或威胁。如尿潴留患者不能满足排泄的需要。躯体舒适是一种主观感觉，不同的

NOTE

个体因生理、心理、社会、文化背景等因素的不同，对舒适的理解和体验也有很大的差距。另外，不同种类的疾病及病情严重程度对生理需要的影响程度也不一样。患者最基本的生理需要还包括解除疾病痛苦和恢复身体健康。

（二）安全的需要

安全是个体生存的本能需要，疾病本身就是对安全需要的威胁。生命的安全得到保障是患者最迫切的需要，也是患者求医的目的。患病时日常生活秩序受到干扰，患者会产生不安全感，丧失安全感常使患者害怕独处，唯恐发生意外。患者可能会采取否认（怀疑、不接受诊断）、寻找信息（询问、观察、比较、了解医师的水平）、送礼等方式获得安全感。

（三）归属与爱的需要

进入患者角色前，患者一般都具有多重社会角色，其归属和爱的需要可从多方面获得满足。患者入院后进入了一个陌生的环境，改变了原来的生活规律和习惯，与亲友分离。此时，患者需要尽快地熟悉环境，被新的群体接纳，需要与病友沟通，需要医护人员和亲人的关怀、同情和理解。另外，除了与医护人员、病友交往，患者还需要与家庭成员、同事和朋友保持联系和交往，以满足自己社会联系的需要。

（四）尊重的需要

疾病可能干扰患者尊重需要的满足。患病后，患者由于身体上的病痛产生沉重的心理负担，情绪低落。部分生活起居需要依靠家人照顾的患者，容易导致自我评价降低，对别人如何看待自己极为敏感，自尊心容易受到伤害。尤其是慢性病或生活和工作能力受损的患者，自觉对他人无价值，甚至认为成了家人的负担和累赘，所以对尊重的需要更为强烈。作为护士，主动热情的关心患者，维护患者的自尊心，尊重患者的人格与隐私，建立良好的护患关系。对患者应礼貌称呼，切忌用床号代替姓名。患者入院后护士主动介绍住院生活制度、患者疾病的诊断和预后、治疗计划、手术效果以及如何配合治疗，主管的医师和护士的技术水平等，这些信息都会让患者感受到被尊重，增强患者战胜疾病的信心，与护士更好的合作，从而有利于治疗和康复。

（五）信息的需要

不同性别、不同年龄的患者，所患疾病不同，疾病发展的阶段也不一样，对于信息的需要也大不相同。当得知自己患病时，患者需要了解自己患病的情况、治疗计划、治疗后的效果以及自己如何配合。当疾病得到有效控制，处于恢复期时，患者对于信息的需要会发生改变甚至是扩大。医护人员应理解患者，了解患者在不同疾病，不同时期所需要的信息，并给予恰当的满足。

（六）刺激的需要

适宜的刺激对机体的健康有积极影响，对处在康复期间的患者尤为重要。患者生病期间需要卧床休息，接触到的刺激有限，时间长了难免会觉得单调、枯燥、乏味。因此，医院可设立相应的活动区域，为患者提供适宜的刺激，丰富患者的日常生活，使患者保持积极、愉快的情绪，有利于患者的早日康复。

二、患者异常心理反应

人的生理功能与心理功能是相互联系、相互影响的。心理功能的变化可能导致生理功能的变化；同时身体的损伤或疾病，也间接地造成患者心理上的变化，这称为身心反应。由于患者的年龄、性别等因素的不同，所患疾病的性质、病程、预后和痛苦程度不一样，患者的心理变化千差万别。个体在患病的情况下，不仅机体的生理功能会发生改变，而且个体的认知、情绪情感、意志等心理活动也会发生一系列变化。护士认识与掌握普通患者的心理反应特点，不仅有利于临床心理护理方案的制订与实施，同时，也便于预判患者异常心理反应的发生，以保证患者得到及时医疗救治。

（一）认知的变化

疾病可引起个体的生理和心理应激，两者均可直接或间接地影响患者的认知活动，甚至会造成认知功能障碍，出现感知、记忆和思维方面的特异性和非特异性表现。患者常见的认知活动变化主要包括以下几个方面。

1. 主观感觉异常 患者患病前常忙于工作、学习和生活，会忽略自身的一些情况，心理活动多指向外界客观事物。一旦患病，注意力由外部世界转向自身感受，感知觉的指向性、选择性、理解性和范围都会发生改变。可能由于过度关注病情变化，注意力高度集中于自身，从而对某些刺激的感受性增强，对身体生理活动方面的变化极为敏感。不仅对声、光、温度等外界刺激很敏感，甚至可觉察自己的心跳、胃肠蠕动或出现一些奇特的不适，对各种症状的敏感性增强，如狂犬病患者畏光。

2. 记忆及思维能力下降 良好的记忆力、思维能力需要良好的身心状态作为基础，患病会使患者的生理及心理功能发生紊乱。因此，患者在记忆力、思维方面可能会出现不同程度的减退，不但近期记忆出现障碍，而且原有的知识经验也容易忘记。如不能准确地回忆病史，记不住医嘱，有时甚至难以回忆起刚说过的话、放在身边的东西。患病后思维判断能力下降，对医疗、护理中不太重要的抉择，患者也常瞻前顾后，犹豫不决。有的患者干脆不愿思考，请医生或家属代为抉择。

3. 对客观事物的敏感、猜疑 患者患病后对周围的事物变得敏感，不信任他人，有的患者甚至认为医护人员和家属对自己隐瞒了重要病情。身体上稍有异常感觉便会疑虑重重，胡乱猜测，担心医疗事故或意外出现在自己身上；对身边人的好言相劝也半信半疑。

猜疑是一种消极的自我暗示，是缺乏根据的猜测，会影响人对客观事物的正确判断。患者的猜疑可以泛化涉及整个医疗过程，对治疗、用药、检验、护理等都作猜疑反应。凭借自己一知半解或从网络了解的医学知识进行自我诊断和推断药物带来的影响。若医生的诊断和自己的了解稍有出入，便对医生产生怀疑，不服用医生开的药，不按医嘱进行治疗。

NOTE

（二）情绪的变化

1. 焦虑 焦虑是指对带有不确定性和潜在威胁事物的一种紧张不安的情绪状态。这种威胁主要分为两大类：一是躯体的完整性受到威胁，二是心理上受到威胁。疾病对患者生理及心理上的威胁往往是统一的，而且会一直持续下去，直到患者的生理与心理再度达到安全稳定为止。患者患病更避免不了焦虑情绪，引起焦虑的原因有，认为自己疾病严重，担心医生的诊断与治疗方案不明确；因陌生环境带来的人际关系紧张；经济负担大；对亲人的牵挂等。若患者产生与疾病有关的焦虑，而医护人员不及时向其说明，患者就会出现夸大病情的倾向。某些对躯体带有威胁性的检查和治疗，均会引起患者强烈的焦虑反应。

完全消除患者的焦虑是不容易的，适度的焦虑能调动机体的防御水平，对治疗疾病有一定的帮助。但是，医护人员对极端焦虑和长期处在焦虑之中的患者要格外重视，想方设法帮助他们减轻心理负担，以免妨碍疾病的治疗和诱发其他疾病。

2. 恐惧 恐惧是一种企图摆脱已经明确的有特定危险的情景所伴随的一种情绪体验。与焦虑不同，焦虑的对象是未知的，而恐惧的对象已知，除此之外恐惧包含的害怕成分会更多一些。患者意识到自己的健康受到疾病威胁时可能会出现心神不安、恐慌、束手无策，往往将自己的注意力集中于威胁上，如害怕误诊而四处就医检查。恐惧会带来一些生理指标的变化和行为的反常，表现为心率加快、心慌、血压升高、肢体颤抖、失眠、坐立不安等。面对这样的情况医护人员应以关爱的态度、柔和的语言给予患者安全感，尽量减轻患者的恐惧。

3. 抑郁 抑郁是以情绪低落为特点的一组复杂的消极情绪状态，常表现为闷闷不乐、忧愁、压抑。抑郁是最常见、最不容易被察觉和识别出来的情绪状态，具有很强的隐蔽性。临床上，患者抑郁的表现方式是多种多样的。例如，有的故作姿态、极力掩饰；有的少言寡语，对外界任何事物都不感兴趣；有的饮泣不语或哭叫连天；还有的自暴自弃，放弃治疗，甚至出现轻生的念头。引发抑郁的主要原因是现实丧失或预期丧失。如患病后可能会失去姣好的外貌形象、隐私或独立性，甚至还会伴随工作、爱情、经济上的损失。对于处于抑郁状态的患者，医护人员应当告知其家属，与家属一道时刻注意观察患者情绪状态的变化。支持、安慰、鼓励和积极的心理暗示对轻度抑郁有一定的效果。对于较为严重的抑郁应配合抗抑郁的药物及时进行心理治疗。

4. 愤怒 愤怒是人在追求某一目标遇到障碍、受到挫折时产生的一种情绪。如果一个人认为障碍是不合理的，不仅会产生愤怒，还会引发恨意和敌意。患者的愤怒常伴随着认为自己患病是不公平的，他可能因为一些小事而发火，也可能因为自己不能自理而恼怒。愤怒所导致的攻击在一定程度上可缓解患者内心的紧张与痛苦，但并不能消除障碍，有时还会造成关系紧张的局面，使得医患彼此的接触与联系减少。医护人员应接受患者愤怒的表现，耐心引导，使患者的愤怒得到有效的宣泄，千万不能“以怒制怒”造成医患关系的紧张。

NOTE

（三）行为的变化

1. 依赖行为 患者患病后成为被关心、被帮助的对象，接受医护人员和家属的照料，使患者产生依赖行为，这是正常的现象。但部分患者过分依赖，这样不利于患者树立战胜疾病的信心。医护人员应在争取患者适度依赖的同时调动患者的主观能动性，帮助患者提升战胜疾病的信心。

2. 退化行为 退化也称幼稚化，即其行为表现与年龄、社会角色不相称，重新使用原已放弃的行为或幼稚的行为来处理当前所碰到的困难，是退化行为的表现。

3. 攻击行为 治疗过程中的挫折感，疾病与诊断治疗中引起的不适，副作用会给患者带来痛苦和心理压力，甚至会诱发患者的攻击行为。攻击的对象可以是使自己受挫的人或事物，称为“外惩型”；也可以是自己，导致自怨、自责、自恨、自伤甚至自杀，称为“内惩型”。有时患者由于某种原因不能或不便对某一对象实施直接的攻击，于是便将矛头转向无关的人或事物，称为“转移性攻击”。

（四）人格特征的变化

人格具有稳定性的特点，但“稳定”是相对的。对后期影响较大的疾病，可使患者原来的人格发生改变，甚至出现一些不鲜明的人格特征。例如，毁容、残疾等会给患者外貌带来一定影响的疾病，又或是一些给患者生命带来威胁的不治之症都会给患者带来一些不同于其他疾病的特殊心理问题。

（五）自我概念的变化

自我概念对人的心理与行为起着重要的调控作用，它包括自我评价、自我体验、自我监控。人在患病后，其自我概念常会发生变化。引起这些变化的主要原因有：①疾病所造成的应激反应会损害患者的自主感，使患者对自己控制生命的能力缺乏信心，从而产生无助和依赖感；②疾病使患者丧失了包括健康在内的许多东西，患者感到忧郁、悲哀，导致自我价值感或自尊心的降低；③疾病往往会使患者担心自己不能应对外界的挑战，从而使自信心下降。

学习小结

疾病对人是一种不良的信号，它扰乱患者的工作和生活，对生活规律的破坏成为一种极为强烈的信号，冲击着患者的内心世界，再加上对病痛的体验，患者的注意力不仅会集中到病症上，还会影响心理状态，改变他对周围事物的感受和态度，使他们的认知功能、情绪、个性等方面都可能发生不同程度的改变。患者是一类特殊的社会群体，具有同正常人相似的基本需要，但是由于疾病的影响，使得患者的需要与正常角色的需要之间存在着一定程度的差异，虽然因人而异，但是都有共性规律。护士只有了解并努力满足患者的合理需要，才能有效提高护理工作的质量。

NOTE

参考答案

复习思考

[单项选择题]

1.（　　）是指患者否认自己有病，没有或不愿意意识到自己是患者，未能进入患者角色。

A. 角色行为缺如　　B. 角色行为冲突

C. 角色行为强化　　D. 角色行为异常

2. 患者长期受病痛的折磨或病情急剧恶化，最可能会出现（　　）。

A. 角色行为强化　　B. 角色行为消退

C. 角色行为异常　　D. 角色行为冲突

3.（　　）是指对带有不确定性和潜在威胁事物的一种紧张不安的情绪状态。

A. 恐惧　　B. 焦虑　　C. 抑郁　　D. 愤怒

4. 重新使用原已放弃的行为或幼稚的行为来处理当前所碰到的困难，是（　　）的表现。

A. 依赖行为　　B. 退化行为　　C. 攻击行为　　D. 愤怒行为

[填空题]

1. 患者的心理需要包括：________、________、________、________、________、________。

2. 患者最基本的生理需要还包括：________和________ 。

（姚　政）

NOTE

第八章　心 理 护 理

本章 PPT

学习目标

1. 掌握心理护理的概念、原则和目标；心理护理的实施程序；心理护理诊断的陈述和排列方法；心理护理计划书写。掌握临床常见患者的心理特点及心理护理措施。

2. 熟悉心理护理的实施形式；心理护理评估的内容；心理护理实施与评价。

3. 了解心理护理在整体护理中的作用；制订心理护理措施的注意事项。

案例导入

王女士，29 岁，已婚，未育，企业会计。因“子宫肌瘤”入院治疗，计划 3 天后手术。入院后经常紧锁眉头，坐卧不安，食欲不振，夜间失眠。反复向医护人员询问有关手术的情况，尤其对手术会不会影响生育的问题格外关注。护士与其交谈，了解到王女士结婚后，非常喜欢小孩，但是至今未能怀孕。既期望切除子宫肌瘤后能顺利怀上一个健康的宝宝，又担心手术会对子宫造成伤害导致不孕，内心非常矛盾。交谈过程中，王女士非常紧张、害怕，一想到手术就冒冷汗，脉搏、呼吸增快。

案例分析：

1. 如果你是该患者的责任护士，你认为其目前的主要心理问题是什么？为什么？

2. 你该如何改善该患者的心理状态？

随着医学模式的转变，整体护理、身心护理、系统化护理、个体化护理等现代护理模式相继出现，其核心是以患者为中心，提供生理-心理-社会全方位的整体护理。心理护理是整体护理的核心内容，心理护理质量的高低决定了护理质量的高低。因此，学习并掌握心理护理的相关理论和应用技术是有效开展心理护理、实现现代护理模式总体目标的关键所在。

NOTE

第一节　心理护理

一、心理护理的概念

（一）心理护理的定义

心理护理（mental nursing）是指在护理实践中，以心理学知识和理论为指导，以良好的人际关系为基础，按照一定的程序，运用各种心理学方法和技术消除或缓解患者不良心理状态和行为，从而促进其疾病转归和康复的方法和手段。

（二）心理护理的基本要素

心理护理的基本要素包括护士、患者、心理学理论和技术、患者的心理问题。这四个要素是影响心理护理科学性、有效性的关键因素，同时这四个要素之间相辅相成、相互依存，任何一个要素的缺失，都会严重影响心理护理的效果。

（三）对心理护理的认识误区

心理护理不能与心理治疗等同，二者虽有共同的实施对象，但各自侧重点不同。心理治疗侧重于神经症、人格障碍等精神异常的治疗，运用心理学的理论和技术协同精神医学专业治疗精神障碍；心理护理侧重于精神健康人群的心理维护，强调为有心身疾病而无明显精神障碍及健康人群提供心理健康的指导和干预。

二、心理护理的原则

（一）服务原则

心理护理是护理工作中很重要的一部分，它同普通护理工作一样具有服务性。护士在救死扶伤原则和人道主义的指导下，提供健康服务。因此，护士应以患者及其家属的满意为最高工作目标，积极主动地投入工作，及时发现患者的痛苦和不适，并为满足其各项合理需要提供服务。

（二）平等原则

在护理过程中，护患关系的好坏，心理护理能否成功，在一定程度上取决于护士能否与患者保持平等的关系。护士不能把自己视为高高在上的施舍者，而应秉承真诚、平等、友善的态度对待患者，做到一视同仁，公平对待。

（三）尊重原则

每个人的人格都是平等的，被他人尊重是人的基本需求。无论在住院前是何种社会角色，来自哪个行业，都仅仅是社会分工的不同，无高低贵贱之分。因此，护士在提供心理护理时，不论患者的性别、年龄、职业、文化程度、经济水平、社会地位、容貌，都需尊重其人格，真诚热情、措辞得当、语气温和、诚恳而有礼貌。切忌持轻慢、漠然、嘲讽、讥笑的态度，伤害患者的自尊心。

（四）自我护理原则

自我护理是 Dorothea. E. Orem 博士提出的护理理论，护士应依据患者自理需要和自理能力的不同而采取不同的护理体系，突出在疾病预防、诊治及康复过程中的主体作用，强调健康的恢复应首先归于自我努力的结果，从而满足自我实现的需要，良好的自我护理是心理健康的表现。因此，在心理护理过程中，护士应引导患者以平等的身份参与到自身的治疗和护理活动中，这将有助于维护患者自尊和提升患者自信。

（五）保密原则

由于心理护理过程常涉及隐私和秘密，如生理缺陷、性病等，一般是在充分信任护士的前提下才会与其诉说和讨论的，以便护士收集资料，正确判断，并采取有效的干预。因此，尊重患者隐私，为其保守秘密，是有效进行心理护理的前提。

三、心理护理程序

心理护理程序是以增进和恢复心理健康、确认和解决心理问题为目标所进行的一系列连贯的、有目的的、有计划的、有评价的系统活动，是一个综合的、连续的、动态的、具有决策和反馈功能的过程。心理护理程序包括心理护理评估、确立心理护理诊断、制订心理护理计划、实施心理护理计划和评价心理护理效果五个基本步骤。

（一）心理护理评估

心理护理评估是根据心理学的理论和方法对心理状态进行全面、系统和深入地客观描述。这是心理护理程序的第一步，需要通过观察法、访谈法、调查法或心理测验法做综合的信息收集。

1. 建立和谐的护患关系 护患关系是指护士在医疗、护理活动中建立起来的有一定联系的人际关系。热情的服务、耐心的沟通，建立和谐的护患关系是心理护理工作的第一步。也是关键的一步，决定着心理护理工作的成败。

2. 收集资料 收集资料是护士系统、连续地收集健康信息的过程。资料应包括一般资料、生理因素、心理功能、社会功能、心理社会因素等方面的内容。

（1）一般资料：包括性别、年龄、职业、文化程度、民族、婚姻状况等，是否有酗酒、吸毒、药物滥用等，是否有农药等有毒物质的接触史，过往疾病史。

（2）生理因素：需要评估个体两系三代中有关心理行为问题的情况；了解发病的时间、诱因以及对疾病带来的潜在威胁的感知情况；评估个体的生命体征，水、电解质平衡，睡眠，排泄，以及这些症状和体征最早出现的时间、持续时间、出现频率、伴随症状和体征等临床表现。

（3）心理功能：在良好的护患关系基础上，通过观察法、访谈法、调查法或心理测验法等对个体的认知功能、情绪状态、意志和行为表现等方面进行评估。

①认知功能：由各种原因引起的不同程度的认知功能损害，称为认知功能障碍，包括感觉障碍、知觉障碍、思维障碍、注意障碍、记忆障碍、智力障碍和定向力

NOTE

障碍等。

②情绪状态：对情绪和情感的描述很多，如喜悦、悲伤、惊恐、愤怒、同情、失望等。评估个体情感反应的强度、持续性和性质，确定情感的诱发是否正常，是否易于波动，有无与环境不适应的情感。情感活动的规律受到破坏，人在认识客观事物的过程中所表现出的某种态度上的紊乱，称为情感障碍。常见的情感障碍可表现为：a. 心境障碍：如焦虑、抑郁、恐惧、欣快等症状；b. 情感异常：如易激惹、情感爆发、情感淡漠、病理性激情等症状；c. 情感协调性的异常，情感体验与个体其他心理活动或环境的不协调性，如情感倒错等。

（4）社会功能：体现个体的社会适应状态，主要包括个体的生活自理能力、角色功能、人际交往能力、现实检验能力等方面。社会功能的缺陷或不全，直接影响心理健康水平。

（5）心理社会因素：个体在面临压力或困境时，所运用的各种适应性技巧和策略。

①生活事件：发病前是否有重要的生活变故，如失去亲人、重大疾病、工作调动等。

②人格特点：判断是否敏感、多疑、被动、退缩，是否谨小慎微、过于追求完美，是否冷酷无情，是否易激惹、易冲动，是否过于依赖、感情用事等。

③社会支持：了解个体家庭的一般情况，与家人的关系，平时待人接物的态度，工作性质、环境，与同事的关系等。

④其他因素：如个体的生活习惯、宗教信仰等。不同年龄段的影响因素，如孕期、围生期是否有并发症；学龄期的学习生活情况，青春期的发育情况等。

（二）心理护理诊断

心理护理诊断是在心理评估的基础上对所收集的心理资料进行分析，从而确定患者的心理问题及引起心理问题的原因，是护士为达到预期结果选择心理护理措施的基础。

1. 无效性否认

（1）概念：无效性否认是指个体有意或无意地采取了一些无效的否认行为，试图减轻因健康状态改变所产生的焦虑或恐惧。

（2）症状、体征：

①拖延或拒绝接受检查和治疗等保健照顾。

②应用“自我治疗”来减轻疾病的症状。

③有意忽视某些症状、危险。

④不承认对死亡或久病虚弱的恐惧。

⑤把引起症状的原因转移到其他器官。

⑥拒绝谈论疾病带来的痛苦，在谈及令人痛苦的事时做出摆脱的手势或言论。

⑦否认疾病对生活、工作所造成的影响。

⑧表示自己不害怕所面临的疾病威胁。

⑨恐惧或中度以上焦虑。

NOTE

(3) 相关因素:

①与产生否认的特定情景(背景)有关。

②与感受或观察到疾病的刺激过量有关。

③与认知障碍有关。

④与癌症、艾滋病等恶性疾病有关。

2. 调节障碍

(1) 概念:调节障碍是指个体处于无意改善和调整其生活方式或行为,以适应健康状况的改变。

(2) 症状、体征:

①口头诉说不能接受健康状况的变化。

②对健康状况的改变表现出过久的否认、怀疑、震惊或愤怒。

③缺乏解决问题、面向未来的要求。

④缺乏解决问题的实际行动。

(3) 相关因素:

①与造成生活形态改变的残疾有关(如截肢、截瘫、偏瘫、严重关节炎等)。

②与支持系统不足有关。

③与认知受损有关。

④与缺乏自信心有关。

⑤与伤害自尊有关。

⑥与过度悲观有关。

3. 语言沟通障碍

(1) 概念:语言沟通障碍是指个体在与人交往过程中,使用或理解语言的能力降低或丧失。即个体表现出不能与他人进行正常的语言交流。

(2) 评估要点:与他人交谈时,感受到无法与他人进行有效语言沟通的困难。

(3) 症状、体征:

①不会使用或不能理解通用的语言。

②不能正常发音、讲话(如发音困难、发音不清、讲话受限等)。

③不恰当的或无反应的反馈。

④听力下降(丧失)。

⑤思维混乱、语无伦次。

(4) 相关因素:

①与语言文化差异有关(如外籍、使用方言等)。

②与先天发育缺陷有关(如腭裂、严重口吃、声带麻痹等)。

③与听力障碍、脑退化有关。

④与各种医治措施限制有关(如气管切开、气管插管、使用呼吸机及口腔手术等)。

⑤与精神状态或心理因素有关(如抑郁、重度焦虑症、自闭症、意识障碍等)。

⑥与脑疾患有关(如颅内肿瘤、脑血管意外、脑退行性病变、脑卒中后遗症

NOTE

等)。

4. 自我形象紊乱

(1) 概念:自我形象紊乱是个体对自身身体结构、外表、功能的改变,在感受、认知、信念及价值观方面出现健康危机。在经历因疾病诊治、手术、意外事故所造成的身体结构、外表及功能等方面暂时或永久的改变时,表现出负向的调适。

(2) 症状、体征:对存在的或感知到的身体结构、外表或功能的变化有负性的反应(如羞辱感、窘迫感、厌恶感或内疚感)。

①不愿看也不愿触及身体的损伤部位。

②掩饰或回避谈论有关身体改变部位的功能。

③有自伤、自残的行为和自杀的企图。

④有痛苦、郁闷、悲伤等消极情绪。

⑤清洁、修饰、自我照顾水准改变。

⑥逃避社交接触。

(3) 相关因素:

①与手术、意外事故、烧伤、冻伤、化疗副作用有关。

②与严重皮肤病、脑性麻痹等生物因素有关。

③与来自社会外环境的精神压力有关。

④与周围人群对人体外表可接受程度的冲突有关。

⑤与青春发育期的心理压力(如身材的过高或过矮、肥胖等)有关。

⑥与患神经症、神经性厌食等,对外表的不现实感有关。

⑦与个体对外表及活动要求的期望值有关。

5. 照顾者角色障碍

(1) 概念:照顾者角色障碍是指照顾者在为被照顾者提供照顾的过程中,由于所经受的或可能经受的躯体、情感、社会和(或)经济上的沉重负担状态,照顾者感受到难以胜任照顾他人的角色。

(2) 症状、体征:

①照顾者主诉时间紧张。

②照顾者感到疲惫不堪。

③照顾者健康情况出现变化(如体质下降、体重减轻、缺乏睡眠、紧张急躁等)。

④照顾者表现出对家庭、生活、社会地位影响的担心。

⑤承担照顾者的角色和其他重要角色(如工作或作为父母)发生冲突。

⑥抱怨、指责或失望。

⑦对今后的健康状况有顾虑。

⑧需求不能得到满足。

⑨诉说没有能力学会特殊的照顾技巧。

(3) 相关因素:

①与有认知障碍、过度依赖、预后不良和(或)照顾程度渐增有关。

NOTE

②与有偏执、怪异、伤害行为或无理要求有关。

③与长时间的持续照顾，照顾者身体条件限制有关。

④与以往双方关系紧张有关。

⑤与缺乏照顾他人的经验有关。

⑥与家庭、社会支持不足有关。

⑦与经济条件不足或得不到支持有关。

⑧与照顾者角色转换或适应不良有关。

6. 预感性悲哀

(1)概念：预感性悲哀是指个人或家庭在可能发生的丧失(如人物、财物、工作、地位、理想、人际关系、身体各部分等)出现之前所产生的情感、情绪及行为反应。

(2)症状、体征：

①预感到将要发生重要事物的丧失，并表现出对预期丧失的悲痛心情。

②日常活动改变(如丧失生活兴趣、吸烟量增加、饮酒过度、退缩行为或矛盾心态)。

③过度异常情绪反应(如否认、自责、恐惧、抑郁、愤怒、敌视等)。

④生理功能改变(如食欲紊乱、睡眠障碍、性欲改变等)。

(3) 相关因素：

①与即将丧失身体的某部分有关(如截肢、乳房切除、子宫全切等)。

②与即将丧失自理或生理功能有关。

③与即将失去工作能力或社会地位有关。

④与即将失去亲人或财产、幸福、家庭、宠物等有关。

⑤与缺乏有效支持有关。

⑥与缺乏应对经验有关。

⑦与患恶性肿瘤、艾滋病、晚期肝肾衰竭等恶性疾病有关。

7. 精神困扰

(1) 概念：精神困扰是指个体的信仰、价值观处于一种紊乱的状态。

(2) 症状、体征：

①反常的行为、情绪(如哭泣、退缩、焦虑、偏见、敌对、愤怒等)。

②食欲、睡眠、精神面貌及生活方式发生明显的变化。

③对生死的意义特别关注，有矛盾感。

④表达自己没有生存下去的理由。

⑤表达对自己的信仰、价值观感到怀疑，从而感到精神空虚。

⑥寻求精神上的寄托与慰藉，寻求心灵上的帮助。

(3) 相关因素：

①与恶性疾病、恶性创伤所带来的生命威胁有关。

②与重大事件的打击有关(如失去生活自理能力、社会地位、丧失亲人等)。

③与价值观及信仰受到冲击有关(如治疗对道德、伦理的影响等)。

④与文化休克有关(如长期出差、出国而脱离了原有的文化、家庭或宗教团

NOTE

体等)。

⑤与毒品戒断有关。

8. 焦虑

(1) 概念:焦虑是指在面临不够明确的或即将出现的威胁或危险时,所感受到的一种不愉快的情绪体验。

(2) 症状、体征:

①反常的情绪与行为(如害怕、激动易怒、语速加快、无助感、自责等)。

②自述忧虑、担心、紧张,对自己过分注意。

③不能集中注意力,重复无目的的工作,躲避行为等。

④出现脉搏增快、呼吸增快、血压升高、头疼、头晕、恶心、呕吐、失眠、口干、食欲下降、胃部不适、全身乏力、出汗、尿频尿急、便秘或腹泻等症状。

⑤肌肉、运动功能出现异常现象(如颤抖、僵硬、坐立不安等),多表现为过度的动作。

(3) 相关因素:

①与预感到个体健康受到威胁有关。

②与诊断不明、预后不佳有关。

③与未能满足安全(如陪住、特权)的需要有关。

④与自我概念受到威胁有关。

⑤与缺乏信心有关(如对事件缺乏控制感)。

⑥与角色功能受到威胁或角色功能改变有关。

⑦与他人互动形态受到威胁或互动形态改变有关。

⑧与不适应环境有关(如陌生的生活环境、人际关系、噪音、高温等)。

⑨与感到不幸(如丧失财产、社会地位、面临离婚等)有关。

⑩与受到他人焦虑情绪的感染有关。

9. 恐惧

(1) 概念:恐惧是面临某种具体而明确的威胁或危险时所产生的一种心理体验。住院患者除了会对以往特定的刺激产生恐惧之外,对医院的环境、疾病的威胁、与原有生活工作的脱节,都可能产生恐惧。恐惧多发生于危重或使用呼吸机、气管切开、颜面创伤等患者。护士需根据主观陈述、行为表现、生理反应等多方面的资料进行综合分析,以明确引起产生恐惧的具体原因或相关因素。

(2) 症状、体征:

①自述有恐慌、惊惧、心神不宁,表现出束手无策、烦躁不安、失眠、多梦、记忆力减退,将注意力集中在威胁上。

②表现有哭泣、逃避、警惕、挑衅性行为。

③活动能力减退,冲动性行为和疑问增多。

④躯体反应可以表现为脉搏增快、呼吸短促、血压升高、瞳孔散大、厌食、皮肤潮红或发白、多汗、四肢酸软、疲惫无力、肌张力增高、颤抖、昏厥。

(3) 相关因素:

NOTE

①与人身安全受到威胁有关。

②与手术或有创检查有关。

③与环境刺激有关（如抢救室、手术室、监护室、患儿面对陌生的医护人员等）。

④与担心发生交叉感染有关。

⑤与死亡威胁有关（如恶性疾病）。

⑥与不同年龄所重视的威胁有关（如青春期外表丑陋、老年期被遗弃等）。

（三）心理护理计划

1. 排列心理护理诊断的顺序 由于护理诊断往往有多个，按重要性和紧迫性排出顺序。护士根据问题的轻重缓急，确定护理的重点，一般情况下，对生命威胁最大的问题排在前面，其他的依次排列。

（1）首优问题：那些对生命威胁最大，需要立即采取行动予以解决的问题。如患者情绪极其低落，有自杀的可能时，需要马上进行保护和心理干预。

（2）中优问题：那些虽然不直接威胁生命，但对患者身心造成痛苦，严重影响健康的问题。如焦虑、恐惧引起反常情绪和行为，影响社会功能，并引发一系列的生理反应，也需要引起护士的重视。

（3）次优问题：那些个人在应对发展和生活变化时所遇到的问题。如调试障碍、精神困扰等，这些问题虽然不会带来安全威胁和严重的生理反应，但是同样需要护士给予帮助，使问题得到解决，以达到最佳心理状态。

首优问题、中优问题和次优问题的顺序在心理护理过程中不是一成不变的，随着病情的变化，首优问题得以解决后，中优问题或次优问题可以上升为首优问题。

2. 确定心理护理的预期目标 预期目标也称为预期结果，是指通过接受护理照顾之后，期望能够达到的心理状态或行为的改变，也是心理护理效果评价的标准。根据实现目标所需的时间长短不同，预期目标可分为短期目标和长期目标。

（1）短期目标：在较短的时间内（几天、几小时）能够达到的目标，适用于住院时间较短、病情变化快的患者。例如，“一天后能自觉、有效地配合检查、治疗、护理”“一小时的交谈后能说出引起焦虑的原因”等都是短期目标。

（2）长期目标：需要相对较长时间（数周、数月）才能够达到的目标。长期目标可以分为两类：一类是需要护士针对一个长期存在的问题采取连续性行动才能达到的长期目标；另一类是需要一系列短期目标的实现才能达到的长期目标。短期目标的实现使人看到进步，增强实现长期目标的信心。

（四）制订心理护理措施

心理护理措施是有助于实现预期目标的护理活动及具体实施方法。心理护理措施的制订必须针对心理护理诊断提出的原因，结合具体情况，运用心理护理知识和经验做出决策。

制订心理护理措施时应注意以下事项。

1. 具有科学的理论依据 护士应以心理护理的理论为基础，运用最新、最

NOTE

佳的心理护理方法，结合个人技能和临床经验，以及实际情况，选择并制订恰当的心理护理措施。

2. 具有针对性 心理护理措施针对护理诊断提出的原因而制订，其目的是达到预期的心理护理目标。

3. 切实可行 因人而异选择心理护理措施时，既要从护士的数量、业务水平和医院设施的实际情况出发，又要符合病情、年龄、性别、体力、愿望及要求，做到个性化的心理护理。

4. 具体细致 心理护理措施的描述应准确、明了。一项完整的护理措施应包括日期、具体做什么、怎样做、执行时间和签名。

5. 鼓励参与 制订心理护理措施过程中，鼓励患者本人及其家属参与，调动他们的主动性和潜力，保证心理护理措施的最佳效果。

（五）心理护理实施

心理护理实施是为实现心理护理目标，将心理护理计划付诸行动，解决心理问题的过程。在实施过程中应注意尊重人格，保守秘密，在建立良好的护患关系的基础上争取患者家属的支持与配合，充分发挥主观能动性，促进患者康复。

1. 继续收集资料 实施心理护理计划的过程是继续收集资料的最好时机。护士在与患者沟通交流、行为矫正、认知重建的过程中，可以进一步了解其生理、心理的反应，从而可随时修改和补充心理护理计划的内容。

2. 实施心理护理措施 在心理护理实施过程中，应按计划采取相应的具体措施，选择适用于个体的心理技术。对于仅仅是由于缺乏某些方面的知识、存在某些错误的认识或面对某些生活事件时缺乏足够的社会支持而引发的心理问题，护士可以开展健康教育，采用一般支持技术，改变不正确的认知后即能达到效果；而对于那些认知偏差或不良应对方式等有关因素起主导作用的心理行为问题，则需要通过专业心理技术，促使个体建立正确的认知模式和应对方式，从而恢复心理平衡状态；对于人格层面问题为主要因素的心理行为问题，则需要更为系统的心理治疗程序，需要由掌握专业心理技能的护士承担。应结合护理的临床特点，为确保心理护理的有效进行，心理技术实施前，护士应与患者进行交谈，鼓励其表达自己的想法。交谈过程中，护士应鼓励患者表达自己的想法与感受，这样有助于充分调动患者的主观能动性，获取反馈信息，建立良好的平等合作关系。面对不同的个体时，则要根据其心理变化的不同阶段的具体状况，适当调整具体实施方案，将心理技术与临床护理结合起来。

3. 做好心理护理记录 把生理、心理动态变化和实施心理护理措施后的效果，用心理护理的术语加以整理和记录。护士将各项心理护理活动的结果及反应记录下来，既可反映心理护理的效果，又可为下阶段工作做准备。记录内容应及时、准确。

在实施阶段，护士要根据健康进展情况，对效果不显著的心理护理措施加以修改，对部分实现或未实现的心理护理目标进行调整，并对证据不足的护理诊断重新确认，使心理护理计划进一步修订和完善，以保持其现实性和客观性。

NOTE

（六）心理护理评价

心理护理评价是指护士在实施心理护理计划的过程中和实施计划结束之后，对认知和行为的改变以及健康状态的恢复情况进行连续、系统的鉴定和判断。通过不断地将情况同预先制订的护理目标进行比较，来确定心理护理的实际效果。评价贯穿于心理护理活动的始终。

1. 建立评价标准 预期目标可作为护理效果评价的标准。因此，要求护理目标必须具体、可观察、可测量、可比较、可操作性强。例如，焦虑程度明显降低，SAS 得分低于 40 分。

2. 收集资料 为评价预期目标是否达到，护士应在实施护理计划后收集相关主客观资料，以便与评估时的情况进行比较。

3. 评价目标是否实现 在目标陈述中规定的期限到来后，列出实施心理护理措施后出现的反应，继而将反应与原定目标进行比较，以观察是否达到目标。例如，在评估时运用某个量表，则评价时可用同一量表来衡量情况变化的程度。根据目标实现与否和实现的程度，分为目标完全实现、目标部分实现和目标未实现三种。

4. 分析问题的原因 通过对目标实现程度的评价，如果发现部分目标尚未实现，则要探讨导致目标部分实现或未实现的原因。护士可按照心理护理程序从以下几方面进行分析。

（1）所收集的资料是否准确、全面。

（2）护理诊断是否正确。

（3）目标是否合理。

（4）护理措施设计是否得当，执行是否有效。

（5）患者是否配合。

第二节 临床常见患者心理护理

一、急危重症患者心理特点及心理护理

（一）急危重症患者的心理特点

1. 紧张恐惧感 突然遭受外伤或病情突然恶化的患者常表现为精神紧张、恐惧，甚至有濒死感。

2. 焦虑 发病急骤、身边无亲人的患者，易产生焦虑情绪。

3. 情绪波动 车祸、工伤或患急腹症的患者，因受到意外伤害和缺乏思想准备，表现出烦躁不安、情绪急躁、易怒、易激惹。

4. 安全感缺失 病情较重的患者，常感觉生命安全受到了一定程度的威胁。

5. 抗拒心理 久病不愈患者，由于对生活、治疗失去信心而拒绝各种医疗

NOTE

行为，对医护人员冷漠、不配合，甚至私自拔除各种导管等。

6. 思想顾虑 因车祸或打架致伤的患者，常担心医护人员不能正确处理或偏向他方、处理不公等，有些患者故意把病情说重。

7. 自杀 患者多处于狭隘、绝望、复杂的心理状态，自杀后多有后悔的心理，但就诊时又多爱面子，常有羞辱感。

8. 急腹症或疼痛剧烈的患者 常迫切要求止痛，对其他必要的检查或治疗措施不配合。

（二）急危重症患者的心理护理

(1) 护士应热情主动上前迎接，细心询问病情，做好预检分诊，立即协助医生采取抢救措施，并尽可能在医生到达之前做出必要的处理，如给氧、建立静脉通路、洗胃等，这样有利于稳定患者及其家属的情绪，缓解紧张心理。

(2) 创造高效、有序的救治环境和稳定的心理环境，诊治过程中护士要沉着冷静、动作娴熟、有条不紊，使患者情绪稳定，产生安全感，消除其恐惧心理。患者也常通过医护人员的表情、言行判断自己的疾病程度及预后，护士应说话慎重、语言亲切，充分表现出扎实的专业知识和良好的职业素质，取得患者信任，营造出良好的心理护理环境。

(3) 针对不同患者的不同心理状况采取相应的护理措施。

①对病情不是很重，但内心紧张、敏感、对疾病的症状反应强烈、情绪不稳定的患者，不能表现出烦躁情绪，而要更加耐心、细心地安慰和护理，要用亲切的语言表示对患者的理解和同情，使其消除恐惧心理，缓解紧张情绪，树立战胜疾病的信心。

②外伤患者多因疼痛、伤口、出血、突然惊吓等而产生紧张、恐惧的心理，护士应沉着冷静，有条不紊地处理各种复杂情况，不要惊慌失措，以免加剧患者的恐惧心理，另一方面，要用温和的语言安慰患者，让患者不要直视伤口，保持镇静，耐心配合治疗。

③对急腹症等迫切要求止痛的患者应向其讲明盲目止痛的危害，协助其完善各项检查，尽快明确诊断，减轻患者痛苦。

④对一些有纠纷因素的患者，更要评估患者的心理问题以采取针对性措施。要充分关心、同情患者，以赢得其信任、依赖和尊重，取得合作，并耐心解释医护人员会对患者一视同仁。

⑤对症状不典型并轻视所患疾病的患者（如不典型性心肌梗死的患者）既要向患者及其家属告知疾病的严重性以引起足够的重视，又不能夸大病情以免引起患者不必要的恐慌。

二、创伤患者心理特点及心理护理

创伤后应激障碍（PTSD）又称延迟性心因性反应，是指突发性、威胁性或灾难性生活事件导致个体延迟出现和长期持续存在的精神障碍，其临床表现以再度体验创伤为特征，并伴有情绪的易激惹和回避行为，简而言之，PTSD 是一种创伤后心理失衡状态。

NOTE

（一）创伤患者的心理特点

1. 急躁心理 由于创伤出现突然，患者缺乏足够的心理准备，未来得及安排工作和家庭生活，顾虑重重，加之部分创伤患者病情复杂，导致出现焦急和烦躁情绪。

2. 紧张与恐惧心理 事故发生前，患者心理活动与内环境（身体内环境）和外环境（周围环境）处于平衡状态，突发事件破坏了这种平衡，再加之陌生的抢救过程、医护人员抢救时的严肃面孔及抢救时使用的各种仪器和设备等都会引起患者的紧张和恐惧感。

3. 焦虑心理 意识清醒的创伤患者，由于担心自身病情，可有不同程度的焦虑。急诊创伤住院患者突然与家人和工作单位隔离，一时难以适应医院环境，会出现分离性焦虑。车祸、砍伤和烧伤患者多数因自我完整性破坏，需截肢或整容，担心影响工作和家庭生活，从而出现焦虑情绪，烦躁不安、敏感多疑、易激惹，表现为吞吐犹豫、心灰意冷、表情淡漠等。

4. 抑郁心理 部分创伤患者把思想和行为都封闭起来，情绪消极，既不让医护人员了解自身病情，更不愿向他人透露自身状况，常暗自伤感。

5. 愤怒心理 由于创伤多为意外事故所致，患者会有不同程度的埋怨，具有威胁性。另外，疼痛、生理精神综合征、某些药物不良反应都可导致患者产生愤怒心理。

6. 悲观和失望心理 创伤后一些患者得知自己无康复希望或者身体部分功能无法恢复，难以正确对待，加之事故时强烈的精神刺激，“烙”在脑中的“痕迹”常会自动反复强化而维持相当长的时间，导致患者陷入极度悲观和失望的情绪中难以自拔。

（二）创伤患者的心理护理

1. 不同治疗阶段创伤患者的心理护理

(1) 创伤初期：患者有紧张、恐惧心理状态的比例多。护士在接诊时必须热情主动，同情和爱护患者，根据病情给予相应的救治措施。

(2) 创伤中期：患者焦虑、紧张、恐惧情绪增加。护士在术前应向患者说明手术的目的、意义，介绍相关知识及医疗技术水平，使他们认清手术的必要性、安全性，消除恐惧感，以良好的心态接受和配合手术。

(3) 创伤后期：患者在创伤后期的心理状态非常复杂。这期间，患者焦虑情绪突出，护士应该有高度的同情心和责任感，耐心列举周围成功的病例，给他们以精神和心理支持，鼓励他们面对现实。

2. 不同年龄阶段创伤患者的心理护理

(1) 儿童患者的心理护理：儿童患者的紧张、恐惧、依赖情绪突出。护士要有耐心、爱心及敏锐的观察力，密切注意其病情变化。可通过非语言性护理，增强亲切感和信任感，以减轻儿童患者对家长的依赖，增强其对护士的信赖，更好地配合治疗。也可根据其心理特点，进行心理开导，多用鼓励性、赞扬性语言，取得他们的配合。

NOTE

（2）青年患者的心理护理：青年患者心理状态存在多样化的现象。他们中大多数为独生子女，对急性突发事件的应急能力较差，有很强的依赖思想。紧张、恐惧、焦虑、依赖等情绪往往同时存在。应该尽量把青年患者安排在同一个病室，同龄人有共同兴趣爱好，可激发生活乐趣，消除恐惧感及孤独感。护士应根据青年患者的应对能力，充分挖掘他们的心理应对潜力，不断调整心理状况，让他们明白精神因素和疾病康复的密切关系，帮助他们面对现实。

（3）中年患者的心理护理：首先劝导患者真正接纳疾病，正确对待疾病，使其认识到治疗疾病是当务之急，身体恢复健康才是事业和家庭的根本。并与其家属、朋友、工作单位密切配合，取得他们的支持，减轻患者的心理负担，消除其后顾之忧。最主要的是鼓励患者充分发挥主观能动性，配合医护人员尽快治好疾病。

（4）老年患者的心理护理：老年患者矛盾心理突出，疑心重，对治疗效果和预后总是不乐观。护士在称呼上、言行上须有尊敬之意，护士要告知其家属多来探视，调节病室气氛，营造家的感觉，以达到减轻其心理压力的目的。要针对老年患者考虑问题复杂化，并有许多疑虑的心理特点对其进行心理疏导。

在临床心理护理中，护士要运用非语言沟通技巧以传达关心和帮助，鼓励患者用语言描述、联想、回忆重新体验创伤性经历，以达到宣泄的目的，并能正确认识应激事件，学会正确的应对方法。

三、慢性病患者心理特点及心理护理

（一）慢性病患者的心理特点

1. 恐惧和焦虑 对疾病的起因、转归、预后不了解，担心疾病影响未来的工作、生活和学习。患者主要表现为整日忧心忡忡，担心发病，害怕发病时得不到及时救治，紧张不安、坐卧不宁，不敢活动，有时伴有入睡困难、易疲劳、晕眩等问题。

2. 责备和敌意 有些患者认为是因为工作过重导致自己患病，也有患者认为是妻子（丈夫）或孩子造成自己现在的疾病，因而易出现责备、怨天尤人、怨恨和敌意等反应，继而影响患者的家庭关系、患者与同事之间的关系，致使病情加重，形成恶性循环。

3. 悲观和抑郁 患者需长期面对患病的事实，加之其工作能力受限，使其家庭生活、事业发展、经济收入受到不同程度的影响，导致其自信心的缺失和自我评价的降低，产生情绪低落、悲观失望、忧郁心理，并逐渐丧失对生活的热情。

4. 疾病适应不良 多数患者的焦虑和抑郁情绪比较严重，随后会逐渐减轻，逐步适应疾病。但也有部分患者高度的抑郁和焦虑持续数月仍不缓解，说明患者适应不良，对治疗的依从性也会降低，身体功能可能退化。

（二）慢性病患者的心理护理

1. 情绪疏导 研究发现，情绪紧张使心脏病突发的危险大大增加，所以加强情绪疏导、保持积极稳定的情绪至关重要。护士应在建立良好护患关系的基

NOTE

础上，帮助患者提高有效控制负性情绪的能力。

2. 鼓励倾诉 负性情绪长期得不到宣泄，护士应鼓励患者向亲友、医护人员或专业心理咨询人员倾诉；或以写日记的方式，“说”出心中烦恼、压力与矛盾。

3. 技术指导 教会患者运用积极暗示、转移注意力、自我控制等技术，如常提醒自己“慢一步”，告诫自己“遇事不着急”，暗示自己“心脏病没什么可怕，我有信心战胜它”；或用运动、听音乐、自吟自唱等转移注意力的方法，缓解负性情绪。也可通过松弛训练，降低患者骨骼肌的紧张水平，达到消除患者过度紧张和焦虑情绪的目的。

4. 提高对疾病的适应性 护士应教会患者及其家属采用积极的应对技巧来处理遇到的困难和问题，如客观评估自身的实际情况，选择合适的职业，积极调整工作、学习、饮食、生活方式等，以提高患者对治疗方案的依从性，增强适应疾病的能力。

5. 健康指导 指导患者适度运动，如练习气功、太极拳、书画等，这些活动均可降低血液黏稠度，减少血小板聚集性，增加高密度脂蛋白；并可减轻患者 A 型行为的程度。指导患者合理饮食、起居，劳逸结合；矫正嗜烟或嗜酒、过食等不良行为；忌看易致激动的电影、书籍等，避免情绪激动、精神紧张等。

四、手术患者心理特点及心理护理

手术作为有创性治疗手段，对患者身心均是一种应激源，可使其产生一定的心理反应，严重而消极的心理反应可直接影响手术效果及术后康复。因此，护士应了解手术患者的心理特点，提供有针对性的心理护理，这对减轻或消除患者的消极心理反应，帮助其顺利度过手术期、取得最佳康复效果十分重要。

（一）手术患者心理特点

1. 手术前患者的心理特点 术前患者主要有恐惧、焦虑和睡眠障碍等心理问题。患者表现为紧张不安、忧心忡忡、焦躁、失眠多梦，有的因过度焦虑而出现心悸、胸闷、胸痛、气促、手发抖、坐立不安、出汗等身心反应。急诊手术和择期手术所引起患者的心理反应不尽相同，严重外伤患者实施急诊手术时，因面临死亡的威胁，患者求生欲望强烈，对手术的恐惧退居次要地位，往往能以合作的态度等待手术；择期手术的患者，会随着手术日期的临近，对手术的恐惧与日俱增，有的甚至超出了对疾病本身的担心程度。

2. 手术中患者的心理特点 术中患者的心理反应主要是对手术过程的恐惧和对生命安危的担忧。部分患者在手术台上等待手术的过程中，会产生强烈的恐惧感，担心不能下手术台。手术时，患者置身于陌生的环境中，话语不多的紧张气氛，手术中金属器械的碰撞声，对切口，出血情况的想象，内脏牵拉疼痛等均可使患者紧张及恐惧。局部麻醉和椎管内麻醉的患者，手术过程中处于清醒状态，其注意力大多集中于手术过程的各种信息上，能从医护人员的言谈来判断自己病情的严重程度及手术进展是否顺利，因此紧张、恐惧情绪极为强烈。

3. 手术后患者的心理特点 多数患者在被告知手术顺利完成后产生轻松、庆幸心理，即使有躯体不适和疼痛反应，仍然能积极配合治疗和护理。有的患者手术后因疼痛、部分生理功能丧失、体像改变、手术效果未达到预期、生活不能自理、不能恢复工作，可继发严重的心理障碍，如意识障碍、抑郁状态、持续性疼痛、精神疾病复发等。

（二）心理护理措施

1. 心理评估 术前了解患者的人格、感知能力、情绪状况、社会支持状况、应对方式、经济状态、生活、学习、工作情况，为制订有针对性的心理护理措施提供科学依据。

2. 手术前患者的心理护理

(1) 提供手术相关信息，做好术前心理准备：患者入院后，护士应热情接待，详细介绍病房的环境及生活作息制度，以消除陌生感；介绍主刀医师及麻醉师以往手术成功的经验；介绍选择手术治疗的必要性、所需费用、术前检查的目的、麻醉方式、手术的大致过程、术中配合方法及术后注意事项，做到知情同意，帮助患者获得足够的信息，消除疑虑，从而积极配合手术治疗。

(2) 采用支持性心理治疗技术及行为治疗技术，减轻负性心理：针对患者术前紧张、恐惧、焦虑的心理，采用倾听、解释、保证、指导及鼓励等支持性心理治疗技术，建立良好的护患关系，给予患者强有力的心理支持。

(3) 强化社会支持：患者手术后十分需要医护人员、家人及朋友的关心与支持，因为良好的社会支持能帮助其减轻或消除负性心理，树立战胜疾病的信心。研究表明，恰当的社会支持系统与术后的适应呈正相关。

(4) 保证术前患者充足的睡眠：必要时遵照医嘱给予抗焦虑、镇静安眠药物。

3. 手术中患者的心理护理 患者进入手术室后，护士应热情接待、亲切问候。主动介绍手术室环境、先进的医疗仪器设备、术中配合方法，增强患者对手术的信心。手术室应保持安静、整洁、床单无血迹、手术器械需掩蔽。医护人员谈话应轻柔和谐，遇到意外需冷静，勿惊慌失措，忌大声喊叫，以免对患者产生消极暗示，使其紧张。

4. 手术后患者的心理护理

(1) 及时反馈手术信息：当患者麻醉苏醒后，医护人员应告知手术顺利完成并达到了预期目的，使其放心。应向患者传达有利的信息，给予安慰及鼓励。如病情许可，把切除的病灶给患者看，使其认识到病灶已切除。对于手术过程不顺利，或病灶未能切除者，应注意告知的时机与方式。

(2) 处理术后疼痛等不适：患者术后疼痛强度既与手术部位、切口方式和镇静剂应用情况有关，又与个体的疼痛阈值、耐受能力及对疼痛的经验有关。一般而言，意志薄弱、烦躁、强光、噪声等可加剧疼痛。指导患者采用非药物措施，如数数字、听音乐、放松技术等方法分散注意力，减轻疼痛。必要时遵照医嘱使用镇痛药。

(3) 帮助患者克服抑郁、焦虑等负性情绪；观察患者的心理反应，对术后情绪烦躁、抑郁、焦虑、失眠等问题，应积极处理。强化患者的社会心理支持系统，鼓励其亲朋好友勤探视，帮助患者摆脱消极情绪。

NOTE

(4) 做好出院的心理准备：大多数患者伤口拆线后即可出院，然而，因其生理功能尚未完全恢复，护士应向患者进行出院后饮食、自我锻炼、心理调适、定期复查等方面的健康教育，帮助患者做好出院的心理准备。注重对手术导致生理功能受损、体像改变、残疾等患者的心理支持，如截肢，卵巢、子宫切除等患者可导致其心理上的重大创伤，护士应给予关心和安慰，使他们树立信心，勇敢、乐观地面对现实，配合后续治疗，尽快恢复生活自理与工作能力。

五、肿瘤患者心理特点及心理护理

(一) 肿瘤患者的心理特点

1. 否认、恐惧和愤怒 在最初诊断阶段，患者会出现否认、恐惧和愤怒等应激性情感反应。在患病之初，恐惧可能会淹没愤怒。当患者领会到疾病对于他的全部意义后，就会出现心理失衡，认为世界不公平，抱怨为什么事情偏偏发生在自己身上，因而产生愤怒情绪，甚至将愤怒指向他人，如医护人员和患者家属。

2. 抑郁和焦虑 有研究显示，肿瘤患者中焦虑和抑郁情绪的发生率较高，在某些发展中国家甚至高达66%。肿瘤患者产生抑郁情绪的主要原因有患者明白所患疾病的严重性，因而失去了战胜病魔的信心和勇气，常常表现为拒绝治疗，整日郁郁寡欢、情绪低落、自我评价降低，缺乏生活兴趣，消极悲观厌世，甚至萌生自杀的念头。伴有疼痛的晚期肿瘤患者，抑郁是其主要的心理症状。

3. 孤独和无助 患肿瘤后，多数患者会感觉到生命偏离了正常的轨道，变得敏感多疑、情绪低落、焦虑恐惧，难以与周围人融洽相处，从而产生孤独感。当患者对自己、对所处环境感到无能为力、无所适从时，无助情绪便会产生。患者往往有自怜和自卑情绪，或处于梦样状态，常常做出毫无意义的举动和行为，例如，患者可出现面对镜子进行自我告别，回首往事，顾影自怜等行为。

4. 被动和依赖 由于担心疾病，患者往往表现出自信心不足，可能在行为上产生退化，例如，自己能做的事也要让家属来做，不愿让家属离开，变得被动、依赖，对医院环境不能很快适应，情感脆弱，生活处处需要他人帮助、照料。一向自负好胜的人变得没有信心，一向意志坚强的人变得没主见。家属出于对患者的关心，往往代患者做很多事，更助长了患者的依赖心理。

(二) 肿瘤患者的心理护理

1. 肿瘤患者的心理评估 主要对患者一般资料、生理健康水平、心理健康水平、社会支持水平等进行评估。

2. 肿瘤患者的心理健康教育

(1) 提供科学的、与疾病相关的知识和信息：焦虑、恐惧等负性情绪的产生往往与知识缺乏有关，患者由于不了解肿瘤的相关知识或对肿瘤治疗效果感到绝望而过分紧张、焦虑。因此，在健康教育过程中，护士要用患者可以理解的方式讲解肿瘤方面的基本知识、诊断治疗方法、副作用及处理方法等，并用恰当的语言及时、耐心地回答患者提出的各种问题，纠正其不正确的认知，使其对肿瘤有一个科学的了解，接受放、化疗带来的不良反应，使患者的信息需求得到满足。

NOTE

（2）介绍心理因素与肿瘤发生、发展、预后的关系：结合前期心理评估的情况，与患者讨论人格特点、经历的生活事件及情绪状态等与肿瘤发生、发展的关系，使患者了解长期的精神紧张、情绪压抑、心情苦闷、悲观失望等不良心理状态是肿瘤的促进剂。可以“抗癌明星”的抗癌故事为例，使患者认识到心理因素在癌症的治疗和康复中的重要作用，激发患者的抗癌信心。

（3）指导患者调整心理状态：指导和鼓励患者认识、表达自己的情绪，教会患者自我心理调节技术，如放松技术、积极应对技巧、确立新的生活目标、建立新的生活方式等，减轻焦虑、抑郁等负性情绪，以乐观积极的态度对待将要面临的各种治疗。

3. 肿瘤患者的心理护理措施

（1）支持性心理护理：肿瘤患者不仅要忍受来自躯体的各种痛苦，还要承受巨大的精神压力。为此，给予支持性的心理护理尤为重要。护士必须认真倾听和体察患者的感受，耐心解答患者提出的问题，以热情、诚挚、理解、体贴的护理行为取得患者的信任，与患者建立良好的护患关系，对患者进行适时、科学的疏导、安慰和鼓励，对他们的身心痛苦给予同情，对他们的人格给予充分的尊重。

（2）不同心理反应患者的心理护理：

①焦虑反应患者的心理护理：控制干扰患者的各种外来影响因素，充分了解此类患者对刺激敏感、反应强烈且难以排遣等特点，尽可能减少不良外来刺激对其造成的心理压力。为患者提供安全、舒适的物理环境和人际环境。及时解答患者提出的问题，通过语言或其他方式消除患者因肿瘤相关知识缺乏而带来的焦虑，以使患者身心更加健康，更好地配合治疗。

②恐惧反应患者的心理护理：要减少或消除引起患者恐惧的因素，降低其恐惧的程度。通过评估患者恐惧的程度，分析引起恐惧的原因，进而采取有针对性的干预措施。对患者的诉说要认真倾听，为患者提供心理支持等。当患者表现出明显的恐惧情绪时，应当为患者提供应对恐惧情绪的适宜方法和场所，帮助患者宣泄或转移注意力。

③抑郁反应患者的心理护理：抑郁情绪是恶性肿瘤患者常出现的心理反应，护士可以使用认知行为治疗技术消除患者的负性情绪，鼓励患者表达抑郁情绪，认真倾听患者的诉说以提供心理支持。做好患者家属的知识宣教，使其帮助调动患者与肿瘤疾病抗争的信心，让患者感受到家庭和社会对他的理解和支持。

④孤独反应患者的心理护理：与患者讨论导致孤独的原因，如社会支持资源的不足、社交的障碍、疾病带来的自卑等，帮助患者认识到自身在孤独情绪的发生和缓解中所起的作用，改变其对人际交往的不良认知，帮助其学习社会交往技巧，从而主动寻找改善的资源。

⑤否认反应患者的心理护理：护士应认同患者的否认是一种保护性的应对防御机制，适度的否认对患者有益。提供机会让患者表达内心的恐惧和焦虑，鼓励患者逐渐面对问题或者表达对某个问题的关心。当患者没有心理准备时不要急于强迫他提出问题或谈及所关心的事，以免引起患者的焦虑情绪。若患者提出他所否认的问题或者表达对该问题的关心时，应提供有关的指导并给予必要

NOTE

的心理支持。

⑥疼痛反应患者的心理护理：心理因素既可导致或加重疼痛，也可减轻或消除疼痛。理解患者对疼痛的反应，护士需鼓励患者表达其疼痛的感受及对适应疼痛所做的努力；介绍有关疼痛的知识；消除紧张心理，提高患者的耐受力；分散患者的注意力，减轻患者疼痛的知觉，把患者的注意力转移到与癌症无关的其他事情上；采取积极的暗示，必要时给予安慰剂，使用催眠疗法减轻疼痛；教会患者全身放松术，如深呼吸、闭目冥想等。

(3) 建立有效的社会支持系统：团体活动可增加患者的归属感，使患者能够感受到家庭和社会的支持和关心。护士要鼓励患者主动加强与家庭的联系，积极加入癌症康复中心或癌症患者俱乐部，在患者、医护人员、家属和社会之间建立一个互相理解、团结一致、共同对付癌症的抗癌同盟，以增强患者的信心，减轻或消除患者的消极情绪，帮助患者找到新的生活目标和精神寄托，增强患者对自身健康的高度责任感。

六、临终患者的心理特点及心理护理

（一）临终患者的心理变化

临终关怀学的先驱 E. Kübler Ross 通过对 400 多名临终患者的访谈、观察和研究，将大多数面临死亡的患者心理活动变化分为五个阶段。

1. 否认期 患者最初得知自己患有绝症时，通常是否认，第一个反应就是“不，这不会是我，那不是真的”。他们认为医生诊断错误，或者把患者名字搞错了，不承认自己病情的严重，缺乏思想准备，总希望有治疗的奇迹出现以挽救死亡。

2. 愤怒期 当不良信息被证实后，患者知道生命岌岌可危了，开始抱怨自己的命运，产生“为什么是我？这不公平”的愤怒反应，表现得悲愤、烦躁、拒绝治疗，甚至敌视周围的人，或谴责医生无能，借以发泄自己对疾病的反抗情绪，这是患者失助、自怜的心理表露。

3. 妥协期 患者经过否认、愤怒后，逐渐意识到对身体不利，于是由愤怒期转入妥协期，心理状态显得平静、安详、友善、沉默不语，设法阻止死亡的到来，以延长生存时间。在这一阶段，患者对治疗态度积极，非常合作和顺从，只要能治好疾病，可不惜一切代价。

4. 抑郁期 患者发现身体状况日益恶化，知道自己生命垂危，表现为极度伤感。他们产生强烈的失落感和无可奈何，临床表现为悲伤、退缩、情绪低落、沉默、哭泣等反应，这些是患者放弃的反应。抑郁从某些方面来看是不可避免的，甚至是必需的，是临终患者从生活中脱离的一种过程。

5. 接受期 这是垂危患者的最后阶段，患者内心十分平静，对死亡已有充分准备。逐渐接受死亡的患者会从周围世界撤回自己的感情，并越来越少地参与生活活动。这种接受的态度有助于患者安排后事，更从容地应对死亡。

上述五个心理反应阶段，因人而异，有的可以重合，有的可以提前，有的可以推后，也有的始终停留在否认期。

NOTE

（二）临终患者的心理护理

1. 临终患者的心理评估　心理评估包括一般资料、认知水平、人格特征、患者家属态度等。

2. 对临终患者的心理健康教育　对临终患者的心理健康教育属于死亡教育，死亡教育是引导人们科学、客观地认识死亡、对待死亡的教育。死亡教育可以使人们认识到生、老、病、死是生命的自然现象，是人们完整生命过程的必然组成部分，死亡教育可以缓解临终患者的心理压力和精神痛苦，减轻、消除其失落感或丧失自我的恐惧，使其认识到生命的价值和意义，建立适宜的心理适应机制，从而安然地接受死亡。

（1）克服怯懦思想：调动患者的主观能动性，使其正确地认识疾病、配合治疗，克服怯懦，鼓起勇气，树立战胜疾病的信心。

（2）正确地对待疾病：疾病是人类的敌人，它危及人们的健康和生存。和疾病做斗争，某种意义上来说是和死亡做斗争。积极的心理活动有利于提高人们的免疫功能，乐观的态度、充足的信心是战胜疾病的良药。

（3）树立正确的生命观：生与死是人类自然生命历程的必然组成部分，死亡是整个生命的一个阶段，是人类不可抗拒的自然规律，应该勇敢地正视死亡。

（4）心理上对死亡做好充分准备：加深对死亡的认识，逐渐接受死亡的现实，珍惜剩余的时光，采取积极的人生态度，使自己的余生过得更有意义。

3. 对临终患者家属的心理健康教育　临终患者家属往往比患者本身更难接受死亡的事实。在患者死前及死后的一段时间内，其家属将经历异常艰苦和悲伤的过程，若不能顺利度过，其身心健康将受到极大的损害。

（1）接受死亡现实，理性选择治疗方案：面对即将走到生命尽头的患者，大部分患者家属已经黯然接受这个无奈的事实，但有的患者家属仍无法接受现实，对医疗效果抱有不切实际的期望。为了能与患者家属达成共识，相互合作做好患者的临终关怀，医护人员要反复与其沟通，说明患者病情，使其期望值回落到正常的范围内，配合医生制订治疗方案。

（2）缩短悲伤过程，积极满足亲人心愿：在患者家属接受了患者治疗无望，即将死亡的现实后，对于患者家属所表现出的痛苦和哀伤，护士要表示真诚的同情和理解。护士要与患者家属真诚交流，让他们知道虽然面对即将到来的死亡已无可奈何，但与其一味悲伤，不如平静下来多陪伴患者，了解患者的所忧所虑，为患者了却心中遗憾，并尽量在和患者沟通的前提下做好对丧礼和后事等的安排。

（3）正视亲人离世，顺利度过居丧期：居丧反应是指失去亲人后使人产生的精神情感的、生理的和行为反应，是人生最具威胁的、恐惧的情感体验。对于失声痛哭者，护士不能劝阻，而应为他提供一定的时间和场所，让他能够自由痛快地哭出来；而对于表面坚强者，护士此时要扮演一个好的听众，运用倾听技巧，鼓励他倾诉，让他毫无保留地宣泄内心的痛苦。

4. 临终患者的心理护理措施

（1）否认期患者的心理护理：在病程的否认期中，护士应当给予理解和支

NOTE

持。首先,不要揭穿患者的防卫机制,不要强求患者面对现实,劝说其家属顺应患者的内心需要,这既是对患者的尊重,也可以使患者在心理上得到一定程度的安慰;其次,根据患者对自己病情的认识程度,护士耐心地倾听患者诉说,使之消除被遗弃的感觉,从而缓解其心灵创痛,时刻感受到护士的关怀,并因势利导,循循善诱,使患者逐步面对现实。

(2) 愤怒期患者的心理护理:患者处于愤怒期时,护士应宽容、大度,对患者的愤怒情绪表示理解,不要把患者的攻击记在心上,更不能予以反击。要充分理解患者的愤怒是发自内心的恐惧与绝望,宣泄内心的不愉快。此时,对患者要更加真诚和体贴,对情绪激动的患者予以疏导,必要时辅助药物,帮助其平息愤怒情绪。此期内,要多陪伴患者,维护患者的自尊,尽量满足患者的心理需求。

(3) 妥协期患者的心理护理:处于妥协期的患者,正在用合作、友好的态度试图推迟死亡期限,尽量避免死亡的命运。此时,护士可以选择恰当的时机与患者讨论生命观念、生命意义等问题,了解患者对于生与死的态度和当前的想法,同时也可以有针对性地安慰患者,并且尽可能满足患者的各种需求,努力为患者减轻疼痛,使患者身心感到相对舒适,创造条件让患者舒适地度过生命的最后时光。必要时用药物来控制症状、减轻痛苦。

(4) 抑郁期患者的心理护理:护士对抑郁期的患者应当认真评估其抑郁情况,给予他们同情和照顾,允许患者自由地表达悲哀情绪。同时让其家属多探望和陪伴,使患者有更多的时间和自己的家人在一起,尽量帮助患者完成他们未尽的事宜,顺利度过抑郁期,防止自伤、自杀等行为的发生。

(5) 接受期患者的心理护理:患者处于接受期阶段,能够理性地思考即将到来的死亡,对自己的身后之事也能够理性地安排。此时,护士应该尊重患者的选择,让家属继续陪伴患者,不可过多打扰患者,为他们提供舒适护理以保证临终前的生存质量,使患者在良好的护理服务中安详地告别人间。

5. 临终患者家属的心理护理 护士应妥善疏导患者家属的悲伤情绪,给予精神上的支持和安慰,以减少他们内心的伤害。向他们讲述与死亡有关的知识,帮助他们面对现实,关心、注重患者最后日子的生存质量,珍惜家人最后在一起的时间。并帮助患者亲属按照患者的愿望,安排身前身后有关事宜。

七、孕产妇心理特点及心理护理

(一) 孕产妇的心理特点

1. 焦虑 孕产妇常会伴发焦虑情绪。妊娠会存在一些生理性改变,如妊娠早期出现恶心、呕吐,妊娠晚期出现水肿、下肢和外阴的静脉曲张、腰背痛等。担心不良因素可能导致胎儿畸形、流产、早产、死胎等;妊娠晚期担心分娩时疼痛,纠结于分娩方式的选择,特别是曾有高危妊娠史,或有妊娠合并症、并发症的孕妇更加担心能否顺利分娩,担心分娩时母婴能否安全等。

2. 抑郁 妊娠后社交活动减少,有的孕产妇社会支持力量较弱,容易感到孤独。孕妇待产住院后,周围待产妇痛苦的呻吟声、产程中频繁宫缩造成的腹痛、某些医护人员对产妇的痛苦表现出不以为意的态度以及对住院环境感到陌生等，都会对其造成不良刺激，导致其缺乏安全感，引发抑郁情绪。表现为常为一些鸡毛蒜皮的小事而烦躁、易怒、哭泣等，情绪起伏较大，睡眠困难，注意力难以集中，易激惹等。

3. 依赖性增强 在怀孕初期，孕妇逐渐表现出以"自我为中心"，她们专注于胎儿和自己的健康。随着行动不便，孕妇会寻求更多的关注，尤其是丈夫及家人的体贴和爱护，常幻想着自己和胎儿可能遭受危险，对家人的依赖性增强。

4. 矛盾心理 意外妊娠者可能由于工作、家庭、经济不稳定或其他原因暂时不想生育，或没有做好充分的孕前准备，如怀孕前服用药物、患病、饮酒、吸烟、接触致畸因素等，还有的孕妇纠结分娩方式、胎儿的性别等，这类孕妇易产生矛盾心理。

（二）孕妇的心理护理

1. 孕妇的心理评估 评估孕妇的年龄、对生育的认知状况、情绪反应、行为表现、文化程度、躯体健康状态、社会支持水平等。

2. 孕妇的心理健康教育 孕妇出现心理问题的很大原因是相关知识的缺乏，护士应根据孕妇的社会文化背景、对信息的需求等，向孕妇及其家属普及孕产知识，纠正孕妇错误的认知，与其一起制订孕期检查计划，指导孕妇学会自我保健与自我监测。

3. 孕妇的心理护理措施

（1）营造温馨的环境氛围：保持病房空气新鲜、温湿度适宜、光线柔和，摆设鲜花、绿植，张贴宝宝们健康、快乐的照片，提倡导乐陪伴分娩等，这些举措都可以从一定程度上缓解孕妇的焦虑、恐惧情绪。

（2）耐心倾听：护士应鼓励孕妇表达内心的感受、想法和情绪，诉说其心理困惑。一方面，倾诉本身可使孕妇释放压力，减轻其心理负担；另一方面，通过耐心倾听，护士可以了解孕妇的心理需要、情绪变化，从而有针对性地安慰、关心和鼓励孕妇，为孕妇提供心理支持，提高孕妇的应对能力。

（3）增加孕妇社会支持：做好孕妇家属的宣教工作，注重其丈夫及家庭对孕妇的支持作用。妊娠分娩是夫妻共同的责任，丈夫是产妇情绪的最重要支持者，应理解、支持和体贴照顾妻子，帮助她顺利度过感情脆弱期。家庭其他成员也要齐心协力，使孕妇处于一个温暖的家庭中，使孕妇感受到每个家庭成员的支持与鼓励，从而减少孤独感，树立战胜困难的信心。

（4）教会孕妇减压方法。

①分散注意力：了解孕妇的兴趣爱好，引导她关注周围及外界的事情，鼓励其参与易完成、有趣味的活动，如养花、听音乐，做一些力所能及的工作等，让孕妇的身体和思维忙碌起来，减少空闲时间和胡思乱想。

②积极心理暗示：引导孕妇积极的心理暗示，如在心里默念"生育是女人的光荣使命，我生宝宝没问题"等。还可运用点头、微笑、轻声应答等方式鼓励孕妇的积极行为，帮助其树立信心，使其感觉到自己有能力承担母亲的角色，体现自我价值。

NOTE

③放松技术：指导孕妇呼吸训练、放松想象，多听轻松、悠扬、舒缓的音乐等，

降低其交感神经的兴奋性，使其心理状态放松。

④适当宣泄：对过于紧张、敏感的孕妇，建议其适当宣泄，如写日记、撕纸法(将自己的不愉快详细写在纸上，然后将其撕毁或烧掉)、倾诉等。

（三）产后抑郁症的心理护理

1. 概念 产后抑郁症是指产褥期内出现的明显抑郁症状或典型的抑郁发作，是产褥期精神障碍最常见的类型。

2. 病因 产后抑郁症原因较复杂，大致可分为生理、遗传、心理、社会四大因素。

(1) 生理因素：多数学者认为，产妇体内雌激素水平迅速下降或持续低水平是产生抑郁的重要原因。产妇的产前健康状况对产后抑郁症的发生也有很大影响，合并妊娠并发症、难产，既往有流产、早产、死胎等不良孕产史的产妇易发生产后抑郁，且不良孕产史次数越多越容易发生。

(2) 遗传因素：有精神病家族史，特别是有家族抑郁症病史的产妇产后抑郁症发病率比一般人群高。

(3) 心理因素：情绪不稳定、脆弱敏感、以自我为中心、性格内向、社交能力差等个性特征的产妇产后抑郁症发生率高。

(4) 社会因素：孕期以及分娩前后的负性生活事件越多，如离婚、失业、亲人丧亡、大手术、死胎、新生儿畸形、新生儿性别不符合家人期望等，都会使产妇患产后抑郁症的可能性增大。另外，产妇的社会支持系统、经济状况、文化程度等也与产褥期精神障碍相关，如低龄、非计划内怀孕、单亲、家庭不和睦、低社会地位、低学历、低收入等均可增加产妇产后抑郁的易感性。

3. 临床表现 大多数患者产后2周内发病，产后4～6周症状最明显。患者常感到心情压抑、沮丧、悲伤、不愿与人交流、感情淡漠，甚至与丈夫也产生隔阂。对生活缺乏信心，主动性下降，对事物反应迟钝，易疲倦，注意力不集中，记忆力减退，睡眠障碍。食欲、性欲均明显减退。

4. 产后抑郁症患者的心理护理

(1) 加强保健、预防为主：积极开展产妇的心理卫生保健工作，了解产妇的心理健康状态、个性特征、既往病史，去除致病的消极因素。对孕前有精神病或抑郁症病史或孕期有抑郁症状者应高度重视，减少或避免精神刺激，并给予相应的心理指导或请心理卫生专业人员进行心理疏导。

(2) 减轻心理负担：为产妇提供护理方案时，应尽可能考虑产妇的经济承受能力，以减少因经济负担过重而使患者产生抑郁等不良情绪反应。应主动关心产妇及婴儿，多与产妇交流，鼓励产妇把引起抑郁的原因表达出来，耐心倾听。帮助产妇认同母亲角色，教会她们护理孩子的一般知识和技能，消除产妇自认为无能的心态。

(3) 心理干预：可给予产褥期精神障碍的产妇放松训练、认知行为治疗及支持性心理治疗等心理干预。重症患者请心理医生或精神科医生给予药物治疗。

(4) 适度增加运动：鼓励产妇做适量家务劳动和体育锻炼，使产妇不再将注意力集中在婴儿或者烦心的事情上，且可促进健康恢复，有助于改善心情。

NOTE

(5) 家庭治疗：家庭状况影响产褥期精神障碍的发病、病程及康复效果。家庭治疗不仅对产妇本人有直接的治疗作用，而且也会使每个家庭成员受益。引导产妇家庭营造温馨气氛，增进夫妻、婆媳关系，让产妇时刻感受到家庭的温暖，减轻或消除焦虑、抑郁情绪，可以降低产褥期精神障碍的发生率。

(6) 加强安全防护：高度警惕抑郁症产妇潜在的自伤、自杀、伤婴甚至杀婴行为，加强安全保护，避免发生危险。

八、患儿心理特点及心理护理

(一) 患儿的心理特点

大多数患儿就医时存在明显的消极心理反应，而且因患儿的年龄、疾病性质、严重程度及人格特点的不同，其心理反应的强度和形式又有所不同。

1. 年龄阶段 不同年龄阶段的患儿认知能力存在很大差异，认知差异将会影响患儿对患病的认识和反应，进而影响心理反应。

2. 人格特征 “易养型”的患儿行为比较有规律，具有很强的适应性，情绪处于中低强度状态，一般会对新情境表现出好奇心，有安全感；“难养型”的患儿活动无规律，适应性差，属于情绪型，有更多消极情绪，面临新情境往往有强烈的反应，安全感较差；“缓慢型”的患儿不太活跃，很少表现强烈的情绪，对环境的表现相对平静，心境普遍较为消极，适应缓慢。

3. 应激反应 生病、住院、检查、治疗等一系列事件会使患儿及其家长产生应激反应，进而影响情绪和行为。

4. 亲子行为 在现代家庭教育活动中，父母的教养方式大致可分成三种，即专制型、放任型和民主型。不同的教养方式和父母不同的文化水平、经济条件、社会角色等都会形成不同的亲子行为，对患儿心理产生不同的影响。

(二) 患儿的心理护理

1. 患儿的心理评估 评估患儿及其家长对疾病的认知程度、患儿的气质类型，患儿及其家长的行为反应、情绪反应、亲子关系和父母的教养方式等。

2. 患儿的心理健康教育 患儿的心理健康教育必须考虑到他们的发育水平和认知能力。通过直观的实物、图片、玩具等进行启发式教育，并予以适当的督促、检查和指导。方法可以多样化，如游戏法、示范法、提问法、练习法等，尽量形象直观，提高患儿的接受程度。为患儿家长提供支持，告知疾病相关知识，鼓励患儿家长倾诉其感受，设身处地地理解、关怀和体贴患儿。

3. 患儿的心理护理措施 患儿年龄较小，对疾病缺乏认识，又不善于表达，患儿的心理状态只能从其语言和非语言行为(表情、目光、体态等)中仔细体会理解；患儿心理活动多随活动情境而迅速变化，不同年龄的患儿个性差异极大，其心理特点也很不相同。因此，儿科护士要具备儿童心理学知识，依据患儿心理活动特点进行护理。

(1) 环境布置要符合儿童心理特点：医院中各种各样的设施和医疗器械取代了家中温馨、熟悉的环境，各种器械声、嘈杂声和消毒水的味道使患儿缺乏安

NOTE

全感。因此，病区布置应尽量温馨，可将儿童病室的墙壁粉刷成粉红、鹅黄、草绿、天蓝等颜色，窗帘、寝具等选用卡通图案，并在房间摆放适宜的玩具，使病室呈现儿童喜爱的风格，让患儿在医院也有快乐、轻松的内心体验，减少焦虑和恐惧。

(2) 建立良好的护患关系：对于年龄较大的患儿，护士应积极运用容易理解的语言，用比喻的方式，也可以通过讲故事、做游戏的方式与患儿进行沟通交流。对较小的患儿可采取抚摸、搂抱、眼神交流等非语言沟通。建立良好的护患关系，使患儿获得安全感，缓解其紧张、焦虑和恐惧的情绪，愿意配合治疗与护理。

(3) 帮助患儿宣泄不良情绪：当患儿出现发怒、吵闹、哭泣、拒绝家长离开、不执行医护人员的要求等行为时，护士要理解这是患儿对生活事件的应对和防御，应尽量体贴、爱护患儿，不要轻易训斥责骂患儿。

(4) 对不同年龄患儿的心理护理：不同年龄的患儿，其心理反应的强度和形式不同。因此，护士应该根据患儿的不同年龄特点采取不同的心理护理方法。

①新生儿期：新生儿的情绪反应常通过哭来表达，护士要善于观察患儿，体会其哭声所表达的含义，找出原因，并给予精确护理。在与患儿进行交流时，可以用亲切的目光、喃喃细语、轻柔的抚触使患儿安静、满足、获得愉快的情绪体验。近年来开展的新生儿抚触有助于稳定患儿情绪，提高患儿的适应能力和反应能力，融洽亲子关系。

②婴儿期：保证患儿充足的营养和睡眠，关注患儿的情感需要，帮助建立安全型的依恋关系。母爱是建立“母子联结”，促进儿童心理发展的重要因素之一。心理学家认为，人体间的接触和抚摸是婴儿天生的需求，有人把这种需求称为“皮肤饥饿”，儿童的皮肤饥饿现象，在家庭中可由父母的搂抱等方式满足。所以应尽可能留母亲在医院陪护，以减轻因分离性焦虑所带来的不良心理反应。

③学龄前期：通过做游戏、讲故事、读书，谈一些他们感兴趣的话题，与患儿建立友谊，成为他们的好朋友。在做护理操作之前，做好解释，讲明道理，争取患儿主动配合。鼓励康复期患儿参与到照顾自己的日常生活中。

④学龄期：护士深入浅出地向患儿讲解疾病相关知识以满足他们对自己疾病的好奇和迷惑。帮助他们与病室小病友建立新的伙伴关系，以互相鼓励，互为榜样。给患儿一定的自主选择权，保护患儿的自尊心及隐私。对患慢性病的患儿，要给予特别的理解与关怀，使患儿正视疾病，树立信心，战胜疾病。

4. 伴有行为问题儿童的心理护理

(1) 吮吸手指(finger sucking)：对患儿吮吸手指不必过于焦虑，更不能粗暴对待，若强制性地让其停止吮吸手指，则可能产生逆反心理，甚至长大后更易形成“口腔性格”。应以教育和转移注意力为主，当患儿要吮吸手指时，让他动手玩玩具或游戏，使他双手都不得闲，还可以多带其出去游玩，让他在五彩缤纷的世界里获得知识，增长见识，逐渐忘记吮吸手指的坏习惯。循序渐进地引导他们理解吮吸手指的坏处，并鼓励他们坚持改正，对改正较好的患儿予以表扬和鼓励。给予患儿关怀和体贴，让其感受到爱和安全感，不主张用苦味剂等办法来纠正患儿吮吸手指。

NOTE

(2) 屏气发作(breath holding spell):屏气发作时不要惊慌失措,应该解开患儿的衣领扣,让患儿侧卧,保持呼吸道通畅。首先向患儿家长解释屏气发作的机制,不要误以为这仅仅是行为问题,更不要为了避免患儿的情绪不快对患儿姑息、放纵,对其无理的要求百依百顺,这可能强化患儿"病中获益"的想法,使患儿更任性,日后更可能用哭闹达到自己的要求,更易引起屏气发作。要冷静应对,对患儿既不能溺爱,又不能过于训斥,而应耐心引导教育。协调家庭关系,创造宽松温暖的家庭环境,要让患儿体会家庭的温暖。多让患儿参加集体活动,利用游戏、电视、故事对患儿进行良好的性格培养,提高其挫折承受力,逐渐减少屏气发作次数。

(3) 习惯性交叉擦腿:首先去除各种不良刺激,注意患儿会阴部卫生。多给患儿情感上的温暖,避免让患儿处于孤独、无聊的状态。引导患儿进行户外活动,培养其对外界的兴趣。一旦发现患儿有本征迹象,要转移其注意力,不要责骂、惩罚,也不要强行制止其发作,要使其养成按时睡眠的好习惯,晚上不要过早上床,早晨不要晚起赖床,以减少发作的机会。

(4) 口吃:对年幼患儿来说,偶尔口吃不足为奇,但长期口吃就可能是问题了。护理中要注意以下几方面。

①对患口吃的患儿要给予多方面的温暖和帮助,不要戏弄、嘲笑或故意模仿患儿。不要强迫患儿牢记各种长篇故事或不适应他们语言能力的诗歌。

②帮助患儿解除说话时的紧张情绪,转移患儿的注意力,指导患儿腹式呼吸,因为深呼吸能松弛与缓和颜面肌肉的紧张状态,能消除口吃伴随的肌肉紧张、扭曲,缓解恐惧情绪,减轻口吃。

③帮助患儿发音练习,在每句话的开始轻柔地发音,改变口吃者首字发音经常很急很重的特点。说话的速度放慢,能让患儿心态平静,可有效地减少口吃。有节奏地唱歌、朗诵,对患儿语言训练有一定的帮助,但每次时间不要过长,时间过长容易使患儿感到精神疲倦。

④采取"顺其自然,为所当为"的态度,不应该一味地关注口吃,而是接受口吃,鼓励患儿做自己应该做的事情能有效地缓解口吃患儿的心理压力,给口吃患儿足够的时间,让他把话说完,替口吃患儿说完话或纠正他说话的做法都是徒劳无用的。

5. 为患儿家长提供支持 目前儿童大多数是独生子女,患儿一旦生病家长分外紧张,但家长又缺乏与疾病相关的知识,不知道如何有效、科学地照护患儿。因此,护士除了对患儿尽职照料外,还需对患儿家长提供支持,通过对其进行宣教和指导,帮助患儿家长了解患儿疾病的病因、临床表现、发展、转归及预后,使他们可以正确对待疾病的变化,疏泄负性情绪,并调动其积极性,使其在患儿康复过程中发挥重要作用。

九、残疾患者心理特点及护理

(一) 残疾患者的心理特点

NOTE

1. 自卑感浓,孤独无助 由于生理和心理缺陷,残疾患者在学习、生活和就业方面遇到很多困难，长期得不到有效支持和帮助，加上时常遭到排斥和歧视，容易产生自卑心理。同时，残疾患者的活动范围很小，社交面窄，缺少朋友，久而久之就会产生强烈的孤独感，喜欢在封闭的环境中生活，沉迷于网络聊天，随着年龄的增长不断加深与外界的隔离。

2. 敏感多疑，自尊心强 残疾患者非常在意自身缺陷和别人对自己的评价，特别是当有人在某些场合有意无意说出带有贬义的、不当的称呼，就会引起残疾患者的反感和排斥心理。他们的自尊心一旦遭到伤害，就会产生愤怒情绪，甚至可能会做出过激行为。

3. 怨天尤人，有挫败感 大部分残疾患者常常感觉自己很没用，自身存在是多余的，无法给社会和他人带来价值，因而抱怨亲友和社会环境。他们心态很不稳定，经常出现焦虑和忧郁的情绪，过度担心外界变化会给他们的生活带来强烈的冲击。多数残疾患者无法正视面对现实，有强烈的挫败感。

4. 渴望关注，期盼关爱 残疾患者通常意志消沉，不愿面对现实，不愿意承认自身弱点但对改变现状又无能为力，他们害怕被人们忽视，渴望得到人们的关注和同情，期得到社会的关爱和帮助，哪怕是一点点，也会感激不尽。

（二）残疾患者的心理护理

1. 残疾患者的心理评估 全面了解和评价对残疾患者的心理品质，如人格、智力、记忆力、情绪、认知功能和行为等。

2. 残疾患者的心理健康教育 残疾患者作为社会的一个特殊群体，他们虽然有着和正常人一样的喜怒哀乐，但却承受着比常人更多的压力和痛苦，利用各种语言信息、社会支持系统充分帮助残疾患者改变错误认知、负性情绪，使其能够正确、客观地面对生活中的逆境。

3. 残疾患者的心理护理措施

（1）营造理解、关爱残疾患者的社会氛围，消除社会的偏见，努力维护残疾患者的自尊，为残疾患者创造良好的学习、工作、生活环境，从而保障残疾患者的生活质量。其次，要完善公共环境无障碍设施的建设和管理，建立盲人图书馆、无障碍影院等场所，为残疾患者提供良好的生活环境，并与电视台加强合作，开设残疾患者心理咨询专栏，及时为残疾患者疏导心理障碍，缓解残疾患者的生活压力，使其树立积极健康的生活态度。

（2）建立咨询服务站，疏导残疾患者心理障碍。在残疾患者康复中心、有条件的社区建立咨询服务站，并聘请从事心理研究的专业人员，及时为残疾患者进行心理疏导，排解他们的心理障碍，为残疾患者心理康复创造良好条件；与心理热线咨询服务机构合作，为残疾患者及其家属提供有效的咨询和心理疏导服务，为残疾患者排忧解难，使其树立积极健康的生活态度；与医院、心理研究所的专家合作，组建残疾患者心理疏导讲师团，定期走进残疾患者家庭、特殊教育学校，为残疾患者提供心理方面的指导和帮助，并倾听残疾患者的苦恼，帮助残疾患者摆脱消极的心理状态，使其能够积极、健康地面对未来，更好地融入社会当中。

（3）改进家庭的教育方式，引导残疾患者健康成长。残疾患者不仅是社会成员，更是家庭成员，其大部分时间都与家庭成员一起度过。家庭成员如何对待

NOTE

残疾患者会对残疾患者自身的成长及性格的塑造带来直接的影响。因此，家庭成员应尊重、关心、理解残疾患者，承认残疾患者也是家庭中的一员，并承担起抚养和教育残疾患者子女的重任；培养残疾患者独立的意识，以极大的耐心和帮助来满足残疾患者的合理需求，保持和睦相处、互相理解的家庭氛围；加强与残疾患者的良性互动，使残疾患者健康快乐地成长。只有这样，残疾患者才会在社会的关注下，坚强、乐观地面对生活中的困难和挑战。

(4) 学校应重视残疾患者教育，促进残疾学生全面发展。特殊教育学校应该重视残疾患者教育，努力提高残疾患者综合职业能力，了解残疾学生的基本情况和困难，针对残疾患者的特点，结合岗位需求，进行具体的课程安排和专业设置，同时要求残疾学生加强专业学习，巩固基础知识，并及早做好职业发展规划，提高残疾学生的学习能力和就业能力，在未来竞争激烈的社会中更好地生存；普通学校应该教会学生建立正确的与残疾患者沟通的方式，在平等、互助的基础上与残疾患者进行交流与合作，理解、尊重残疾患者，承认残疾患者的优点，才能使残疾患者更好地融入社会。残疾患者同样有受教育、掌握知识与技能、从事劳动就业、享受美好生活的权利，学校要鼓励残疾学生树立"自强、自立、自信"的精神，不断完善自己，挖掘自身潜力，努力实现人生价值，才会与健全人一样成为社会物质财富和精神财富的创造者。

学习小结

心理护理的目标分为阶段性目标和最终目标。心理护理程序包括心理护理评估、心理护理诊断、心理护理措施、心理护理措施实施、心理护理评价五个基本步骤。

急危重症患者：护士在及时、准确抢救的同时，可通过对患者及其家属的心理护理来减轻患者的心理压力。

创伤后应激障碍患者：帮助患者学会应激处理的各种积极有效的认知和行为技能，促进身心康复。

慢性病患者：积极改变患者的生活环境，创建和谐的社区氛围，增加开展有意义的活动频率；在思想上多与其积极传递正能量，消除负性的不良情绪。

手术患者：采取恰当的措施进行干预，以消除患者恐惧、消极心理，获得最佳的手术效果。

肿瘤患者：了解和掌握其心理影响因素，从而采取针对性的心理护理措施，为患者的身心康复提供保障。

临终患者：针对不同阶段临终患者的心理特点实施有针对性的护理措施，缓解临终患者及其家属的心理压力和精神痛苦。

孕产妇：减轻心理负担，增加社会支持，降低产后抑郁症的发生率。

患儿：帮助患儿宣泄不良情绪、结合患儿年龄特点开展针对性心理护理，为患儿及其家长提供支持，促进患儿心理行为健康发展。

NOTE

残疾患者：纠正残疾患者对疾病的不良认知，进行放松训练，加强情绪管理等。

复习思考

参考答案

[单项选择题]

1. 心理护理的原则不包括(　　)。

A. 服务原则　B. 平等原则　C. 尊重原则

D. 评估原则　E. 保密原则

2. 心理护理评估的基本步骤不包括(　　)。

A. 心理护理评估　B. 确立心理护理诊断　C. 制订心理护理措施

D. 实施心理护理措施　E. 解决心理护理

3. 下列哪一项是儿童创伤后应激障碍特有的核心症状?(　　)

A. 创伤性再体验症状　B. 回避和麻木类症状

C. 警觉性增高症状　D. 分离性焦虑

4. 危急重症患者心理特点包括(　　)。

A. 紧张烦躁　B. 焦虑　C. 恐惧

D. 愉快　E. 以上都是

5. 精神科护士的基本要求不包括(　　)。

A. 良好的医护职业道德　B. 强烈的敬业精神

C. 健康的体格　D. 精湛的业务技术

E. 同理心

6. 下面哪一项不是肿瘤患者的心理反应分期?(　　)

A. 焦虑恐惧期　B. 否认怀疑期

C. 愤怒沮丧期　D. 接受适应期

7. 患者表现平静、淡漠,产生"好吧,既然是我,那就去面对吧"的心理,是以下哪个阶段?(　　)

A. 抑郁期　B. 接受期　C. 妥协期

D. 愤怒期　E. 否认期

8. 王女士,23 岁,结婚 1 年,夫妻感情不和。35 天前顺产一名男婴,无母乳,人工喂养,王女士父母均在外地,母亲前来照顾,近几天,王女士整天无精打采、忧郁寡欢、常常无缘无故发脾气、哭泣,食欲减退,体重减轻,每晚睡三四个小时。根据描述,王女士可能患有(　　)。

A. 产后恐惧症　B. 产后强迫症　C. 产后疑病症

D. 产后抑郁症　E. 产后癔症

9. 小明,2 岁 5 个月,入院诊断为"急性小儿肺炎"。妈妈不在身边时,小明号啕大哭,护士想接近小明,给予安慰,他就又踢又咬,百般抵抗。下列关于小明心理反应的描述正确的是(　　)。

A. 分离性焦虑　B. 抑郁情绪　C. 恐惧情绪

NOTE

D. 情绪失控　　E. 心境不良

10. 残疾患者有哪些心理特点？（　　）

A. 自卑感浓　　B. 敏感多疑　　C. 怨天尤人

D. 渴望关注　　E. 以上全是

（赵　丹）

NOTE

第九章 护士心理健康的维护

本章 PPT

学习目标

1. 掌握影响护士心理健康的因素、促进护士心理健康的方法。
2. 熟悉护士应具备的职业心理素质。
3. 了解护士心理健康的概念。

案例导入

小张，某医院重症监护室护士。重症监护室护理工作任务繁重，护士经常处于抢救突发患者、危重患者的第一线，每天工作量大、节奏快。长期高强度高压力的工作，导致小张一到上班时间精神就高度紧张，内心很纠结，很烦躁。感觉疲乏，而且在休息后也不能完全缓解，走路双腿沉重。小张对睡眠情况不满意、觉得入睡困难。出现头痛、疲惫感、睡眠障碍，焦虑、恐惧等负性情绪。

案例分析：

1. 护士小张为什么会出现上述情况？
2. 作为护士，应如何促进自己的身心健康？

随着社会、科技的发展和医疗模式的转变，护理模式也不断转变，对护士的工作要求越来越高，护士既要掌握护理专业理论知识和操作技能，又要掌握适应新时代整体护理应具备的各方面知识，如医学、心理、社会、伦理、法律、计算机等。这给护士带来了更大的压力，对护士的心理素质提出了更高要求，护士必须具备良好的职业心理素质才能胜任护理工作。护士职业心理素质影响着护理工作的质量和水平，影响着患者的健康和护士自身的健康，因此，维护和促进护士心理健康具有重要的现实意义。

第一节 护士心理健康

一、相关概念

护理工作是医疗卫生工作的重要组成部分，与人的健康和生命安全息息相关。近年来，越来越多的研究者开始对护士心理健康进行研究，研究表明护士心

NOTE

理健康水平直接影响着人类的健康事业和人们的生存质量。护士的基本任务包括帮助患者促进健康、预防疾病、恢复健康、减轻痛苦，完成任务的前提就是要保证自身的心理健康，也只有自身心理素质良好才能应对高强度的护理工作带来的压力，才能在复杂多变的环境中保持工作的热情和精力，才能细心、耐心、精心、热心地为患者提供优质的护理服务。

1. 护士心理健康 目前对护士心理健康没有确切的定义，一般认为，护士心理健康是指护士的心理在自身及所在环境许可范围内能达到的最佳功能状态，表现为护士具有个体生命活力、积极而平稳的心理、良好的社会适应能力，能够有效发挥个人潜力以及积极的社会功能。

2. 心理素质 关于心理素质的含义，学术界有不同的典型观点，一般认为心理素质是以生理条件为基础，将外在获得的东西内化成稳定的、基本的心理特征和品质，是个体心理能力、心理动力和适应性因素的综合体现。

3. 护士职业心理素质 护士职业心理素质是指护士从事护理工作时表现出的稳定的心理特征，包括感知能力、记忆力、注意力、想象思维能力以及情感意志、气质、性格、技能等。

二、护士职业心理素质

（一）护士应具备的职业心理素质

1. 敏锐的观察力 敏锐的观察力是衡量护士职业心理素质的重要标志。观察病情和洞悉患者心理是护士的基本职责，是护理工作顺利开展的重要前提。护士具备敏锐的观察力，可以及时、准确、全面地获得患者信息，掌握患者病情及其心理状态，获得患者的第一手资料，以判断患者的需求，及时有效地采取针对性护理措施，提高护理效果。敏锐的观察力能帮助护士把握复杂的病情变化、预见病情未来发展，可在患者发生病情急骤变化时为抢救患者的生命赢得宝贵的时间。敏锐的观察力既可以提高护士的业务水平，又可以充分体现护士的自身价值和社会价值，所以护士具有敏锐的观察力具有十分重要的意义。

2. 准确的记忆力 临床护理工作繁重而琐碎，每项工作都需严格按规程和要求执行，如口服给药、注射给药、静脉输液、标本采集等，都需做到准确无误，这就需要护士具备准确的记忆力。护士面对的患者数量多，每个患者又有不同的治疗方案和需要，治疗和护理也得根据病情需要随时调整，一旦记忆不准、发生差错，轻则贻误病情，重则造成严重的责任事故。准确的记忆力才能避免差错事故的发生，也有利于护士更好地掌握患者情况，增进对患者的了解，更好地为患者提供护理服务。

3. 良好的注意力 护理工作具有一定的特殊性，如发生护理差错可直接影响患者的治疗、康复，甚至危及生命安全，因此，需要护士具备良好的注意力。良好的注意力可以帮助护士在千头万绪的工作中排除无关信息；可以帮助护士把繁多而琐碎复杂的工作尽收眼底，做到心中有数；可以帮助护士集中精力，聚精会神地做好护理工作。

NOTE

护士的工作环境是开放的，所有在病区的人员最容易接触到的工作人员就是护士。当护士正在集中注意力给患者进行护理时，可能会发生患者或患者家属咨询、寻求帮助、各种突发情况等，随时影响护士的操作，分散护士的注意力，护士又需要用自己的意志将注意力不断调整，重新指向，如果护士的注意力有缺失，则容易发生差错事故。临床一线的护士做每一项操作时应提醒自己保持良好的注意力，以保障护理安全。

4. 独立的思维能力 传统的观念认为护士就是执行医嘱，打针发药，并无独立思考。但是如果护士只机械地执行医嘱，缺乏独立思维能力，会在盲目地执行中发生差错事故。随着护理专业的发展，国外的护理专家认为，现代护理的独立功能占70%，依赖功能占30%，这就要求护士必须具备独立的思维能力。患者的病情是动态变化的，独立的思维能力可以帮助护士发现问题、分析问题和解决问题。遇到紧急情况也可以在有限的时间内快速准确做出判断，并采取正确有效的护理措施。如遇到猝死患者时，护士能快速判断情况，马上采取心肺复苏等抢救工作。

5. 稳定的情绪 医院是一个特殊的工作场所，护理工作具有很多的特殊性，这使护士容易产生紧张、焦虑、无助等情绪问题。而护士的特定工作性质又要求护士保持良好的情绪状态，这就要求护士具备良好的情绪调控能力。情绪具有感染性，护士积极的情绪可以为患者创设良好的情绪氛围，激起患者治愈的信心。护士消极的情绪会给患者情绪造成不良影响，同时也容易引发护理工作的安全隐患。因此，护士具备良好的情绪调控能力是极为重要的心理品质。

6. 坚强的意志力 意志力是心理学中的一个概念，是指一个人自觉地确定目标，并根据目标来支配、调节自己的行动，克服各种困难，从而实现目标的品质。护理工作繁重多变、琐碎辛苦，会遇到各种各样的问题、困难、委屈、挫折、误解等，没有足够的精力与顽强的毅力是难以胜任的。在临床工作中，遇到紧急情况，需要护士果断采取急救措施以保障患者的生命安全；遇到患者情绪不稳定时，需要护士克己自制，促进良好的护患关系，维持自身良好的身心状态。坚强的意志力能使护士沉着冷静、果断坚毅、有条不紊地做好自己的工作，克服所有困难，顺利完成目标和任务。

7. 良好的人格特征 护理的服务对象是遭受疾病折磨的患者，所以护士会经常面对各种应激事件，这就要求护士需具备良好的人格特征。良好的人格特征有利于发挥护士的角色功能，具有谨慎、深思、节制、平静、随和、活泼、健谈、开朗、善交际等人格特征的人，更适合护士的职业要求。研究表明，优秀护士更具有高敢为性、高实验性、高独立性、高自律性、低恃强性、低怀疑性和低世故性的人格特征。

8. 良好的人际沟通能力 护理工作决定了护士需要与患者、患者家属、其他医护工作者密切接触，护士在整个医疗工作过程中处于人际交往的中心地位。尤其护患沟通，是护理工作过程中必不可缺的重要环节。护患沟通是指护士与患者之间的沟通，而护患沟通能力是指护士具备与患者良好沟通交流的一种能力，这种能力可以促进良好的护患关系，可以促进患者配合护理与治疗，有利于患者健康的恢复。

NOTE

在现代医学模式下，护士的沟通能力在护理工作中显得尤为重要，良好的沟通能力可以提高护士对临床工作环境的适应性，促进护患、医患、医护等各种人际关系的融洽，保证及时有效地实施治疗与护理措施，最大限度地满足患者的需求，提高护理服务质量。

（二）护士职业心理素质的培养

1. 职业态度和价值观的培养 职业态度是现代护理人才的首要素质，在护士素质培养过程中居主导地位。良好的职业态度是护士身心健康的重要决定因素。职业态度是个人对某种特定职业的评价和比较持久的肯定或否定的心理反应倾向。护士职业态度是护士本人对护理职业比较持久的评价和情感及心理状态。护士职业态度既影响自身职业素养的形成、职业行为倾向，也影响护士的社会地位、护理学科的发展等。护理工作烦琐、专业技能性强，护士作息时间不规律，护理服务又得细致谨慎，只有对护理职业态度和责任感进行加强，提高护理技能，加强护士自律能力建设，才能保障护理质量和安全，以防护患纠纷的发生。

职业价值观影响个体的职业期望，影响个体选择其职业方向及目标，决定了个体工作态度和职业发展水平。正确积极的职业价值观能够引导护士不断完善自己的知识结构，培养良好的职业素质以适应时代的发展和社会的需要，促进护士个体的职业发展，提高护理团队的工作效率与护理质量。

培养护士正确的职业观和价值观，能帮助护士树立良好的职业道德，促进其适应复杂多变的工作环境，缓解工作压力及职业疲溃感，提高护士工作满意度，激励他们爱岗敬业。

2. 护理工作相关知识与技能的提高 扎实的基本理论、基本知识、基本技能是解决问题的前提，是过硬心理素质的保证。护士熟练、全面掌握护理基本理论、基本知识、基本技能，掌握相关法律法规等知识才能更好地树立自信心，顺利完成护理工作，同时也减轻患者的痛苦，给予患者安全感，获得患者的信任，保证护理安全，保障护士执业安全，提高护理质量。护士应该通过多途径多渠道提升自己的业务能力，不断探索护理新知识、新技术，不断改进护理技术，适应人们对健康的高需求，在医疗行业中发挥更大的作用与价值。

3. 心理学知识的掌握 护士掌握必要的心理学知识，能更好地认识自我，完善自我，提高应对能力，能帮助其正视压力、缓解压力，进行自我情绪管理，调整心态，保持乐观、积极、健康的职业心态，有利于维护自身身心健康。掌握心理学相关知识也能帮助护士和患者建立良好的护患关系，拉近与患者之间的距离，有利于各项护理工作的开展，顺利完成工作任务同时保证护理服务质量。

鼓励护士自主进行护理心理学、医学心理学的学习，通过学习掌握心理保健的方法，如自我减压方法、自我疏导方法、自我调节方法等，以达到正确对待压力，学会自我调节情绪的目的，从而保持最佳的工作状态。

4. 人文素质的培养 整体护理观念要求护士必须具备较高的职业素质，护士不仅要有扎实的理论基础、熟练的操作技能，还要有深厚的人文素质。人文素质是护士基本的、重要的品质之一，是护士在护理工作中对人道主义精神和人文主义精神的最佳诠释。护士掌握必要的人文知识，才能更好地关心、帮助患者，

NOTE

满足患者对身心健康的需求，提高护理服务质量。

5. 在护理实践中加强锻炼 培养良好的心理素质，关键环节是在护理实践中加强锻炼。护士在护理实践中要有意识地锻炼自己的心理品质，如自觉并严格遵守规章制度、严格按操作规程工作，热情、耐心、细心对待每一位患者。在护理实践中锻炼自己的观察力、记忆力、注意力、思维能力、情绪调控能力、意志力、沟通能力等，并且在护理实践中进行自我和他人评价，自我评价以了解自己的进步程度，他人评价以克服不足、巩固成绩、促进成长，使自己能在工作中处理各种复杂或突发情况，忙而不乱，井然有序，以利于工作的顺利开展。

第二节 护士心理健康的促进

一、影响护士心理健康的因素

1. 社会因素 受各种因素的影响，护士的社会地位较低，人们对护理工作的重要性及其社会价值认识不够，患者对护士和医生的态度也截然不同，给护士造成心理创伤。同时，一些管理体制因素导致护理工作没能细化、精化，护士的潜能没能得到发挥。给予护士的继续深造和晋升的机会也较少，福利待遇也不尽如人意，护士会感到护理工作受轻视，自身价值没能体现，加上职业高强度和高风险，使得护士群体容易身心疲惫，容易出现心理健康问题。

2. 工作性质因素 护理工作是一种特殊的服务行业，需体力劳动和脑力劳动结合，而且风险大，责任重，如果出现差错事故，会威胁到患者的健康甚至生命安全，有调查显示，担心工作出现差错成了临床护士的首要心理压力来源。医护技术不断发展，各类仪器设备不断更新换代，技术越来越高端，仪器越来越先进，护士需不断学习和应用新理念、新知识、新技能，同时整体护理模式的开展，医院护士编制严重不足，床护比例失调，导致护士的工作量激增，几乎长期处于超负荷工作的状态。

为了确保患者护理的连续性，护理工作需 24 小时轮岗，夜班工作也就不可缺少，而护士数量缺口大，轮班频繁，严重扰乱了护士的正常生物节律。夜班时资源设施等比白天要少，并且夜班时会面临许多具有挑战性的事件，护士夜班时处于紧张与警觉的状态，更容易感到身心疲惫，长期的负性情绪积累，容易引起焦虑、紧张。

3. 人际关系的压力 护士在日常工作中需要协调多种医疗人际关系，护理工作中产生的人际关系主要有护患关系、医护关系、护护关系以及护士与其他医技人员、医院管理人员的关系。在复杂多变的医院环境中，护士主要面对的是饱受疾病折磨，心理状况不同、沟通接受能力不同的患者，面对他们的焦虑、恐惧、悲伤甚至愤怒的负性情绪。护患发生冲突，哪怕遇到的是歪曲事实、情绪激动而痛骂护士的患者，护士也得冷静平和，受到伤害而又无法表达。人际关系错综复杂，如有处理不善，很容易陷入人际关系的困境，带来压力。工作当中，无论护患

NOTE

冲突还是护士与其他医务工作者发生矛盾，都会给护士的身心健康带来影响。

4. 价值感因素 现实中护士自身价值的期望与现实发生冲突，尤其是接受过高等专业教育的护士，她们大多对职业价值期望较高，但是现实中，护士的晋升空间、进修深造、薪酬福利、社会地位等都处于劣势，护理工作烦琐、重复，医疗环境复杂多变，护士离职率不断攀升，护士的职业价值感偏低，影响其心理健康。

5. 家庭因素 护士经常会遇到工作与家庭发生冲突的情况。护理工作特殊，需 24 小时轮班，导致护士生活无规律。特别是节假日，护士需要坚守在病房里，无法陪伴家人。这就造成许多护士的家庭矛盾，放在第一位是工作，还是家庭？工作与家庭之间的冲突由此产生，压力也就随之而来。有研究表明，工作与家庭冲突的出现会引起护士情绪波动，损耗情绪资源，情绪资源如果长期损耗会导致情感耗竭，导致护士工作满意度降低、职业认同感降低，离职意愿增加，影响护理行业的整体发展。

6. 个人因素 就个人而言，护士如果不能有效应对压力，会影响其心理健康。个体的人格特征、应对压力方式的不同，产生的心理影响也不同。有关研究发现，A 型人格者遇到压力时更容易激动、急躁、发怒；C 型人格者遇到压力时更容易压抑克制自己；D 型人格者则更容易敏感多疑，苛求自己。面对压力时如能采取积极的应对措施，往往可以有效应对压力，而采用消极应对，则会加重应激反应，对身心健康产生不良影响。

二、护士心理健康状况

（一）护士的一般心理健康状况

越来越多的研究者从不同的角度对护士的心理健康问题进行研究，多种研究表明，护士工作过程中有较高的职业压力，使护士感到身心疲惫，导致机体内平衡失调，罹患心身疾病的概率显著增加，再加上夜班的原因引起生物钟紊乱，导致睡眠障碍，也影响着护士的身心健康。临床护士普遍存在心理健康问题，发生率较高的有抑郁、紧张、焦虑、失眠、易怒、人际敏感、身心疲溃等。而某些特定科室护士更容易发生心理健康问题，如急诊科、重症监护室、手术室、精神科、肿瘤科等。而多年坚持在临床一线的护士则更容易出现较高水平的疲溃感。

知识链接

2020 年医务工作者心理健康水平

2021 年 3 月 1 日，《中国国民心理健康发展报告(2020)》发布。分报告《2020 年医务工作者心理健康状况调查报告》对我国 2466 名医务工作者进行了调查，调查对象包括医生、护士、医技人员和管理人员。报告显示，有 27.7%的医务工作者可能存在抑郁倾向，在不同岗位上的医务工作者存在较高抑郁风险的比例为 5.1%～12.8%。其中护士群体的抑郁高风险比例高达 9.0%。焦虑方面，19.8%的医务工作者有焦虑倾向，医务工作者的焦虑水平同样为医生最高、护士次之。

（二）护士的职业倦怠

1. 职业倦怠的概念 职业倦怠是美国精神病学家 Fredenbergeri 于 1974 年提出的，职业倦怠是指个体在工作重压下产生的身心疲劳与耗竭的状态，伴随长期压力体验产生的情感、态度和行为的衰竭，是个体不能顺利应对工作压力而产生的心理综合征，又称为身心耗竭综合征、工作倦怠、工作疲溃感等。护理工作具有高强度、高负荷、高风险等特点，护士长期处于高度职业紧张状态，继而引起抑郁、倦怠等心理健康问题，影响工作效率和护理服务质量。职业倦怠包括三个维度，即情感耗竭、人格解体、个人成就感降低。情感耗竭指的是由于工作的需要导致个体的情感资源耗尽，情感耗竭是工作倦怠的典型特点，主要表现有感到筋疲力尽，精神耗损无力感与失去兴趣等。人格解体指的是个体对工作及工作对象刻意的过度疏远，对工作不投入、不主动，对自己表示怀疑。护士会感到情感疏离，对工作对象疏远、冷漠，甚至产生讨厌的情绪。个人成就感降低指的是个体对自己进行消极评价，无法体验到自己的工作价值。护士会感觉护理工作没有成就感，护理工作没有任何意义。

2. 职业倦怠对护士心理健康的影响 护理工作节奏快，经常需要处理各种各样的突发情况，是一个高强度、高风险、高负荷的职业，因此，护士容易发生职业倦怠。相关研究显示，我国护士的职业倦怠检出率非常高。职业倦怠的出现会给护士的身心健康带来严重影响，导致其工作质量下降，医疗差错事故的发生率增高。受职业倦怠的影响，护士容易出现疲惫、头疼、睡眠障碍、肌肉酸痛、食欲下降、容易生病等躯体问题，出现焦虑、抑郁、无助、自尊心低、自我价值感低、挫折、愤怒、恐惧等心理问题。出现对工作缺乏热情，工作满意度低，从而选择离职，出现疏远患者、对患者冷漠等行为问题，出现回避朋友、同事、社交减少，人际关系较差等人际交往问题。

三、护士心理健康的促进

1. 加强社会支持 加强对护士的正面宣传，加深对护士重要性和专业性的理解，提高社会对护士群体的尊重、理解与认同。健全相关法律法规，落实《劳动合同法》《护士条例》等规定的要求，保障护士的合法权益。医院建立完善的绩效管理体系，建立合理的薪酬管理机制，让护士回归护理工作，充分激发护士的工作积极性，使护士的专业技术价值得以充分体现。通过各种渠道引导社会大众积极、正面理解护理工作、普及护理知识，引导舆论正确发展，形成关爱护士的良好氛围，让全社会都理解和支持护士。

进一步发展护理高等教育，提高护士的整体受教育程度，提高护理学科地位。建设高层次护理人才队伍，培养具备交叉学科知识、大数据、人工智能等信息技术、科研能力、解决多样化健康服务问题能力的创新型护理人才，以满足现代社会多层次、多样化健康服务需求，也是扩大护理服务供给的重要保障。

NOTE

2. 优化工作环境 优化工作环境，大力推进磁性医院建设。磁性医院是指在护士数量严重缺口时，能像磁铁一样吸引高素质的护士，从而可以提供优质护理服务，取得极好临床效果的医院，是一个能让护士体现职业价值和个人价值的工作环境。

优化工作环境，营造团结、愉快的工作氛围，创建积极、合作、友爱的工作团队，增加护理人力配备，对护士人力资源进行科学管理，激发护理人力资源的潜能。合理优化排班，体现以人为本的管理理念，提高护理人力资源合理利用率，充分调动护士工作积极性，提高护士总体工作满意度，减轻职业压力，提高护理工作质量。

医院护理管理者需重视护士的工作与家庭冲突情况，应用科学管理理念，在组织层面上对护理人力资源进行合理分配，解决护士面临的困难，最大限度帮助其缓解工作与家庭的冲突。医院还应加强护士健康档案建设，做好其健康跟踪及反馈工作。并提供相应的减压场所，让护士可以宣泄情绪，交流情感，放松身心，以减轻职业压力。

3. 建立和谐人际关系 护理工作中和谐的人际关系能使护士感觉工作情绪愉快，是保持心理健康的重要条件。护患关系、医护关系、护护关系中，由于成长环境、专业、人格、爱好、目标等的不同，在提供护理服务或者共同进行医疗工作时，难免会有误会，甚至产生矛盾，应做到理解尊重他人，用积极的心态、和谐的态度对待他人，主动创建融洽的人际关系。良好和谐的人际关系能有效缓解护理工作带来的压力，有利于维护护士身心健康。

4. 扩大社会支持系统 平时应注意多与家人、亲友们沟通联系，遇到不良情绪时及时向他们倾诉，宣泄心中的烦恼与苦闷，以获得支持与理解，缓解内心消极情绪，减少心理负担，以利于维持自身身心健康。

5. 提高职业价值感 护士正向的职业价值感可以减轻职业疲惫，增强主观幸福感，有利于护士心理健康。可以根据护士自身特点，完善其职业生涯规划，帮助其制订职业发展规划；提供进修培训和深造的机会，帮助其在工作中成长，实现自身价值。有研究结果显示，参与过科研工作的护士职业价值感较高，应鼓励护士参与科研工作，奖励和表扬科研能力出众的护士，同时可以从多途径为护士提供更多科研知识，如参与科研知识培训、护理科研能力强的人员分享经验等。加强护士的职业教育，完善职称晋升机制，合理提高薪酬水平等也可以提高护士职业价值感。

6. 提高挫折承受能力 认识到问题与麻烦是生活的一部分，是客观存在的。有了正确的认识，当我们面对各种问题时，就有足够的心理准备应对。认识自己和悦纳自己，做到自强自信，正确认识自己的优点和缺点，不强求自己，也不低估自己。不断学习，增强自身知识储备，遇到问题时有足够的能力应对。学会自我调节，遇到挫折时，运用积极心理防御，减小心理压力。

7. 合理膳食、科学运动 每日总热量的摄取要足够，一日三餐做到荤素搭配、粗细搭配、干稀搭配，适当多吃一些富含蛋白质的食物，补充富含维生素和矿物质的食物。根据上下班时间，合理安排就餐时间。夜班工作一般比白班工作

NOTE

消耗更多体力，需补充含足够热量、高蛋白、易消化、富含水分的食物。根据自身情况选择适宜的运动项目，如散步、慢跑、体操、游泳、打羽毛球、瑜伽等。运动时注意适量，运动不足达不到健身的目的，运动过度反而影响健康。

8. 平衡工作与家庭冲突 护士应主动与家人沟通交流，不能因为忙碌而减少沟通，更不应该沉迷于玩手机而不沟通。利用下班时间、休假时间进行家庭活动，进行积极的多样化互动，如短途旅游、各类亲子活动、户外运动等，增强家庭凝聚力。有意识地建立工作和家庭的边界，虽然护理职业具有特殊性，但不能完全没有边界。边界的建立可以将工作手机与私人手机进行区分，可以在情绪上划定界线，不把工作的负性情绪带回家，不把家庭的烦恼带到工作中，始终以积极的形象面对家人和工作。也可与家人商定家庭责任的范围，各司其职，避免因家务等琐事造成家庭矛盾，有助于平衡工作与家庭冲突。

9. 寻求合适自己的减压方式 寻找适合舒缓自身压力的途径，学会减压。合理安排自己的下班时间，尝试多种放松的方式，如跳舞、聚会、访友、运动、听轻松愉快的音乐、看搞笑影片、旅游、静坐、写日记、读书等，寻求能让自己心情轻松、忘记烦恼的兴趣爱好。

学习小结

护士的职业心理素质是指护士从事护理工作时表现出的稳定心理特征，包括感知能力、记忆力、注意力、想象思维能力以及情感意志、气质、性格、技能等。护士应具备的职业心理素质包括敏锐的观察力、准确的记忆力、良好的注意力、独立的思维能力、稳定的情绪、坚强的意志力、良好的人格特征、良好的人际沟通能力。护士职业心理素质的培养应注意职业态度和价值观的培养、护理工作相关知识与技能的提高、心理学知识的掌握、人文素质的培养、在护理实践中的锻炼。影响护士心理健康的因素包括社会因素、工作性质因素、人际关系的压力、价值感因素、家庭因素、个人因素。促进护士心理健康的措施包括加强社会支持、优化工作环境、建立和谐人际关系、扩大社会支持系统、提高职业价值感、提高挫折承受能力、合理膳食、科学运动、平衡工作与家庭冲突、寻求适合自己的减压方式。

复习思考

[单项选择题]

1. 关于护士应具备的职业心理素质，下列选项正确的是（　　）。

A. 敏锐的观察力　　B. 情绪的稳定　　C. 坚强的意志力
D. 良好的人际沟通能力　　E. 以上都是

2. 护士良好的人格特征，不包括下列哪一项？（　　）

A. 谨慎　　B. 平静　　C. 高冷
D. 健谈　　E. 开朗

参考答案

NOTE

3. 关于影响护士心理健康的社会因素，下列选项正确的是(　　)。

A. 人们对护理工作的重要性认识不够

B. 护理工作没能细化、精化

C. 护士的继续深造和晋升的机会较少

D. 护士在自我体验上感到护理工作受轻视

E. 以上都是

4. 下列选项中哪一项不是职业倦怠的典型表现？(　　)

A. 耗竭感　　B. 人格解体　　C. 低个人成就

D. 人际关系障碍　　E. 生理疲劳

5. 职业倦怠的核心是(　　)。

A. 人格解体　　B. 情感衰竭　　C. 低个人成就感

D. 生理疲劳　　E. 人际关系障碍

6. 下列关于护士心理健康的促进，正确的是(　　)。

A. 加强社会支持　　B. 优化工作环境　　C. 建立和谐人际关系

D. 提高职业价值感　　E. 以上都是

[问答题]

1. 护士职业心理素质应该如何培养？

2. 影响护士心理健康的因素有哪些？

3. 如何促进护士心理健康？

4. 请谈谈你自己的减压方式。

（陈玉婷）

NOTE

附　　录

附录 A　气质测量练习

【目的】 评定个体的气质类型。通过问卷调查，使学生掌握具体测验步骤及结果分析的方法，为将来在护理工作中的运用奠定基础。同时通过自测使学生更好地了解自己的气质类型。

【材料】 气质类型测验问卷。

气质类型测验问卷

指导语：下面 60 道题可以帮助你大致确定自己的气质类型，回答这些问题时，你认为非常符合自身情况的，记 2 分；比较符合的，记 1 分；介于符合于不符合之间的，记 0 分；比较不符合的，记－1 分；完全不符合的，记－2 分。

1. 做事力求稳妥，不做无把握的事。
2. 遇到可气的事就怒不可遏，想把心里话全说出来才痛快。
3. 宁肯一个人干事，不愿很多人在一起。
4. 到一个新环境很快就能适应。
5. 厌恶那些强烈的刺激，如尖叫声、噪音、危险镜头等。
6. 和人争吵时，总是先发制人，喜欢挑衅。
7. 喜欢安静的环境。
8. 善于和人交往。
9. 羡慕那种善于克制自己感情的人。
10. 生活有规律，很少违反作息规律。
11. 在多数情况下，情绪是乐观的。
12. 碰到陌生人觉得很拘束。
13. 遇到令人气愤的事，能很好地自我克制。
14. 做事总是有旺盛的精力。
15. 遇到问题常常举棋不定，优柔寡断。
16. 在人群中从不觉得过分拘束。
17. 情绪高昂时，觉得干什么都有趣；情绪低落时，又觉得什么都没意思。
18. 当注意力集中于某一事物时，别的事很难使我分心。
19. 理解问题总比别人快。
20. 碰到危险情景，常有一种极度恐惧感。

NOTE

21. 对学习、工作、事业怀有很高的热情。
22. 能够长时间做枯燥、单调的工作。
23. 符合兴趣的事情，干起来劲头十足，否则就不想干。
24. 一点小事就能引起情绪波动。
25. 讨厌做那种需要耐心、细致的工作。
26. 与人交往不卑不亢。
27. 喜欢参加热烈的活动。
28. 爱看感情细腻、描写人物内心活动的文学作品。
29. 工作、学习时间长了，常感到厌倦。
30. 不喜欢长时间谈论一个问题，愿意实际动手干。
31. 宁愿侃侃而谈，不愿窃窃私语。
32. 别人说我总是闷闷不乐。
33. 理解问题常比别人慢些。
34. 疲倦时只要短暂的休息就能精神抖擞，重新投入工作。
35. 心理有事宁愿自己想，不愿说出来。
36. 认准一个目标就希望尽快实现，不达目的誓不罢休。
37. 学习、工作同样一段时间后，常比别人更疲倦。
38. 做事有些莽撞，常常不考虑后果。
39. 老师或师傅讲授新知识、技术时，总希望他讲慢些，多重复几遍。
40. 能够很快忘记那些不愉快的事情。
41. 做作业或完成一件工作总比别人花的时间多。
42. 喜欢运动量大的剧烈体育活动，或参加各种文艺活动。
43. 不能很快地把注意力从一件事转移到另一件事情。
44. 接受一个任务后，就希望将它迅速解决。
45. 认为墨守成规比冒风险好些。
46. 能够同时注意几件事物。
47. 当我烦闷时，别人很难使我高兴起来。
48. 爱看情节起伏跌宕、激动人心的小说。
49. 对工作抱有认真严谨、始终一贯的态度。
50. 和周围人的关系总是相处不好。
51. 喜欢复习学过的知识，重复做已经掌握的工作。
52. 希望做变化大、花样多的工作。
53. 小时候会背的诗歌，我似乎比别人记得清楚。
54. 别人说我“出语伤人”，可我并不觉得这样。
55. 在体育活动中，常因反应慢而落后。
56. 反应敏捷、头脑机智。
57. 喜欢有条理而不甚麻烦的工作。
58. 兴奋的事常使我失眠。
59. 老师讲新概念，常常听不懂，但是弄懂以后就很难忘记。

NOTE

60. 假如工作枯燥无味，马上就会情绪低落。

计分与评价：

1. 把每题得分按下表题号相加，并算出各栏的总分。

胆汁质	2	6	9	14	17	21	27	31	36	38	42	48	50	54	58
多血质	4	8	11	16	19	23	25	29	34	40	44	46	52	56	60
黏液质	1	7	10	13	18	22	26	30	33	39	43	45	49	55	57
抑郁质	3	5	12	15	20	24	28	32	35	37	41	47	51	53	59

2. 如果多血质一栏得分超过 20 分，其他三栏得分较低，则为典型多血质；如这一栏在 20 分以下、10 分以上，其他三栏得分较低，则为一半多血质；如果有两栏的得分显著超过另外两栏得分，而且分数比较接近，则为混合型气质，如胆汁-多血质混合型，多血-黏液质混合型，黏液-抑郁质混合型等；一栏的得分很低，其他三栏都不高，但很接近，则为三种气质型，如多血-胆汁-黏液质混合型或黏液-多血-抑郁质混合型。

多数人的气质是一般型气质或两种气质的混合型，典型气质和三种气质混合型的人较少。

(1) 胆汁质：神经活动强而不均衡型。这种气质的人兴奋性很好，脾气暴躁，性情直率，精力旺盛，能以很高的热情埋头事业，兴奋时，决心克服一切困难，精力耗尽时，情绪一落千丈。

(2) 多血质：神经活动强而均衡型。热情，有能力，适应性强，喜欢交际，精神愉快，机智灵活，注意力易转移，情绪易改变。但办事重兴趣，富于幻想，不愿做耐心细致的工作。

(3) 黏液质：神经活动强而均衡型。平静，善于克制忍让，生活有规律，不为无关事情分心，埋头苦干，有持久力，态度持重，不卑不亢，不爱空谈，严肃认真。但不够灵活，注意力不易转移，易墨守成规。

(4) 抑郁质：神经活动弱型。沉静、深刻、易相处，人缘好，办事稳妥可靠，做事坚定，能克服困难。但比较敏感，易受挫折，孤僻、寡欲，反应缓慢。

气质在人的实践活动中不起决定作用，但有一定的影响。主要表现在它可以影响活动的效率。例如，要求做出迅速灵活反应的工作，具有多血质和胆汁质的人比较合适，而具有黏液质和抑郁质的人则较难胜任。反之，要求持久细致的工作，具有黏液质、抑郁质的人较为合适，而具有多血质、胆汁质的人又较难适应。显然，为了提高工作效率，对不同职位和岗位的员工的气质特性就要提出特定的要求，有些特殊工种还有其特殊要求，否则是难以适应和胜任的。

附录 B　SCL-90、SDS、SAS 量表练习

【目的】 通过对 SCL-90、SDS、SAS 临床量表的自测练习，熟悉三种临床量表的测验内容，掌握三种临床量表的测量、统计方法和结果的判断。

NOTE

【材料】 症状自评量表(SCL-90)、抑郁自评量表(SDS)、焦虑自评量表(SAS)。

90 项症状自评量表

姓名　　性别　　年龄　　病室　　住院号　　研究编号

评定日期　　第　　次评定

指导语:以下表格中列出了某些人存在的问题,请仔细阅读每一条,然后根据最近一周,下述情况影响您的实际感觉,在每个条目后的5个方格中选择一格画钩。

序号	问题	没有 1	很轻 2	中等 3	偏重 4	严重 5
1	头痛	□	□	□	□	□
2	神经过敏,心中不踏实	□	□	□	□	□
3	头脑中有不必要的想法或字句盘旋	□	□	□	□	□
4	头晕或晕倒	□	□	□	□	□
5	对异性的兴趣减退	□	□	□	□	□
6	对旁人责备求全	□	□	□	□	□
7	感到别人能控制您的思想	□	□	□	□	□
8	责怪别人制造麻烦	□	□	□	□	□
9	忘性大	□	□	□	□	□
10	担心自己的衣饰整齐及仪态的端正	□	□	□	□	□
11	容易烦恼和激动	□	□	□	□	□
12	胸痛	□	□	□	□	□
13	害怕空旷的场所或街道	□	□	□	□	□
14	感到自己的精力下降,活动减慢	□	□	□	□	□
15	想结束自己的生命	□	□	□	□	□
16	听到旁人听不到的声音	□	□	□	□	□
17	发抖	□	□	□	□	□
18	感到大多数人都不可信任	□	□	□	□	□
19	胃口不好	□	□	□	□	□
20	容易哭泣	□	□	□	□	□
21	同异性相处时感到害羞不自在	□	□	□	□	□
22	感到受骗,中了圈套或有人想抓住您	□	□	□	□	□
23	无缘无故地感到害怕	□	□	□	□	□
24	不能自控地大发脾气	□	□	□	□	□
25	怕单独出门	□	□	□	□	□
26	经常责怪自己	□	□	□	□	□
27	腰痛	□	□	□	□	□

NOTE

续表

指导语：以下表格中列出了某些人存在的问题，请仔细阅读每一条，然后根据最近一周，下述情况影响您的实际感觉，在每个条目后的 5 个方格中选择一格画钩。

序号	问题	没有 1	很轻 2	中等 3	偏重 4	严重 5
28	感到难以完成任务	□	□	□	□	□
29	感到孤独	□	□	□	□	□
30	感到苦闷	□	□	□	□	□
31	过分担忧	□	□	□	□	□
32	对事物不感兴趣	□	□	□	□	□
33	感到害怕	□	□	□	□	□
34	您的感情容易受到伤害	□	□	□	□	□
35	感觉旁人能知道您的私下想法	□	□	□	□	□
36	感觉别人不理解您、不同情您	□	□	□	□	□
37	感觉别人对您不友好，不喜欢您	□	□	□	□	□
38	做事必须做得很慢以保证做得正确	□	□	□	□	□
39	心跳得很厉害	□	□	□	□	□
40	恶心或胃部不舒服	□	□	□	□	□
41	感到比不上他人	□	□	□	□	□
42	肌肉酸痛	□	□	□	□	□
43	感到有人在监视您、谈论您	□	□	□	□	□
44	难以入睡	□	□	□	□	□
45	做事必须反复检查	□	□	□	□	□
46	难以作出决定	□	□	□	□	□
47	怕乘电车、公共汽车、地铁或火车	□	□	□	□	□
48	呼吸有困难	□	□	□	□	□
49	一阵阵发冷或发热	□	□	□	□	□
50	因为感到害怕而避开某些东西、场合或活动	□	□	□	□	□
51	感觉脑子一片空白	□	□	□	□	□
52	身体发麻或刺痛	□	□	□	□	□
53	喉咙有梗塞感	□	□	□	□	□
54	感到前途没有希望	□	□	□	□	□
55	不能集中注意力	□	□	□	□	□
56	感到身体的某一部分软弱无力	□	□	□	□	□
57	感到紧张或容易紧张	□	□	□	□	□

NOTE

续表

指导语：以下表格中列出了某些人存在的问题，请仔细阅读每一条，然后根据最近一周，下述情况影响您的实际感觉，在每个条目后的5个方格中选择一格画钩。

序号	问题	没有 1	很轻 2	中等 3	偏重 4	严重 5
58	感到手或脚发重	□	□	□	□	□
59	想到死亡的事	□	□	□	□	□
60	吃得太多	□	□	□	□	□
61	当别人看着您或谈论您时感到不自在	□	□	□	□	□
62	有一些不属于您自己的想法	□	□	□	□	□
63	有想打人或伤害他人的冲动	□	□	□	□	□
64	醒得太早	□	□	□	□	□
65	必须反复洗手、点数	□	□	□	□	□
66	睡得不稳不深	□	□	□	□	□
67	有想摔坏或破坏东西的想法	□	□	□	□	□
68	有一些别人没有的想法	□	□	□	□	□
69	感到对别人神经过敏	□	□	□	□	□
70	在商店或电影院等人多的地方感到不自在	□	□	□	□	□
71	感到任何事情都很困难	□	□	□	□	□
72	一阵阵恐惧或惊恐	□	□	□	□	□
73	感到在公共场合吃东西很不舒服	□	□	□	□	□
74	经常与人争论	□	□	□	□	□
75	单独一人时神经很紧张	□	□	□	□	□
76	觉得别人对您的成绩没有作出恰当的评价	□	□	□	□	□
77	即使和别人在一起也感到孤单	□	□	□	□	□
78	感到坐立不安心神不定	□	□	□	□	□
79	感到自己没有什么价值	□	□	□	□	□
80	感到熟悉的东西变得陌生或不像是真的	□	□	□	□	□
81	大叫或摔东西	□	□	□	□	□
82	害怕会在公共场合晕倒	□	□	□	□	□
83	感到别人想占您的便宜	□	□	□	□	□
84	为一些有关性的想法而很苦恼	□	□	□	□	□
85	您认为应该因为自己的过错而受到惩罚	□	□	□	□	□
86	感到要很快把事情做完	□	□	□	□	□

NOTE

续表

指导语：以下表格中列出了某些人存在的问题，请仔细阅读每一条，然后根据最近一周，下述情况影响您的实际感觉，在每个条目后的5个方格中选择一格画钩。

序号	问题	没有 1	很轻 2	中等 3	偏重 4	严重 5
87	感到自己的身体有严重问题	□	□	□	□	□
88	从未感到和其他人很亲近	□	□	□	□	□
89	感到自己有罪	□	□	□	□	□
90	感到自己的脑子有毛病	□	□	□	□	□

Zung自评抑郁量表(SDS)

姓名　　性别　　年龄　　病室　　住院号　　研究编号

评定日期　　第　　次评定

指导语：下面有20条文字，请仔细阅读每一条，弄清其含义。然后根据您最近一周的实际情况在每一条文字后的适当方格里画钩。

序号	问题	表示没有或很少时间 1	表示部分时间 2	表示相当多时间 3	表示绝大部分或全部时间 4
1	我觉得闷闷不乐，情绪低沉	□	□	□	□
2	我觉得一天之中早晨最好	□	□	□	□
3	我一阵阵哭出来或觉得想哭	□	□	□	□
4	我晚上睡眠不好	□	□	□	□
5	我吃得跟平常一样多	□	□	□	□
6	我与异性密切接触时和以往一样感到愉快	□	□	□	□
7	我发觉我的体重在下降	□	□	□	□
8	我有便秘的苦恼	□	□	□	□
9	我心跳比平时快	□	□	□	□
10	我无缘无故地感到疲乏	□	□	□	□
11	我的头脑跟平常一样清楚	□	□	□	□
12	我觉得经常做的事情并没有困难	□	□	□	□
13	我觉得不安而平静不下来	□	□	□	□
14	我对将来抱有希望	□	□	□	□
15	我比平常更容易生气激动	□	□	□	□
16	我觉得做出决定是容易的	□	□	□	□

续表

指导语:下面有20条文字,请仔细阅读每一条,弄清其含义。然后根据您最近一周的实际情况在每一条文字后的适当方格里画钩。					
序号	问题	表示没有或很少时间 1	表示部分时间 2	表示相当多时间 3	表示绝大部分或全部时间 4
17	我觉得自己是个有用的人,有人需要我	□	□	□	□
18	我的生活过得很有意思	□	□	□	□
19	我认为我死了别人会生活得好些	□	□	□	□
20	平常感兴趣的事我仍然照样感兴趣	□	□	□	□

Zung自评焦虑量表(SAS)

姓名　　　　性别　　　　年龄　　　　病室　　住院号　　　　研究编号

评定日期　　　　第　　　次评定

指导语:下面有20条文字,请仔细阅读每一条,弄清其含义。然后根据您最近一周的实际情况在每一条文字后的适当方格里画钩。					
序号	问题	表示没有或很少时间 1	表示部分时间 2	表示相当多时间 3	表示绝大部分或全部时间 4
1	我感到比往常更加神经过敏和焦虑	□	□	□	□
2	我无缘无故地感到担心	□	□	□	□
3	我容易心烦意乱或感到恐慌	□	□	□	□
4	我感到我的身体好像被分成几块,支离破碎	□	□	□	□
5	我感到事事都很顺利,不会有倒霉的事情发生	□	□	□	□
6	我的四肢抖动和震颤	□	□	□	□
7	我因头痛、颈痛和背痛而烦恼	□	□	□	□
8	我感到无力且容易疲劳	□	□	□	□
9	我感到很平静,能安静坐下来	□	□	□	□
10	我感到我的心跳较快	□	□	□	□
11	我因阵阵的眩晕而不舒服	□	□	□	□
12	我有阵阵要昏倒的感觉	□	□	□	□
13	我呼吸时进气和出气都不费力	□	□	□	□

NOTE

续表

指导语：下面有 20 条文字，请仔细阅读每一条，弄清其含义。然后根据您最近一周的实际情况在每一条文字后的适当方格里画钩。					
序号	问题	表示没有或很少时间 1	表示部分时间 2	表示相当多时间 3	表示绝大部分或全部时间 4
14	我的手指和脚趾感到麻木和刺痛	□	□	□	□
15	我因胃痛和消化不良而苦恼	□	□	□	□
16	我必须时常排尿	□	□	□	□
17	我的手总是温暖而干燥	□	□	□	□
18	我觉得脸发烧发红	□	□	□	□
19	我容易入睡，晚上睡眠很好	□	□	□	□
20	我做噩梦	□	□	□	□

【方法】

（1）环境准备：安静无噪声，室内温、湿度感觉舒适，座位舒适。

（2）以小组为单位，参照三种量表的使用方法，按标准化程序进行自测或互测。

（3）测量结束后，参照第六章第二节中相关量表的评定方法，同学之间交叉统计结果，在老师协助下作出结果判断。

（4）老师巡视指导，根据学生所测结果给予评价。

（5）完成测量报告。

（6）学生获得测量经验后，可在临床见习中在临床老师的指导下，对综合医院患者心理进行调查。

NOTE

参考文献

[1] 汪启荣.护理心理学基础[M].3版.北京:人民卫生出版社,2019.
[2] 林国君,孙静波.护理心理学[M].北京:中国中医药出版社,2018.
[3] 李正姐,吴学华.护理心理学[M].北京:中国中医药出版社,2015.
[4] 胡佩诚,蒋继国.医护心理学[M].3版.北京:北京大学医学出版社,2014.
[5] 李丽萍.护理心理学[M].2版.北京:人民卫生出版社,2020.
[6] 陈力.医学心理学[M].2版.北京:北京大学医学出版社,2009.
[7] 乔瑜,陈立花,王云.护理心理学[M].武汉:华中科技大学出版社,2019.
[8] 马松源.心理医生[M].北京:线装书局,2010.
[9] 杨小丽,孙宏伟.医学心理学[M].北京:科学出版社,2015.
[10] 王长虹,丛中.临床心理治疗学[M].2版.北京:人民军医出版社,2012.
[11] 理查德·格里格,菲利普·津巴多.心理学与生活[M].19版.北京:人民邮电出版社,2016.
[12] 诺斯拉特·佩塞施基安.身心疾患治疗手册[M].北京:社会科学文献出版社,2002.
[13] 张理义,严进,刘超.临床心理学[M].3版.北京:人民军医出版社,2012.
[14] 朱金富,周军.医学心理与医患沟通[M].北京:人民军医出版社,2010.
[15] 刘世宏,高湘萍,徐欣颖.心理评估与诊断[M].上海:上海教育出版社,2017.
[16] 袁勇贵.心身医学新理念[M].南京:东南大学出版社,2018.
[17] 姚树桥,傅文青.临床心理学[M].2版.北京:中国人民大学出版社,2018.
[18] 杨艳杰,曹枫林.护理心理学[M].4版.北京:人民卫生出版社,2017.
[19] 姜乾金.医学心理学[M].2版.北京:人民卫生出版社,2010.
[20] 刘婕.护理心理学基础[M].中国医药科技出版社,2018.
[21] 刘义林.社区心理医生[M].北京:清华大学出版社,2018.
[22] 谷道宗,苑秋兰.护理心理学基础[M].北京:人民卫生出版社,2016.
[23] 郭媛媛,齐旭.常见老年慢性病健康管理手册[M].北京:人民卫生出版社,2020.
[24] 徐波.肿瘤护理学[M].北京:人民卫生出版社,2020.
[25] 汤雅婷,卢穗华.护理心理学(第2版)[M].北京:人民卫生出版社,2017.
[26] 郑一瑾,左慧敏.护理心理学[M].武汉:华中科技大学出版社,2016.
[27] 贺丹军.康复心理学[M].2版.北京:华夏出版社,2012.
[28] 孙萍,邓斌菊.护理心理学基础[M].北京:人民卫生出版社,2016.
[29] 章虹.护理心理学[M].3版.北京:科学出版社,2020.

NOTE

[30] 彭聃龄. 普通心理学[M]. 5 版. 北京:北京师范大学出版社,2019.

[31] 李小寒,尚少梅. 基础护理学[M]. 6 版. 北京:人民卫生出版社,2017.

[32] 金明霞,张莉,胡宁宁. 创伤性骨折患者创伤后成长特点及与心理弹性、社会支持相关性研究[J]. 甘肃医药,2019,38(12):1114-1116.

[33] 董强利,叶兰仙,张玉堂. 创伤后应激障碍的影响因素及心理危机干预[J]. 精神医学杂志,2012,25(01):72-74.

[34] 张桂娟,马民,张宁. 急危病人的就诊心理分析和护理对策[J]. 时珍国医国药,2006(03):451-452.

[35] 王爱玲,李春红,张新连. 急诊危重病人的心理特点及护理[J]. 现代预防医学,2005(04):411-412.

[36] 冷浩群,李亚敏. 急危重患者的心理状况分析与心理护理[J]. 当代护士(学术版),2008(10):65-66.

[37] 丁金锋,孙玫,唐四元. 男性配偶产后抑郁症的相关因素及防治措施[J]. 中国全科医学,2015,18(31):3856-3859.

[38] 辛翠娟,杨传玲,张瑜. 儿童白血病病房幼儿园的建立及实践[J]. 中华护理杂志,2015,50(03):270-272.

[39] Allen E. Ivey,Mary Bradford Ivey,Carlos P. Zalaquett. 心理咨询的技巧和策略[M]. 8 版. 上海:上海社会科学院出版社,2018.

NOTE